U0253837

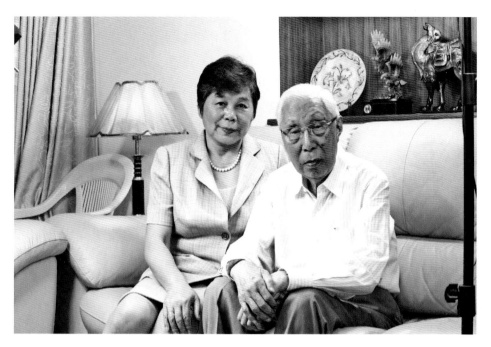

黄素英与蔡小荪教授合影

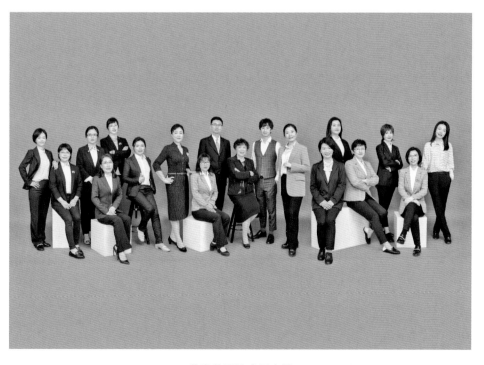

黄素英团队成员合影

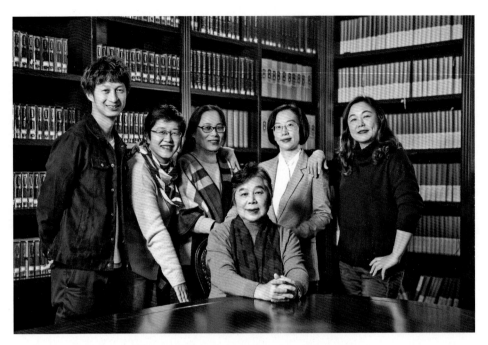

黄素英与上海市中医文献馆团队部分成员合影

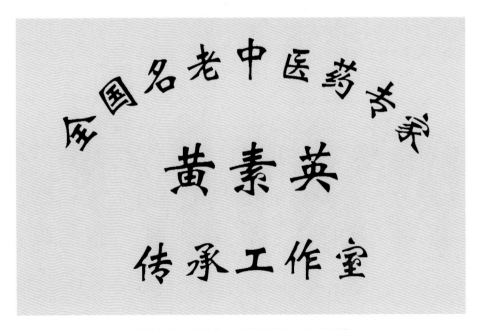

全国名老中医药专家黄素英传承工作室铜牌

黄素英蔡氏妇科传承录

黄素英 张 利 周 琦 主编

上海科学技术出版社

图书在版编目（CIP）数据

黄素英蔡氏妇科传承录 / 黄素英，张利，周琦主编.
上海 ： 上海科学技术出版社，2025. 1. -- ISBN 978-7
-5478-6920-8
Ⅰ．R271.1
中国国家版本馆CIP数据核字第2024NW1235号

本书出版受以下项目支持：

1. 上海市卫生健康委员会中医药事业发展三年行动计划(2018—2020年)项
目"海派中医蔡氏妇科流派专科建设"[项目编号：ZY(2018－2020)-
CCCX－1015]。
2. 国家中医药管理局全国中医学术流派传承工作室第二轮建设项目"上海
蔡氏妇科流派传承工作室"(发文号：国中医药人教函〔2019〕62号)。
3. 国家中医药管理局"黄素英全国名老中医药专家传承工作室"(发文号：国
中医药人教函〔2022〕75号)。
4. 上海市卫生健康委员会"黄素英上海市名老中医学术经验研究工作
室"(项目编号：SHGZS－202247)。

黄素英蔡氏妇科传承录

黄素英　张　利　周　琦　主编

上海世纪出版(集团)有限公司
上海科学技术出版社　出版、发行
(上海市闵行区号景路 159 弄 A 座 9F－10F)
邮政编码 201101　www.sstp.cn
山东韵杰文化科技有限公司印刷
开本 787×1092　1/16　印张 13.25　插页 1
字数 200 千字
2025 年 1 月第 1 版　2025 年 1 月第 1 次印刷
ISBN 978－7－5478－6920－8/R・3157
定价：98.00 元

内 容 提 要

黄素英，上海市名中医，上海市中医文献馆中医妇科主任医师，师承全国著名中医妇科专家蔡小荪教授，为蔡氏妇科第八代代表性传承人，上海市非物质文化遗产"蔡氏妇科疗法"代表性传承人，全国第六、第七批老中医药专家学术经验继承工作指导老师。

本书从蔡氏妇科流派的传承与发展、黄素英学术思想概述、黄素英妇科临床实践与案例举隅、黄素英妇科医论医话以及黄素英关于名医学术传承的研究 5个部分介绍了蔡氏妇科传人黄素英的学术思想与临证经验。黄素英妇科临床实践与案例举隅中重点介绍了黄素英诊疗经、带、胎、产的经验与用药，每个病种包括病证概述、诊治经验、医案举隅三部分内容。本书所选病种均为妇科的多发病与常见病，全面反映了海派中医蔡氏妇科传人黄素英诊疗中医妇科病的学术特色与临证经验，对传承与推动蔡氏妇科学术经验具有重要的意义。

本书可供中医和中西医结合临床医师、中医院校师生以及广大中医爱好者参考阅读。

编委会名单

主 编

黄素英　张　利　周　琦

副主编

王春艳　毕丽娟　苏丽娜

编 委

（以姓氏笔画为序）

王春艳　王海丽　孔徐萍　毕丽娟　刘邓浩

刘　倩　苏丽娜　李程蕾　吴建辉　沈　丽

沈明洁　张　利　陈　洁　陈　晖　周　琦

姜　娜　耿思维　黄素英　董丽君　景　燕

刘　序

黄素英教授新著《黄素英蔡氏妇科传承录》一书邀我作序,我有幸先读初稿,并与她进行多次交流磋商,深感她谦虚坦诚,人品高尚。

黄素英教授在她中医学术已臻成熟之时,再拜蔡氏妇科第七代传人蔡小荪先生为师20余年,著《二十世纪中医之精华——中医临床家·蔡小荪》《蔡氏妇科临证精粹》《中华中医昆仑·蔡小荪卷》《海派中医蔡氏妇科流派医案集》《蔡氏妇科风云录》《海派中医蔡氏妇科》《中国中医流派传承大典·上海蔡氏妇科流派》等书,深得蔡老肯定和器重。

蔡小荪先生是我师辈,在20世纪六十至八十年代他与我们一起参加大专院校教材编写的情景,历历在目。他中医文化底蕴丰厚,学术见解遵古而不泥古,教材编写思路严谨,临床经验丰富独到,是我们难以忘怀的先辈和学习的榜样。黄素英受教蔡老,认真领悟,学品端正,使我深受感动。

《黄素英蔡氏妇科传承录》致力于蔡氏妇科流派传承为特点,同时接力传承她的学子。特别在临床研究方面,对中医妇科常见病、疑难病,如月经不调、痛经、闭经、崩漏、不孕症、卵巢囊肿、子宫内膜异位症、子宫肌瘤、多囊卵巢综合征、乳腺病、宫颈 HPV 感染、阴道炎、盆腔炎、复发性流产、卵巢早衰、女性病理性色斑等颇具心得。结合传承感悟,总结自身临床经验、医论心得,提出"气血重在通与调""寒热痰瘀重祛邪",以及对"桂枝茯苓丸""半夏秫米汤""柴胡疏肝散"等传承有素,医品双馨。

　　鉴此,黄素英教授获得上海市名中医、上海蔡氏妇科第八代代表性传承人、上海市非物质文化遗产"蔡氏妇科疗法"代表性传承人称号,并聘为全国第六、第七批老中医药专家学术经验继承工作指导老师。她在潜心耕耘传承工作中感受到传承工作尚有待研究的一些问题,因而在本书中编入"名医学术传承研究新思路""名老中医临证思辨特点初探"等内容。这些问题均是当前在传承内容、方法、管理、传播等方面亟需关注的问题,本书提出了初步探讨,难能可贵。

　　黄素英不懈地继承老一代专家学术思想,发扬师辈学术精华,心得丰厚,是一代人当效法的。全书体现了承、传、扬、管,薪火相接为一体的特色,值得推荐。

　　乐以为序。

成都中医药大学 91 岁医翁

刘敏如

2023 年 8 月于北京

施　　序

黄素英教授乃上海市名中医，中医妇科主任医师，全国第六、第七批老中医药专家学术经验继承工作指导老师，上海蔡氏妇科第八代传人，亦是上海市非物质文化遗产"蔡氏妇科疗法"代表性传承人。

无论是中医学术界或市井巷间，世人皆知蔡氏妇科乃海派中医一大特色流派，闻名遐迩。其肇始于清代乾隆年间。始祖蔡杏农以儒医问世，后继七代嬗递弗替，独树一帜。居于江湾，名誉沪上。蔡小荪先生乃蔡氏妇科第七代传人，于21岁独立应诊。先生家学渊源，门庭若市，道术相兼，勤于躬耕，主张"治学当厚古而不薄今，集思广益，博采众长；治病当师法而不泥方，变化在我，讲究实效"，诚为当代中医妇科一大家。

黄素英教授秉持"古人学问无遗力，少壮工夫老始成。纸上得来终觉浅，绝知此事要躬行"的古训，从医执教近50个春秋，锲而不舍，孜孜以求，从不懈怠。近20余年有幸拜师小荪先生，立雪蔡门，侍诊左右，耳提面授，尽得薪传。其间，曾主持上海市中医药事业发展三年行动计划"海派中医流派传承工程建设项目"，因而能立足全市，在审视海派中医特色和优势的同时，反观蔡氏妇科而剖析其独特的学术思想和独创的临床经验，在学术耕耘的天地里筚路蓝缕而终收获满满。发表学术论文60余篇，出版专著30余部。

黄素英教授从医执教近50载，一路前行。问鼎《灵》《素》及仲景之道，探究金元和明清大家之说，每有所得也再三推敲，爬罗剔抉，刮垢磨光，于医理、医史及临床均有独到建树，立一家之言。近期又有新作杀青，曰《黄素英蔡氏妇科传承录》，该书收集了作者近 50 年来在临证中精心探索总结有关妇人经、带、胎、产及相关疑难杂病诊治之经验。

昔太史公曰："人之所病，病疾多；而医之所病，病道少。"中医妇科学是我国中医药伟大宝库的重要组成部分，有悠久的历史，早在公元前 2 世纪西汉时期医家淳于意所创"诊籍"中便有关于"韩女内寒，月事不下""王美人怀子而不乳"等妇科病证之记载。嗣后二千多年以来妇科学作为一门中医学独立学科，逐渐形成完整的理论体系，并积累了丰富的临证经验，昭示后学。

黄素英教授学术底蕴深厚，又善博采众长，在传承蔡氏妇科精髓的同时逐渐积累属于自己的临诊经验，尤其书中所汇集的各种妇科常见病和疑难杂证中均有自己的独到学术见解和独特诊治经验。习近平总书记指出："中医药是中华民族的瑰宝，一定要保护好、发掘好、发展好、传承好。"在数十年临证实践中，黄素英教授正是如此身体力行，坚持守正创新，让经典回归临床，又从临床上升至经典，从而彰显经典的学术底蕴和魅力。本书中所阐述的"育肾周期""三脏同调""气血通调""寒热痰瘀""中西协同""大道至简"等学术思想的形成，从一个侧面显示了她在治学中"二次回归"的生动实践。

"白日依山尽，黄河入海流。欲穷千里目，更上一层楼。"深信该书的面世不仅为中医妇科繁荣的百花园中增添了一朵炫丽的花朵，也必将引领中医后学者在攀登学术高峰的事业中"更上一层楼"。搦管濡毫斯为序。

施杞　识

2023 年冬月

前　言

中医妇科流派众多,其中上海蔡氏妇科流派以其深厚的历史底蕴和独特的学术思想,在中医妇科领域独树一帜。蔡氏妇科流派源远流长,已传承280余年。黄素英教授师承全国著名中医妇科专家蔡氏妇科第七代传人蔡小荪教授,为蔡氏妇科第八代代表性传承人,上海市非物质文化遗产"蔡氏妇科疗法"代表性传承人。黄素英不仅是上海市名中医、中医妇科主任医师,更继承了蔡氏妇科的精髓,致力于蔡氏妇科的传承与实践,为蔡氏妇科的发扬光大做出了杰出贡献。

黄素英教授深知,没有前辈的辛勤耕耘和无私带教就没有今天的蔡氏妇科。因此,她始终怀着敬畏之心对蔡氏妇科的学术思想和临床经验认真学习研究。同时,黄素英教授用实际行动将蔡氏妇科的学术思想和临床经验不断发扬光大。2012年起,她带领团队承担上海市中医药事业发展三年行动计划"海派中医流派传承工程建设项目"之一"海派中医蔡氏妇科流派传承研究基地"和国家中医药管理局"全国中医学术流派上海蔡氏妇科流派传承工作室"建设任务,开启了蔡氏妇科流派传承发展的新篇章。黄素英教授担任第六批、第七批全国老中医药专家学术经验继承工作指导老师,同时积极带教各级各类人才培养项目学员,桃李芬芳。2022年,她作为工作室导师开展国家中医药管理局"黄素英全国名老中医药专家传承工作室"和上海市卫生健康委员会"黄素英上海市名老中医学术经验研究工作室"项目建设。

在黄素英教授看来，传承不仅仅是复制和模仿，更重要的是创新和发展。因此，她在继承蔡氏妇科精髓的基础上，不断融入自己的独到见解和诊治经验，形成了具有鲜明个人特色的学术思想和临床经验。同时她也注重与时俱进，不断吸收西医学的新知识、新技术，为蔡氏妇科注入新的活力。她长期致力于蔡氏妇科传承，培养了数十位蔡氏妇科第九代传承人。她不仅注重传授学术思想和临床经验，更注重培养传承人的独立思考能力和创新精神。

《黄素英蔡氏妇科传承录》是黄素英教授近 50 年临床经验的结晶，也是她对蔡氏妇科传承的一份深情献礼。在本书中，她不仅系统阐述了蔡氏妇科的学术思想和临床经验，更将自己的独到见解和诊治经验无私分享给读者。此书的出版，不仅为中医妇科领域增添了一份宝贵的财富，也为广大中医爱好者和从业者提供了一本难得的学习参考。

最后，我们要感谢黄素英教授为中医妇科事业做出的杰出贡献，感谢她为蔡氏妇科传承付出的辛勤努力。同时，我们也希望广大读者能够从这本书中汲取智慧和启示，为中医的传承与发展贡献自己的力量。

限于编者的能力和水平，本书疏漏之处在所难免，希冀匡正。

张利　周琦

2024 年 7 月

目　录

第一章
蔡氏妇科流派的传承与发展

中医流派作为贯穿于中医药学历史发展过程中的一个突出现象,一直有力推动着中医药学的延续与发展。上海近代曾流派云集,内、外、妇、儿、针、推、伤各科流派都曾名家辈出,影响深远,共同奠定了近代上海中医在全国中医界的先锋地位。当代海派中医流派面临的一个重要任务,就是以流派传承为抓手,厘清流派脉络;探索传承模式,揭示传承规律;挖掘流派学术内涵,提炼诊疗规律;培养流派传人,宣扬流派文化;为流派传承创新营造良好的社会和舆论环境,共同推动海派中医学术繁荣。海派中医流派的重要一支蔡氏妇科流派历经280余年岁月洗礼,长盛不衰,历久弥新。蔡氏妇科流派历代先贤精研中医、热心公益、关心民众、诚心待人、真心爱国,既有琴心剑胆的侠骨柔情,又有厚德载物的大医风范,以医德昭天下,其家风彰显了海派中医海纳百川、兼容并蓄、忧国忧民、精益求精的卓越品质。以史为鉴,可知兴替。蔡氏妇科传承至今,已历九代。由一代代家族传承向第八代开始的师徒授受,团队传承,构筑了强大的梯队型传承人队伍,体现了蔡氏妇科博大开放的胸襟和精深厚重的根砥。高山仰止,景行行止,世医恩泽,山高水长。后起之秀当共同努力,让蔡氏妇科之精华代有传承,根深叶茂。唯愿蔡氏妇科流派传承在历史的长河中奔流不息,焕发新的生命力,惠泽大众。

第一节 蔡氏妇科历史渊源与文化特质

海派中医蔡氏妇科流派是儒医世家,肇始于清乾隆年间,至今已历280余年,目前已传至九代。历代人才辈出,儒家仁德之品亘古不变,医者父母之心代代铭记,济人之术精益求精,蔡氏妇科以其德、其术、其义,独树一帜,屹立于医界,是海派中医妇科的代表性流派之一。

始祖蔡杏农,有儒医之称,素有济世利民之愿。中年偏爱医道,刻意攻读,苦心孤诣,手抄医书百余本,并批注补正。岐黄之术,独树一帜,治病乡里,每获良效,名声四扬。由于早年宝山江湾地处江海之滨,灾害频仍,瘟疫不断,严重威胁百姓健康。蔡杏农深感民众疾苦,告诫子孙行医时勿忘平民百姓之难。自己不仅坐堂行医,还时常携带药包,奔波于乡村阡陌,施医送药亦属常事。仁心仁术,广被颂扬,仁德之基,由此而始。

二代蔡半耕,绝意功名,自幼随父侍诊,潜移默化,深爱岐黄。长而广采历代名家医著、民间验方,每遇疑难病症,则深研探赜,直至领悟。无论时病伤寒、经带胎产、疮疡痘疹,均有建树,尤长妇科,多药到病除。

三代蔡枕泉(炳),秉性聪慧,以医为业,认为"既为三世医,当图良医实名"。虽博览群书,犹自嫌学识短浅,遂遍访沪上名医世家,虚心求教,上海青浦重固何氏二十三代世医何书田亦在其列。自此医道更为精深渊博,技术日进,声誉益隆,于妇科方面的四诊辨治、经验用药,更具特色。著有《种橘山房医论》。

四代蔡兆芝(1826—1898),字砚香。是清同治二年(1863年)癸亥科贡生,封中宪大夫,花翎同知衔。继承父业,精于妇科,文才医理,造诣精深。著有《江湾蔡氏妇科述要》《女科秘笈》《验方秘录》等。曾治愈宝山县令之疾,当时署令陈文斌赠"功同良相"匾。蔡兆芝后迁至上海老闸桥堍,江湾女科之名益以昌盛。砚香公尤擅丹青,以绘莲为著,自号"爱莲居士",深得文坛赞誉,有"蔡荷花"之称。育有二子一女,长子钟凤禀赋虚赢,忙于诊务,劳累不支,过早谢世;次子钟骏(小香)承继发扬蔡氏家学。

五代蔡小香(1863—1912),名钟骏,字轶侯,光绪甲申黄科廪生。精擅妇科,名闻大江南北。著有《通治验方》《临证随录》。因喜好文学书画与文坛名士往来,收藏名人书画,创办书画社。收藏历代名砚逾百,故将书斋名为"集砚斋"。蔡小香除有文人雅士之名,更以其忧国忧民,兴学图强的社会责任感、历史使命感及实际行动,为人所称颂,为子孙所敬仰。

光绪三十年(1904年)六月,蔡小香与沪上名士李平书、顾滨秋等邀集医界名流30余位,假英租界西兴桥北仁济善堂(今云南路延安东路北首),组织"医务总会"(为上海最早之医学团体),后改名为"中国医学会",小香公任会长,丁仲祐(福保)为副会长。此"中国医学会"是中国历史上最早以中西医师携手并进的全国医界群体组织。同时蔡小香还资助创办医学期刊——《医学报》。在清宣统二年(1910年)正月上旬"中国医学会"在沪召开第二次大会时,蔡小香在《医学报》第一期发刊辞中号召中医界:"今吾国当新旧交替之际,诚宜淬砺精神,冒险进取,纳西方之鸿宝,保东国之粹言,讵能故步自封,漠然置之耶?"并宣布办报宗旨:"《医报》负振聋发聩之责,导以智烛,警以晨钟……"主张继承中医学遗产,对于东西方医学理应"沟而通之,合而铸之",在我国较早地提出中西医学相结合的观点,积极主张吸收外来先进医学,中西结合,融会贯通。蔡小香斥资创办中国医院,并任院长。江苏巡抚程德全嘉其勇于为善,加札延聘。蔡小香素有办学图强之愿,时正兴建家祠于蔡家花园,为了筹办新学,督促工程提前完成,于光绪三十年(1904年)春,斥私资创办"蔡氏学堂"于家祠中,开江湾私人办学风气之先。继又感到办小学并不容易,而师资培养则更难而尤迫切,因此同时在上海设立专科训练班。光绪三十三年(1907年)秋,复办竞业师范学堂,希冀源源培养师资,以为发展小学之助。光绪三十五年(1909年),上述学堂并入中医学会附设医学堂。他举办医学讲习所,造就中医人才,并提高理论实践水平。他如"精武""南洋""新公学"等校均疏财助之。1910年蔡小香又主持创办《上海医学杂志》,为振兴发展中医而高声呐喊。他的办学实践对清末民初中西医界影响颇大,其兴学救国之热忱,实有不容泯没者。对此,《宝山县志》和《江湾里志》均有其记述。

六代蔡香荪(1888—1943),名章,字耀璋,曾肄业于同济大学医科第一期。秉承祖业,一生行善,学贯中西,蜚声沪上。蔡香荪乃医界志士,上诊权贵不卑不亢,下疗贫民尽心尽力;战争年代,积极投身革命,爱国救民,不惜重金,不遗余力。仁德之质乃蔡氏妇科立业之本,昌盛之翼。

蔡香荪早年参加同盟会,当时与革命志士常秘密聚会于蔡家花园,谋广州起义。蔡香荪临期病足,未能成行,得免于黄花岗之难。蔡香荪热心公益,创办江湾救火会任会长,获消防奖章。日寇先后2次侵华,蔡香荪均及时组织救护队。"八一三"之役,抢救伤员达4 000余众,为当时红十字会各救护队之冠,获红十字救护奖章。同时筹办难民收容所,并营救抗日志士及中共地下党员。继又捐巨资创办江湾时疫医院,任董事长,获当时政府内政部"热心捐资兴办卫生事业"一等金质奖章。蔡香荪历任江湾崇善堂董事、宝山县公款公产处副处长、闸北救火会董事、上海国医公会委员、中国医学院副院长等职,爱国事迹,非笔墨所能尽述。1992年上海市政协文史资料委员会编辑出版《上海人物史料》中"爱国爱民的蔡氏妇科世家"篇有所阐述。《宝山县志》及《江湾里志》均有不少记载。

七代蔡小荪(1923—2018),字一仁,号兰苑,秉性敦厚,仁心仁术,父传师授,家学渊源。为上海市第一人民医院主任医师,教授,博士生导师。1950 年后即兼任上海中医学会妇科委员会委员,后任副主任委员;1984 年当选全国中医学会妇科委员会副主任委员,历任上海中医药大学专家委员会名誉委员,兼职教授。1991 年国家中医药管理局批准为全国老中医药专家学术经验继承工作指导老师。曾获"全国继承老中医药专家学术经验优秀指导老师""全国中医妇科名专家"等荣誉称号。自 1981 年起,长期担任上海市高级科学技术专业干部技术职称评定委员会中医科评审组成员。1992 年起享受国务院颁发特殊贡献津贴。1995 年被评为"上海市名中医",兼任评委。1995—1996 年被载入英国剑桥《国际医学名人大辞典》,2006 年获"首届中医药传承特别贡献奖"。

蔡小荪在学术上宗古而不泥古,博采众长,融会贯通,创立了一整套妇科审时论治的学说和中医周期疗法,为中医妇科事业做出了较大的贡献。在临床上主张审时论治、周期调治、衷中参西、辨证辨病。诊治妇科病以肝、脾、肾为纲,调理气血为主;治病求本,通因通用;用药轻灵,效专力宏。曾主编《经病手册》《中国中医秘方大全·妇产科分卷》《中华名中医治病囊秘·蔡小荪卷》《蔡小荪谈妇科病》《中医妇科验方选》《莲开无声香自飘——国家级中医学术流派蔡氏妇科》《上海蔡氏妇科历代家藏医著集成》等,编审《蔡氏妇科经验选集》《中国百年百名中医临床家丛书——蔡小荪》等。1994 年主要负责起草完成《中华人民共和国中医药行业标准》中医病证诊断疗效标准(妇产科部),并任编审委员。1991 年指导门人共同完成"五行模型的研究",获得国家中医药管理局中医药科学技术进步奖二等奖。躬耕杏林 70 余载,诚仁立身,钻研医术,精益求精,继承和发展了蔡氏妇科流派的学术内涵;广育桃李,培养了第八代传人,造福众坤的同时也使蔡氏妇科流派日益壮大、蔡氏妇科流派精神发扬光大。

第二节　蔡氏妇科学术思想与临证特色

蔡氏妇科,薪火相传,历代先祖,传承弘扬,积淀历久,学术益彰。纵观蔡氏妇科流派一至六代临证特色,可以归纳提炼出以下演变脉络:在丰富的中国文化底蕴基础上,蔡氏妇科具有扎实的中医理论和实践经验,积淀了历代蔡氏先祖的学术特点,形成了海纳百川、衷中参西、因势利导、顺应脏腑运行规律、以肾为本、肝脾为要、冲任为径、天癸为用、气畅血和、用药精准、医养结合的学术特点，为第七代蔡小荪"育肾调周"学术思想的形成、提出，奠定了基础。蔡小荪创立了妇科病审时论治学说和周期疗法，在传承蔡氏妇科学术思想和临证特色的基础上，进一步发展了蔡氏妇科的学术理论体系。蔡氏妇科学术思想与临证特色如下。

一、育肾调周，审时论治

蔡氏妇科流派治疗妇科病证重视调和气血、调理冲任、肝脾肾为要，蔡小荪在继承蔡氏妇科先辈的学术思想基础上，结合多年临证实践，于20世纪70年代初创立蔡氏妇科流派育肾调周理论。提出月经周期四期生理特点和调治妇科疾病的思路，认为肾气、天癸、冲任作为生殖轴内环境处于平衡状态，这种平衡状态应与大自然的阴阳相对应，即天人相应、阴阳和合。提出："女子月经以肾气为主导，受天癸调节，又在肝藏血调血、脾统血化血、心主血、肺布血的协同作用下，冲任气血相资，胞宫出现虚而盛、而满、而溢、而虚的月经周期，并随着阴阳消长、气血盈亏而出现月经期、经后期、经间期、经前期。"

月经期（经水来潮至净）：胞宫气血由满溢泻渐至空虚，肾气、天癸作用相对消减。凡经期、经量、经色及经味异常均可在此期调治。常用疏调、通下、固摄诸法。经后期（经净至排卵前）：胞宫气血由虚至盈，肾气渐复渐盛，从阴阳论是阴长之时。此期是调经、种子、消癥的基础阶段，当补则补，当泻则泻，随其从而治之。经间期（排卵期）：肾气充盛，是阴阳转化、阴极生阳、阳气发动、阴精施泄的种子时期，若交接合时有受孕可能。治疗以促进阴阳转化为宗旨。经前期（排卵后到经潮前）：肾气实而均衡，阳盛阴长，气血充盈，治疗以维持肾气均衡为原则，又是调治月经前后诸疾及经期诸疾的关键时期。在具体治疗中，将四期生理和妇科诸疾病理特点有机结合，制定出不同的周期调治法，并创立一系列自拟方剂。如治疗不孕症之"育肾助孕周期调治法"，治疗子宫内膜异位症之"化瘀散结周期调治法"。其他如治疗闭经之周期调治法，治疗功能失调性子宫出血之周期调治法，治疗多囊卵巢综合征（PCOS）之周期调治法等，均在临床取得较好疗效。

二、通调气血，治病求本

蔡氏妇科流派强调气血为人体生身之本，以通调为顺，气血不调，经候不能如期，或阻碍两经相搏，导致不孕。根据女子多气多郁特点，强调女子经候皆以血为基础、气为动力,主张"气以通为顺,血以调为补""通、调相结合"的学术思想。临证采用以调为主,养血为先,理气为要,将疏肝理气法作为妇科常用之法。即使调血诸方,亦皆以理气为先导。

如痛经诊治,认为不能单纯止痛,强调审因论治,治病求本。主张"求因为主,止痛为辅"。治以通调气血,以当归、牛膝、香附、延胡索、丹参、白芍、川芎、红花为基本方,并结合病因,辨证加减治疗。如崩漏诊治,或云崩漏之治莫非止血,蔡小荪认为在于首辨阴阳,塞流勿使留瘀。出血色质赤紫稠厚多属阳崩,阳崩宜养阴凉血;黯淡质稀多属阴崩,阴崩宜温阳止血。治疗时贯彻通调之法,反对一味止血,主张止血之中有活血而不使血止成瘀。因此,止崩方中常酌用生蒲黄、血竭、花蕊石等。

三、衷中参西,病证融合

蔡氏妇科流派在学术上海纳百川,博采众长。对待各家学说,主张宗古而不泥古。对待西医学,亦主张兼容并蓄、融会贯通。蔡氏妇科先辈就主张衷中参西,蔡小荪更加重视,主张中医病因病机与西医病理变化相结合,药物传统效用与现代实验研究相结合,提出:"临证时不能拘泥一法一方,而要充分利用西医学知识,辨证辨病,中西医结合,大胆创新,才能更好地为患者解除痛苦。"

如同是月经不调无排卵引起不孕,原因却非常复杂。有多囊卵巢综合征、下丘脑性内分泌失调、高催乳素血症等不同原因引起,若单纯根据辨证结果采用补肾调冲法为主,多不能取效。必须结合西医学检查,属何种原因导致,采用辨证辨病相结合,才能提高临床疗效。如高催乳素血症患者,有时临床仅表现为月经失调、不孕。据此辨证一般为肾虚冲任失调,但采用育肾调冲法治疗往往效果不显。如果再根据实验室检查有催乳素增高者,辨证属于肝胃郁热、冲脉气机失调所致,可采用玉烛散加减养血泻火疏肝,清胞络结热,临床常可获得较满意疗效。若疗效不满意时,再结合西药溴隐停,中西医结合同时治疗,效果亦佳。

四、用药轻灵,通权达变

蔡氏妇科流派用药以简、轻、廉、验为准则,并参晚清孟河四家之一费伯雄的醇正和缓思想,使蔡氏妇科用药特色有新的升华。沪上对蔡氏妇科有"九加一、蔡一帖"之称。析其原委有三:其一,数百年临证积累,用药如用兵。蔡氏妇科对各种中药在妇科领域中的作用了如指掌,去粗取精,千锤百炼,运用中药得心应手,更加之辨证精到,故而每剂用药 10 味左右,奏效显著。其二,妇科疾患经、带、胎、产,尤以经、胎、产,变化多端且于瞬息之间,因此处方用药,随症而变,从不拖泥带水,故而处方以 3~7 剂为限。其三,用药轻简。纵观《内经》以来,经典处方遣药一般在 10 味左右,除丸药、膏方外,20 味以上者鲜见。

蔡氏妇科流派强调临证处方用药"轻灵醇正",处方随症取用 10~12 味药,剂量轻者 1~3 g,重者 12~15 g,每剂总量大多在 70~100 g。反对杂乱无章,药物堆砌,甚至相互抵消,亦防劫阴、耗气、伤肝碍脾之弊。如调经药常选当归、丹参、川芎、香附、生地、熟地用量不过 10 g,理气止痛药中除乌药、延胡索、郁金、路路通、川楝子诸品用量至 10 g 外,其余疏肝理气药如柴胡、青皮、枳壳均 5 g,公丁香、降香、玫瑰花、木香、佛手类仅用 1~3 g。

五、顾护中土,兼顾肝脾

蔡氏妇科流派治疗妇科病重视顾护脾胃。蔡氏先贤深受许叔微、李东垣、薛立斋等医家的影响,认为临床疾病凡先天不足者,但得后天精心培养,或可弥补先天之虚而后强壮;而后天之不足,若不得重新恢复其运化、滋养之功,非但使脾胃之气日虚夜衰,即便先天强盛之元气精血,也会因失于后天精微的调养、滋生、充实,而告匮乏。因此蔡氏妇科流派特别强调在临证治病中要善于顾护脾胃,以保证血气之源不竭,从而截断疾病进一步发展变化。治病过程中除运用治疗疾病所需药物外,每多注意兼顾调治脾胃运化功能。临床习惯某些药物炒用,一则借以改善药性之偏,二则使其焦香,增进健脾之力。党参、白术、茯苓、谷芽、陈皮之属是常用之品,旨在健脾和胃,以增强生化之源。最常用茯苓,因茯苓味甘淡,甘则能补,淡则能渗,甘淡属土,具有健脾和中、利水渗湿之功,其药性缓和,补而不峻,利而不猛,既能扶正,又可祛邪,为防治脾胃虚衰的要药,因此在孕Ⅰ方、孕Ⅱ方等系列方中,均将茯苓列为主药。此外,对腥臭气烈药物,如治瘀滞腹痛之五灵脂,治赤白带下之墓头回,破除癥积之阿魏等药,认为有碍脾胃,用时尤应审慎,对脾胃失健者则应注意避免使用。

又因妇人以气血为本,气血不和则百病乃生。女子阴性偏执,易使肝失疏泄而致气机升降出入失常,引起诸疾;而气能生血,气能行血,气能摄血,不仅气之病变会影响血之病变,血之病变也易引起气之病变。肝主疏泄,脾为气血生化之源,二者与气血关系密切,因此,临证治疗妇科病证当兼顾肝脾,以取其效。

第三节 黄素英与蔡氏妇科的 渊源与传承历程

黄素英师承全国著名中医妇科专家蔡氏妇科流派第七代传人蔡小荪,为蔡氏妇科流派第八代代表性传承人,上海市非物质文化遗产"蔡氏妇科疗法"代表性传承人。黄素英是上海市名中医、中医妇科主任医师,继承了蔡氏妇科流派的学术精髓,深耕中医妇科临床与研究,不仅个人整理总结、挖掘凝练、传承创新蔡氏妇科流派的学术经验,多年来更是领衔各类蔡氏妇科流派传承项目建设、培育传承团队、搭建传承平台,带领团队成员共同努力,致力于蔡氏妇科流派的传承与实践,持续推进蔡氏妇科流派的传承发展。

1997 年黄素英参加全国第二批名老中医继承班工作学习,成为蔡小荪的学术继承人。跟师学习 3 年,出师后的 20 余年来一直致力于学习研究、继承总结、传播推广蔡氏妇科的学术经验与行医之道,殚精竭虑,矢志不渝,为蔡氏妇科的继承发扬和临床实践做出贡献。

2005 年负责完成科技部"十五"攻关课题子课题(纵向课题)"蔡小荪学术思想及临证经验研究"1 项,参加横向课题"名老中医治疗不孕症临床经验及疗效评价"1 项。2010 年负责国家中医药管理局"全国名老中医药专家蔡小荪工作室"的建设。2012 年起承担上海市中医药事业发展三年行动计划"海派中医蔡氏妇科流派传承研究基地"第一期、第二期、第三期建设任务,2012 年起还承担了国家中医药管理局"全国中医学术流派海派蔡氏妇科流派传承工作室"第一轮、第二轮建设任务,这些项目的建设对蔡氏妇科流派的传承发展都起到了重要的推动作用。通过对蔡氏妇科学术思想、临证经验的整理研究、归纳提炼,探寻蔡氏妇科中对中医理论与临床诊疗具有开创性的理论学说与诊疗经验及其发展衍化规律,撰写总结蔡氏妇科的著作 9 部,如《蔡小荪谈妇科病》《二十世纪中医之精华——中医临床家·蔡小荪》《中华中医昆仑·蔡小荪卷》《蔡氏妇科临证精粹》《海派中医蔡氏妇科流派医案集》《莲开无声香自飘——国家级中医学术流派蔡氏妇科》《蔡氏妇科风云录》《中国中医流派传承大典·上海蔡氏妇科流派》《海派中医蔡氏妇科》,发表总结蔡氏妇科的论文十余篇。通过回顾性、前瞻性研究,带领整个蔡氏妇科团队整理形成蔡小荪治疗输卵管炎性不孕、治疗无排卵性不孕症、运用蔡氏健肾助孕三步法对体外受精-胚胎移植（IVF－ET）患者助孕、治疗多囊卵巢综合征、治疗子宫内膜异位症五大诊疗方案。为蔡氏妇科的总结、传承做出了一定的贡献。

临床上在蔡氏妇科学术思想的指导下，黄素英通过不断实践、探索，积累了丰富的诊疗经验，如月经不调、不孕症、子宫肌瘤、子宫内膜异位症、崩漏、卵巢早衰、围绝经期综合征、复发性流产、产后病等，临床疗效显著。尤其对卵巢早衰、子宫内膜增厚等方面的治疗有所创新。

黄素英十分重视流派传承的人才培养和团队培育，认为这是流派学术传承的重要抓手之一。通过担任传承类导师、参加传承类项目建设、建立传承工作室或传承工作站点等多种方式，引领和推动蔡氏妇科流派的人才培养和学术传承。已培养学术继承人数十名，主要分布于科研院所和各级医疗机构，已初步构建梯队合理、分布广泛、综合实力较强的学术传承团队。例如作为国家中医药管理局第六批、第七批全国老中医药专家学术经验继承工作指导老师已培养学术继承人 4 名，作为上海市海派中医流派传承人才培养项目指导老师、上海市杏林新星人才培养项目指导老师、海派中医妇科流派专科联盟建设人才培养项目指导老师等培养多名学术继承人。2022 年作为工作室导师开展国家中医药管理局"黄素英全国名老中医药专家传承工作室"和上海市卫生健康委员会"黄素英上海市名老中医学术经验研究工作室"项目建设，结合该项目建设，目前已成立基层传承站点 10 家，大力开展人才培养和学术传承工作。

作为蔡氏妇科流派第八代代表性传承人，黄素英深感重任在肩。她结合项目建设，带领团队成员持续在开展梳理流派传承脉络，收集整理流派各类资料，提炼流派学术思想，挖掘流派文化内涵，出版相关论文与专著，申请流派相关课题，开展流派优势病种研究，宣传推广流派学术经验等工作。作为海派中医蔡氏妇科流派传承工作室的负责人，为将蔡氏妇科建设成"文化底蕴深厚、学术特色鲜明、优势病种突出、临床疗效显著、人才梯队完备、机构资源整合、社会影响深远的蔡氏妇科流派"，黄素英将带领团队成员砥砺前行，持续努力。

第二章
黄素英学术思想概述

———— ❧ ❧ ————

　　黄素英从事数十年的妇科临证与研究,尤其在 1997 年跟师蔡氏妇科蔡小荪后,始终以传承发展蔡氏妇科为己任,不仅作为蔡氏妇科第八代代表性传承人,带领团队建设全国蔡氏妇科流派传承工作室、海派中医蔡氏妇科流派传承研究基地,推动蔡氏妇科的发展枝繁叶茂、继往开来,而且 20 余年来不断将蔡氏妇科的学术思想和临证经验应用于个人临床,疗效十分显著,在此过程中注重吸纳全国各家妇科流派的独特临证经验,系统研究历代医家的妇科经验与经方应用特色,年门诊量过万,深受患者好评。目前已形成了具有鲜明个人特色的学术观点与丰富的临床经验。其学术经验可以简要概括为在治疗法则上坚持蔡氏妇科育肾周期疗法为大法,在脏腑辨证上重视肝、脾、肾三脏同调,讲究全身气血的通调以使气机畅达,灵活用方用药以祛除寒、热、痰、瘀等体内实邪,处方用药上注重大道至简抓主证,倡导中西协同以疗效第一为要。其学术经验正在通过黄素英全国名老中医药专家传承工作室建设项目和黄素英上海市名老中医学术经验研究工作室建设项目,向工作室数十位学生倾囊相授,以持续推动蔡氏妇科的代代相传。

第一节　育肾调周为大法

一、理论溯源

　　月经具有周期性,以一月为周期,经常不变,故谓"月经"。《本草纲目》云:"女子,阴类也,以血为主,其血上应太阴,下应海潮。月有盈亏,潮有朝夕,月事一月一行,与之相符,故谓之月水、月信、月经。"《女科百问》曰:"女子十四天癸至,肾气全盛,冲流任通,血渐盈,应时而下,常以三旬一见,衍期者病,故谓之经候。然经者,常也。候者,谓候一身之阴阳也。"正因月经有周期性,所以才有顺应周期而治的周期疗法。

西医学关于月经产生的机制,认为月经的产生是下丘脑-垂体-卵巢轴在大脑皮质控制下,通过调节与反馈,使子宫内膜在卵巢分泌的性激素作用下发生周期性变化的过程。在月经周期中,卵巢有卵泡发育、排卵及黄体形成和退化几个阶段的变化,子宫内膜则相应地有增生期、分泌期、月经期的变化。一般认为"肾气-天癸-冲任-胞宫"作用机制与西医学的"下丘脑-垂体-卵巢-子宫"的作用机制相对应。

二、蔡氏育肾论

《素问·上古天真论》云:"女子七岁,肾气盛,齿更发长;二七而天癸至,任脉通,太冲脉盛,月事以时下,故有子;三七肾气平均,故真牙生而长极……七七任脉虚,太冲脉衰少,天癸竭,地道不通,故形坏而无子也。"而肾藏精,所藏之精包括先天之精与后天之精,乃肾主生殖的基础,先天之精受之父母,《灵枢·决气》曰:"两神相搏,合而成形,常先身生,是谓精。"肾阴是卵子发育的物质基础,肾阳是卵子生长的动力。肾气盛,天癸至,冲任通盛,则月经如期。天癸源于先天而藏于肾中,肾气盛后才能成熟分泌,故可谓肾为天癸之源,天癸则具有促进人体生殖器官发育成熟和维持人体生殖的作用。冲为血海,为十二经气血汇聚之所;任主胞胎,为阴脉之海。冲脉为全身气血之要冲,通过与脏腑经脉的联系,调节气血运行;冲脉盛,则气血输注于胞宫,推动月经按时来潮。任脉主一身之阴经,为"阴脉之海"。冲任二脉在女性生殖中所具有的特殊功能皆受肾的影响。肾生天癸,对冲任起主导和调控作用,故有"肾为冲任之本"之说。肾与胞宫通过胞络直接联系,同时肾又通过冲、任、督三脉与胞宫联系。肾藏阴精,为化血之源,直接为胞宫行经、胎孕提供物质基础。女子发育到一定时期,肾气旺盛,化生天癸,天癸至则月经按期来潮,所以月经的产生和调节与肾气、天癸、冲任有着极其密切的关系。

月经周期而至是肾气充足的表现,而肾气不足则是月经失调、不孕等症的主要病机。《素问·六节脏象论》曰:"肾者主蛰,封藏之本,精之处也。"肾藏精,主生殖,为先天之精,肾中精气盛衰,主宰着人体的生长发育及生殖功能的成熟和衰退,故肾气盛,天癸至,月经来潮和孕育胎儿才能实现。《傅青主女科》曰:"经水出诸肾""肾水足则月经多""肾水少则月经少"。《圣济总录》曰："妇人所以无子者,冲任不足,肾气虚寒也。"朱丹溪《格致余论》记载人之育胎:"阳精之施也,阴血能摄之。精成其子,血成其胞,胎孕乃成。今妇人之无子者,率由血少不足以摄精也。血之少也,固非一端,然欲得子者,必须补其阴血,使无亏欠乃可,推其有余以成胎孕。"若先天禀赋不足,或房事不节,或劳逸太过,或年事已高,肾气冲任虚衰,胞宫胞脉失养,则不能摄精成孕。肾阳亏虚,命门火衰,或外感寒邪,客于胞宫,则可致宫冷不孕。可见肾的阴阳亏损乃不孕等诸多妇科病之根本。

三、蔡氏调周论

月经周期是周期疗法的生理基础,月经是胞宫藏泻功能的生理表现。平时藏而不泻,经期泻而不藏,定期将经血排出体外,交替出现胞宫气血的充盈与泻溢。20世纪70年代初,蔡氏妇科蔡小荪在长期临床实践基础上提出月经周期的四期生理特点和调治思路,认为月经以肾气为主导,受天癸调节,又在肝藏血调血、脾统血化血、心主血、肺布血的协同作用下,冲任气血相资,胞宫出现由虚而盛而满而溢而虚的周期变化,藏泻有度,并随着阴阳消长、气血盈亏而出现月经期、经后期、经间期、经前期的变化。将月经周期分为不同时期。

月经期(经行第一日至月经干净):此期由于黄体萎缩,雌、孕激素水平随之下降,子宫内膜得不到性激素的支持,于是发生坏死、剥脱,月经来潮。从中医理论来讲,此期为"重阳必阴"期,即肾的阳气增长到一定程度而转化为阴的阶段,在阳气的推动下促使胞宫由藏转为泻,即经血下行。

经后期(经净至排卵前):此期是卵泡发育及子宫内膜修复、增生期,由于雌激素水平逐步升高,促使子宫内膜增生、变厚,为排卵做准备。从中医理论来讲,本期气血阴阳相对不足,为"重阴"的阶段。血海空虚,血室需要一个逐渐蓄积恢复的过程,胞宫气血由虚至盈,肾气渐复渐盛,阴生阳长,通过肾气的封藏蓄养,使精血渐长,待精血冲盛、气血和调,为排卵、受孕打下良好的物质基础。

经间期(排卵期,即下次月经前14日左右):此期卵泡发育成熟,在垂体促性腺激素作用下卵泡破裂排卵。从中医理论来讲,此期肾气充盛,是阴阳转化、阴极生阳、阳气发动、阴精施泄的种子时期,此期肾之阴精蓄积到一定程度,阴精充沛,冲任气血充盛,重阴必阳,在肾中阳气的温煦下,阴阳转化,阴精化生阳气,当阳气足以蒸腾阴精,则出现氤氲之候,是月经周期中至关重要的重阴必阳的转化期,若交接合时有受孕可能。

经前期(排卵后到经潮前):排卵后由于黄体的形成,子宫内膜在增生的基础上受雌、孕激素的影响出现分泌现象,内膜继续增厚,腺体继续变长、弯曲,为胚胎的着床做好充分的准备。此期肾气实而均衡,阳盛阴长,气血充盛,治疗以维持肾气均衡为原则。

蔡氏妇科认为,经后期是育肾、种子、消癥、通络的基础阶段,治疗以育肾通络为宗旨;经间期若交接合时有受孕可能,治疗以育肾培元、促使阴阳转化为宗旨;经前期是调治月经前后诸疾及经期诸疾的关键时期;月经期肾气天癸相对减弱,凡经期、经量、经色、经质及经味异常均可在此期调治,常用疏利、温通、育肾、调冲诸法。

四、黄素英对育肾调周的传承发展与临证应用

黄素英传承蔡氏妇科经验,将四期生理和妇科诸疾的病理特点有机结合,制定出诊治不同疾病的育肾调周法。如治疗不孕症之"育肾助孕周期调治法",即月经期以理气调经法,用蔡氏"四物调冲汤"加减治疗;经后期治以育肾通络,用"孕Ⅰ方"加减治疗;经间期及经前期以育肾培元法,用"孕Ⅱ方"加减治疗。治疗子宫内膜异位症之"化瘀散结周期调治法",即经前1周及经期,痛经型用化瘀止痛之"内异Ⅰ方"加减治疗,崩漏型用化瘀调摄之"内异Ⅲ方"加减治疗,经后至经前期均用化瘀散结之"内异Ⅱ方"加减治疗。治疗子宫肌瘤之化瘀消坚周期调治法,即经后期至经前期用"化瘀消坚方"加减治疗,月经期用"化瘀调摄止崩方"或"化瘀调摄止漏方"加减治疗。其他如治疗闭经、功能失调性子宫出血、多囊卵巢综合征等均用周期调治法,取得较好临床疗效。

五、育肾调周诊治不孕

在诊治不孕症上,黄素英承蔡氏妇科,认为肾气不足、冲任亏损乃不孕症主要病机。只有肾气旺盛,任脉通,冲脉充盈,月事才能如期来潮,从而具备孕育的能力。若肾气亏损,则肾所主的生殖功能低下,月经不按期而至,冲任不足,胞脉空虚,则月经失调,不能摄精成孕,故肾气的盛衰主宰着天癸的至竭。肾阳不充导致生殖功能减弱或障碍,但在治疗中要高度重视取阴中求阳、阳中求阴,阴阳双补,阴阳互济,两者不可偏废,此即"精中生气""气中生精",精气互生。根据蔡氏妇科"育肾通络-育肾培元-育肾调经周期调治法",于经后期和经间期用育肾通络方,以促排卵;经前期换服育肾培元方,填补肾精,益肾温煦;月经期服用四

物调冲汤育肾调冲。在不同阶段均结合不同病因,随症加减。

育肾通络方(孕Ⅰ方):育肾填精,助阳通络。茯苓 12 g,生地 10 g,路路通 10 g,丁香 3 g,淫羊藿 12 g,制黄精 12 g,麦冬 10 g,石楠叶 10 g,怀牛膝 10 g。形体肥胖、痰湿阻滞者加制天南星、白芥子利气豁痰;络道阻塞者加当归、川芎辛香走窜、理气活血,加皂角刺、穿山甲、王不留行贯通经络,透达关窍;寒滞不温者加桂枝温经通络;排卵功能不佳者加麦冬、细辛;气虚者加党参、黄芪、白术益气健脾;肾阳不足者加巴戟天、紫石英、鹿角霜补肾温阳。

育肾培元方(孕Ⅱ方):育肾培元,温煦助孕。茯苓 12 g,生熟地各 10 g,仙茅 10 g,淫羊藿 12 g,鹿角霜 10 g,紫石英 12 g,巴戟天 10 g,肉苁蓉 10 g。如兼气虚者加党参、黄芪;血虚者加黄芪、当归;兼阴虚者加炙龟甲;腰酸者加杜仲、续断,狗脊择用;目干者加枸杞;大便不爽者加火麻仁、瓜蒌;大便不实者加炒白术、菟丝子;白带较多色黄者加椿根皮、鸡冠花、海螵蛸;肝肾虚损、下元衰惫者加紫河车。

育肾调经方(四物调冲汤):理气养血,调理冲任。炒当归 10 g,生地 10 g,川芎 6 g,白芍 10 g,制香附 10 g,怀牛膝 10 g。经量偏少,经行后期或小腹冷痛属寒凝气滞者,加艾叶、吴茱萸、桂枝、延胡索;经行量多,色淡质稀,神疲体倦,气短懒言,四肢不温,面浮肢肿属脾虚失摄者,加生黄芪、炒党参、茯苓、山药、炒白术等;经行少腹刺痛或胀痛属热毒内蕴者,加红藤、败酱草;经闭不行者加牛膝、泽兰叶。

在输卵管阻塞导致的不孕诊治上,黄素英认为其病机形成主要是湿热瘀血阻滞胞络而致闭阻不通,治法以活血理气通络兼清热化湿,在恢复输卵管功能时还要兼顾育肾促孕,临证周期调治,在月经期选用四物调冲汤兼顾活血清热的败酱草、鸭跖草、路路通等,服至月经干净,经净后以活血通络佐以育肾,在恢复输卵管本身蠕动功能的同时达到育肾促孕的目的,在月经中期后则仍以育肾培元、暖宫摄精,以助胞宫受胎。

第二节 三脏同调肝、脾、肾

一、理论溯源

黄素英承继蔡氏妇科,十分强调临证诊治以肝、脾、肾为要。

女子以肝为先天,肝属木,为藏血之脏,主疏泄,司血海;性喜疏泄条达,下行胞宫为血海。女性的经、孕、产、乳无不以血为用,肝所藏之血有余,则冲脉血海满盈,肝气条达,则人体气机舒畅;肾主封藏,肝主疏泄,肝肾调和,则胞宫藏泻有序,月经、胎孕正常。叶天士《临证指南医案》云:"女子以肝为先天。"《女科经纶》中记载,方约之曰:"妇人以血为海,妇人从于人,凡事不得专行,每多忧思忿怒,郁气居多。"若肝血不足或藏血功能失调,则出现月经不调、崩漏、闭经等。肝失疏泄,肝气郁结则血为气滞,致月经先后不定期、闭经、痛经、经前乳胀等。气郁化火可致崩漏。中年妇女常肝气郁滞,又因胎、产、哺屡伤气血,血伤则肝失所养,气遂横逆,故月经不调、痛经、闭经、带下病都易发生,故中年妇女治重在肝。

　　脾胃为后天之本,气血生化之源。胃主受纳和腐熟水谷,脾主运化水湿和传输水谷精微,为女性生殖功能提供能源和动力。脾主统血,主运化,而女子以血为本,月经、胎孕、哺乳均以血为用,血的生成不但要有水谷精微作为物质基础,还依赖脾的运化。《景岳全书·妇人规》云:"故月经之本,所重在冲脉,所重在胃气,所重在心脾生化之源耳。"《医宗金鉴·妇科心法要诀》曰:"女子不孕之故,由伤其任、冲也……或因体盛痰多,脂膜壅塞胞中而不孕。"脾虚则运化失职,水湿津液代谢障碍,酝酿痰浊,困阻冲任血海、胞宫,血脉不通可出现月经稀发、月经过少、闭经、不孕、癥瘕等;如脾的运化功能失常,生化之源不足,血海空虚而致月经后期、月经过少、闭经;脾气不运,则湿浊内停,发为带下;脾还有统摄血液的功能,如脾气虚弱、统摄无权,则导致月经过多、崩漏等。崩漏之脾不统血,带下之脾虚湿热,妊娠之脾气不振、食欲减退有碍元气之营养,产后脾阳不振则影响乳汁分泌。机体功能恢复也唯有促进脾气运化,药物才能充分发挥效能。

　　肾为先天之本,寓元阴元阳,主生殖和藏精。肾为天癸之源,冲任之本,故肾气盛而天癸至,任脉通,太冲脉盛,月事以时下。如与人体的生殖、生长、发育、衰老及水液代谢调节等均有密切关系。冲任隶属于肝肾,而冲为血海,任主胞胎,关系到妇女的经、孕、产、育,所以肾在妇女的生理、病理上有特殊的意义,妇科病的治疗也往往从肾论治。《傅青主女科》云:"经水出诸肾。"《医学正传》云:"经水全赖肾水施化,肾水既乏,则经水日以干涸。"《景岳全书·妇人规》云:"经候不调,病皆在肾经。"先天禀赋不足或后天失养伤肾,天癸乏源,可致月经迟发、闭经及不孕等;精血不足,封藏失职,冲任不固,系胞无力则易致胎动不安、堕胎、妊娠小便不通、子宫脱垂、不孕等;若肾闭藏失职,血海血溢失常,则又致崩漏,经行先后无定等;肾气不足,开合失司又可导致妊娠或产后排尿异常;肾气不固,带脉失约,亦可致带下;肾阳不足,不能温养胞脉,冲任虚寒则出现月经后期、经闭、崩漏、宫寒不孕、经行前后诸症。肾阳不足，不能温化脾阳，则出现脾虚无力制水而生痰，出现肥胖、带下、不孕等症。

二、三脏同调诊治不孕

如治疗不孕，需在孕前进行调经促孕，诊治上一是补肾填精。常用方为蔡氏补肾助孕系列方加减。补肾常用药物有淫羊藿、仙茅、菟丝子、鹿角霜、女贞子、紫河车等。鹿角霜、紫河车等血肉有情之品，补肾助阳，添精益血之力较强，故常常应用。二是健脾益气。常用方为归脾汤加味、四君子汤加味。黄芪味甘，性微温，归肺、脾等经，具有补气固表、利水消肿、托毒排脓生肌等功效，临床医家常用黄芪补气扶正。常用黄芪 30 g，若气虚明显，如月经先期、月经过少等兼有神疲乏力明显、舌质淡胖、边有齿印明显等，可重用至 60 g，以增强补气之功。淮山药、炒白术为常用药对，《本草纲目》谓山药"益肾气，健脾胃"，白术健脾益气、燥湿利水，两者合用，取其健脾益气之功。临证常用茯苓健脾利水，最常用白茯苓，其味独甘淡，甘则能补，淡则能渗，甘淡属土，甘补则脾脏受益，中气即和，淡渗则水湿得去，脾可健运。三是疏肝理气。常用方为逍遥散加味，并喜用降香、郁金、香附、佛手、乌药等理气之品。临证推崇治未病思想，对曾有生化妊娠、胚胎停育、复发性流产等不良孕产史者，预培其损，通过孕前调经，调整肾-天癸-冲任-胞宫轴功能，为孕育做好准备，以防再次发生流产。对输卵管炎性不孕、子宫内膜异位症不孕、多囊卵巢综合征不孕等，则预先治疗，均肝、脾、肾同调，针对病因加以调治，尽量去除或控制孕育的不利因素。

三、三脏同调诊治绝经前后诸证

绝经前后诸证由多脏腑病变引起，与肝、脾、肾密切相关。肝郁脾弱肾虚是其基本病机，故治疗当疏肝健脾补肾并用。若为肾阴亏虚、阳失潜藏者，临床多见头晕耳鸣、头面烘热汗出、五心烦热、腰膝酸痛、月经失调等；若阴虚血燥生风，可见皮肤干燥或瘙痒、口干便秘、舌红少苔、脉细数等；若肾阳虚衰，阳气失于温煦，可见面色晦暗、精神萎靡、形寒肢冷、腰膝冷痛、经行量多或崩中暴下；肾阳虚则膀胱气化无力，可见小便频或失禁、夜尿多、面浮肢肿、舌质淡或胖大，苔薄白，脉沉细无力；若肝疏泄功能异常，则可见心情抑郁或急躁；若肝血不足或肝不藏血，可见月经量少甚至闭经或经多崩漏等；肝血不足，可见惊悸多梦、夜寐不安；若脾胃功能受损，则气血生化无源，气虚血亏，气不摄血，则可导致崩漏及其他出血之症；而命门火衰不能温煦脾阳，可致脾肾阳虚而出现便溏纳呆、崩漏或月经少、气短懒言、气虚汗出、思虑失眠等诸证。治肝之法疏养并施，治脾之法健脾益气，补肾之法阴阳并重，三脏同调，可大大提高疗效。补益肾气固然重要，但调理脾胃与补肾填精、清肝疏肝应熔于一炉，在治病过程中注意兼顾调治脾胃运化功能，通过某些药物的炒用以增进健脾之力。党参、炒白术、茯苓、炒谷芽、炒麦芽、陈皮、佛手之属是常用之品，旨在健脾和胃，以增强生化之源。常用茯苓，因茯苓味甘淡，甘则能补，为主药。此外，对腥臭气烈药物如治赤白带下之墓头回、破除癥积之阿魏等药，认为有碍脾胃，用时尤应审慎，对脾胃失健者应注意避免使用。对于兼有肝郁气滞、心神不宁所导致的心烦失眠、焦虑抑郁，多选用柴胡、白芍、淮小麦、牡丹皮、生甘草、郁金、石菖蒲、远志之品。

四、三脏同调诊治年老血崩

崩漏之因主要在于冲任损伤，不能固摄经血，中医应从整体观出发，将治肝、脾、肾之法贯穿于塞流、澄源、复旧三法之中。而年老血崩，多由于肾气渐虚，阴阳失于平秘，或因久病及肾，纳固无权，封藏不固，肾精失守，冲任不能制约经血而成崩漏。更年期妇女肝、脾、肾渐虚，功能紊乱以致冲任失固，血失统摄，遂成崩漏。肾为天癸之源，故冲任之本在肾。妇女更年期肾气渐衰，任脉虚，太冲脉衰少，机体处于阴阳失衡状态。肝藏血，主疏泄。妇人最易受情志所伤，若肾虚水不涵木，肝阴不足，肝阳偏亢，则发崩漏；情志抑郁，肝失疏泄，血不藏肝，亦发崩漏。脾为气血生化之源，主统血，脾虚不能摄血，亦致崩漏。在治疗上，注重暴崩宜止、久崩宜补。强调临床上无论是何型，其病易复发，急则治其标后，仍宜注重养肝、健脾、补肾以调理阴阳气血。

五、三脏同调诊治多囊卵巢综合征

多囊卵巢综合征多以肾虚为本，尤重肾阳虚，同时伴有脾虚痰湿壅滞、血瘀等症，故临床善用暖宫助孕、温肾助阳法，佐以健脾祛痰祛湿、活血化瘀等法。若肝气郁阻，气滞血瘀，或瘀阻冲任，血不归经也可发为月经后期、闭经、崩漏。肝郁日久，化火上炎，或肝郁犯脾，脾虚失于健运，湿热内生，则可见面部油腻及痤疮明显。治疗上也要疏肝理气、泻火调经，临床可在滋阴益肾、健脾益气基础上加炒白芍养血柔肝，柴胡、郁金、牡丹皮、黄芩等清肝解郁。脾虚则运化失职，水湿津液代谢障碍，酝酿痰浊，困阻冲任血海、胞宫，可现月经稀发、月经过少、闭经、不孕、癥瘕等。若为脾虚痰湿证，则健脾祛湿通络为主，多以参苓白术散、香砂六君子汤等加减，用苍术、白术、黄芪、党参、砂仁、陈皮、木香、佛手、制天南星、车前子等以健脾理气化痰，使脾健则痰湿自除。同时认为痰随气而升降，气消则痰消，气壅则痰聚，故祛痰同时还配伍细辛、降香等温通理气之品。

第三节　气血重在通与调

一、理论溯源

陈自明《妇人大全良方》曰："夫人之生以气血为本，人之病，未有其不先伤其气血者。"《女科要旨》云："女子血旺则阴盛而阳自足，元气由是而恒充，血盛而经自调，胎孕因之而易成；阴血充盛则百病不生，阴血虚少，诸病作焉。况女子之血，经行则耗，产后则亏，更有带下、崩漏诸疾，由是而大耗，故治女子以阴血为主。""气为血帅，血为气母"，女子以血为本，但气血相互依存，气血相生。气血为人体生身之本，气血以通畅为贵，正常情况下气血通流，一旦患病便气血壅滞。女性经、孕、产、乳无不与气血密切相关，月经为气血所化，妊娠需血以养胎，分娩赖气以推动，产后乳汁为气血所化，气血充盈通畅则脏腑协调，经络顺畅，经调、孕安、乳足，健康无病。若气血失和，则易变生百病，气血不调，经候不能如期，或阻碍两经相搏，可致不孕。根据女子多气多郁的特点，黄素英强调女子经候皆以血为基础、气为动力，主张"气以通为顺，血以调为补"。气病及血，以调气为主，活血为辅；血病及气，以活血为主，调气为辅，临证采用以调为主，养血为先，理气为要。

二、治痛经重通调气血

如诊治痛经，承蔡氏妇科之学说，强调不能单纯止痛，需辨证求因，主张"求因为主，止痛为辅"。认为痛经大多系经血排出障碍，瘀滞不畅，引发疼痛。究其因由，或经气受寒，寒凝气血，气血瘀滞不畅；或肝气郁结，气机不畅，冲任不利，经血不得畅行；或宿瘀内结，内膜异位，新血无以归经，瘀血不能排出；或脾气虚弱，血行迟滞，经血流通受碍。治则以"通"为要，处以当归、牛膝、香附、延胡索、丹参、白芍、川芎、红花等为基本方，以养血通络为法，此乃借鉴古人"治血病必兼理气""调经以理气为先"之说。痛经治在"通",如寒者温而通之,热者清而通之,虚者补而通之。但不论何种通法,方中均可适当加入温药如桂枝、艾叶,温中辛散,助气血流通,以达通则不痛之效。一般原发性痛经经期服药 7 剂,如经期治疗未见明显好转,应在经后继续调理。经净后用蔡氏育肾通络方为基本方加减,中期采用蔡氏育肾培元方为基本方加减治疗。而继发性痛经主要针对原发病进行治疗,如子宫肌腺症所致痛经与妇女房劳、多产、手术创伤损伤冲任胞宫,致藏泄功能异常,血不循经,离经之血外溢有关。其病机是瘀血阻滞,不通则痛经。治疗上仍以通调气血为主,用药上经期以四物汤为主,加桂枝、艾叶、香附、延胡索等温宫调经、理气化瘀之剂。非经期以桂枝茯苓丸为主,加皂角刺通络排毒消肿,石见穿、山慈菇消肿散结,清热解毒;莪术行气破瘀、消积止痛。如此周期调治,遵"大积小聚,衰其大半而止"之旨,疗效显著。

三、治崩漏重通因通用

如诊治崩漏,指出"求因为主,止血为辅",强调"治病必求于本"。但黄素英认为,其病因病机属阴阳失调,如《素问·阴阳别论》曰:"阴虚阳搏谓之崩",临床诊断首辨阴阳是辨证的大纲,"审其阴阳,以别柔刚,阳病治阴,阴病治阳",尤其是子宫内膜异位症之崩漏出血,乃缘于宿瘀内结,经血虽多,瘀仍未消,故腹痛不减,此时不能单纯固涩止血,治疗仍以化瘀为主,乃通因通用之变法。常在经期应用炒当归、丹参、赤芍、白芍、生蒲黄、血竭、花蕊石、益母草、仙鹤草等,以化瘀止血。

四、治不孕重视育肾通络

如诊治不孕,其原因复杂,但病机多为胞脉塞而不通,因此治疗不孕,不论何种类型,均重视育肾通络,非通莫达,以通促合。一般在经净后服育肾通络孕Ⅰ方,其中的桂枝、路路通、公丁香等具有通络之功。兼炎性输卵管阻塞者,通络方内再加入皂角刺、王不留行、月季花、地龙等,重在理气化瘀通络。

五、治子宫内膜简单型增生过长重化瘀调血

如临床上有些患者,经西医分段诊刮术后病理报告诊断为子宫内膜简单型增生过长,临床上或有崩漏表现,黄素英认为其病机主要是肾虚血瘀。治宜化瘀调血法,非经期可选化瘀消坚方加减,以茯苓、桂枝、赤芍、牡丹皮、桃仁、皂角刺、

鳖甲、石见穿、鬼箭羽等为基本方,以活血化瘀消坚为主,促使子宫内膜随经血一同而下。

六、治产后诸病重祛瘀生新

治疗产后诸病,认为女子孕后气血下聚胎元,若气血素虚,冲任匮乏,孕后气血下聚胎元不足,不能固摄滋养胎元,则易致胎元不固,胎动不安,多用益气养血、补肾安胎之法,以党参、黄芪、生地黄、白芍、当归、阿胶补益气血,杜仲、续断、桑寄生、白术、黄芩、苎麻根、南瓜蒂、菟丝子等补肾安胎。产后留瘀如产后腹痛、发热、恶露不绝、痹证、小便不通等,强调瘀血去则新血生,但因妇女产后诸脉空虚不可用峻剂祛邪,应缓缓图之,常以生化汤、八珍汤、黄芪桂枝五物汤、当归补血汤、参苏饮、趁痛散等配以活血祛瘀药物治疗。

七、治癥瘕重化瘀消癥

如诊治子宫内膜异位症和子宫肌瘤等癥瘕类疾病,认为与血瘀密切相关。《景岳全书·妇人规·癥瘕》曰:"瘀血留滞作癥,惟妇人有之。其证则或由经期,或由产后,凡内伤生冷,或外受风寒,或恚怒伤肝,气逆而血留,或忧思伤脾,气虚而血滞,或积劳积弱,气弱而不行。总由血动之时,余血未净,而一有所逆,则留滞日积而渐以成癥矣。"瘀血是产生本症一系列临床症状和体征的关键,治以化瘀消癥为要。然如《血证论》中指出:"瘀之为病,总是气与血胶结而成,须破血行气以推除之。"故主要采用理气活血、化瘀消癥之法。根据"急则治标、缓则治本"的原则,对患者在月经期出现月经过多、剧烈痛经等症状先予控制症状,经净后力求消除病灶。临床还需辨证施治。对本病治疗,宗其师蔡小荪经验,分经间期和月经期进行周期调治。经间期采用桂枝茯苓丸加味,专以活血化瘀消癥,常用茯苓、桂枝、赤芍、牡丹皮、桃仁、皂角刺、炙穿山甲片、石见穿、莪术。月经期,以化瘀调经为主,如无特殊症状可用四物调冲汤,常用炒当归、生地黄、川芎、白芍、制香附、怀牛膝。若经行腹部剧痛则予蔡氏内异Ⅰ方,包括炒当归、川芎、丹参、川牛膝、赤芍、制香附、延胡索、制没药、生蒲黄、五灵脂。若经量过多,状似崩中,则予蔡氏内异Ⅱ方,包括炒当归、生地黄、生蒲黄、丹参、制香附、花蕊石、大黄炭、血竭、白芍、三七末等。以上化瘀调经三方均以四物汤加减,内异Ⅰ方中除理气活血调经诸药外,没药、失笑散兼有化瘀止痛之功;内异Ⅱ方中生蒲黄、花蕊石、大黄炭、血竭化瘀止血,三七末止血定痛。本症痛经往往经下愈多愈痛,此为瘀血不去，新血无以归经，故予化瘀止痛。经行量多如崩乃是宿瘀内结、血不循经所致，当以通求固，重用生蒲黄活血止血，做到止血不留瘀。服药当于经前 3～5 日，否则瘀血形成，难收其功。辨证加减上，如兼见小腹胀痛、肛门坠痛，可加用槟榔、木香、青皮、陈皮等理气止痛；兼见经前乳胀、烦躁等，可加用柴胡、王不留行、川楝子等；病程日久、气短懒言，可加用党参、黄芪；形寒肢冷、腹痛喜温，可加吴茱萸、艾叶；午后潮热、口干便燥，可加生地黄、麦冬、火麻仁；兼有慢性盆腔炎症者，可予清热解毒、利湿导滞之品，如败酱草、红藤、鸭跖草、刘寄奴等。

八、气滞诸痛重疏肝理气

如治疗气滞所致的经前腹胀腹痛，常加青皮、陈皮、延胡索、香附、木香、砂仁等行气消胀止痛；治疗气郁痰凝停于咽部所致梅核气，以乌药、紫苏、枳壳、制半夏、陈皮等疏肝行气、降逆化痰止呕；如治疗乳腺增生，认为多属肝气不舒，疏泄失职，导致冲任失调，故采用疏肝理气、调摄冲任之法，同时还需兼顾活血化瘀、疏通乳络、化痰软坚、消肿散结。经前用逍遥丸疏肝理气、调理冲任，常用当归、白芍、柴胡、茯苓、白术、郁金、丹参、橘叶、橘核、淫羊藿、延胡索等。月经干净后用化瘀消坚方软坚散结，常用茯苓、桂枝、赤芍、牡丹皮、桃仁、路路通、王不留行、皂角刺、穿山甲、夏枯草、浙贝母、海藻、仙茅、淫羊藿等。诸药合用，冲任调，肝气舒，郁结消。治女子产后因情志不遂、气机不畅所致的乳脉不通，以疏肝通络、补气健脾为法，以王不留行、青皮、通草、漏芦、路路通、天花粉等疏肝通络下乳，配黄芪、党参、当归补气养血，以助下乳。

第四节 寒热痰瘀重祛邪

如今妇科疾病的发生发展往往会受到淫邪、情志、体质等多种因素的影响。其中又以寒、热、痰、瘀等病邪较为常见。各种病理产物能随人体内气的运行至各部位，在外能够到达人体的筋骨、经络、腠理，在内能够到达人体的脏腑。在祛邪外出方面，黄素英也积累了丰富的经验。

一、温宫逐瘀驱寒邪

寒邪凝滞者，以温宫逐瘀为法。《素问·举痛论》曰："寒气入经而稽迟，泣而不行,客于脉外则血少,客于脉中则气不通。"寒邪客于胞中,影响脏腑、气血、经络、胞宫、胞脉的功能,导致宫寒不孕、癥瘕、痛经诸证,凡此种种,皆可温而通之。常以此法治疗寒凝胞宫、气滞血瘀型痛经。药用炒当归、川芎、白芍、制香附、怀牛膝、艾叶、桂枝、吴茱萸、小茴香、炒延胡索、续断、狗脊等。每次于月经来潮前3日开始服药,连服7剂,连续治疗3个月经周期。其方以蔡氏四物调冲汤去生地,加入温宫调经、理气化瘀之剂而成。寒得温则散,瘀得温则化,血得温则行。且同时理气,气行则血行。

二、清热解毒不直折

热毒壅盛者,则以清热解毒为法。热邪有内外之异、虚实之分。若素体阳盛,或肝郁化火,或过食辛燥动血之物,或外感热邪,尤其在月经期、孕期、产褥期,热邪尤易乘虚而入,导致热邪迫血妄行,发为月经先期、月经过多、崩漏等,此为实证。如热毒壅滞于胞宫,可致湿热壅滞下焦,见腹痛、带下之疾,如急性盆腔炎一般起病急,则常拟清热泻火、化湿祛瘀之法,以祛邪为主;而慢性盆腔炎迁延日久,有时也可急性发作,症情虚实夹杂,多要标本兼顾。慢性盆腔炎常用茯苓、桂枝、赤芍、牡丹皮、败酱草、红藤、川楝子、延胡索、制香附、椿根皮等,兼顾扶正补气。若汤药效果欠佳,可用灌肠方:败酱草30 g,红藤30 g,白花蛇舌草20 g,制没药6 g,延胡索15 g,蒲公英30 g,黄柏9 g,牡丹皮12 g,外用清热解毒利湿之品,直达病所,效果显著。黄素英治疗血证属热者,仍注意时时顾护真阴,以养阴清热、固冲止血为宜,不必直折其热。尤其是大量出血者,不可妄用苦寒大剂凉血之品,寓清热于养阴之中更为稳妥。妇科血证虽有实热,但更多为虚热所扰。女子一生数伤于血,阴虚之证尤为常见,阴液亏损,虚热内生,冲任血海不宁,可为月经先期、月经过多、经间期出血、崩漏、胎漏、产后恶露不绝、年老血崩等病,治疗则以养阴清虚热为本。

三、化痰祛湿扶肾阳

痰湿内阻者,则以化痰祛湿为法。肾阳是人体阳气之根本,具有温煦的作用,若肾阳不足,痰湿内聚,亦可致多种妇科病证。如多囊卵巢综合征月经后期或闭经的患者,尤其是肥胖型患者,黄素英认为多属肾虚痰湿。痰湿阻滞冲任胞宫,经间期阴阳转化受碍,肾阳不足,无力温煦,故而经事延期,甚至闭经。治疗中在补肾调周的基础上,宗"益火之源,以消阴翳"及"病痰饮者,当以温药和之"

之意,在经间期及经前期融入扶阳法治疗。经后期予补肾化痰通络法,基本方为:茯苓、生地、路路通、降香、皂角刺、淫羊藿、制黄精、白芥子、石菖蒲。续予补肾扶阳法,基本方为:茯苓、生地、仙茅、淫羊藿、巴戟天、肉苁蓉、鹿角霜、紫石英、山茱萸、附子。方中附子辛甘大热,有峻补元阳、益火消阴翳之效,该方有补肾扶阳、温化痰湿之功。

四、周期消癥与止崩

瘀有宿瘀内结,有瘀血致崩。宿瘀内结者,则化瘀消癥。宿瘀内结而成癥瘕,常发为子宫肌瘤、卵巢囊肿、子宫内膜异位症、盆腔炎性包块等,瘀血乃其直接原因,故治疗以活血化瘀为基本治法。临床上常用《金匮》桂枝茯苓丸加味,药用茯苓、桂枝、赤芍、牡丹皮、桃仁、皂角刺、炙穿山甲片、石见穿、莪术、水蛭、地鳖虫、海藻、昆布、鬼箭羽等。在此基础上调治可控制病灶生长,甚者缩小病灶乃至于消失。强调养正者积自消,可在方中酌加补气行血之品,如当归、黄芪等,以免邪去正伤。非经期以攻为主,寓补于攻,软坚消癥治其本;经期活血化瘀、摄血止痛,以治标为先,又要防"离经之血"残留为患,常配生蒲黄、三七、花蕊石等以止血不留瘀。对于瘀血所致崩漏,则需化瘀止崩,如子宫肌瘤、子宫内膜异位症引起的经量过多如注,对此不能单纯固涩止血,瘀血不去则新血不生,当以通因通用,化瘀止崩。可用炒当归、白芍、生地黄、香附、怀牛膝、生蒲黄、血竭、三七末、丹参等加减化裁。生蒲黄可重用到30～60 g,蔡氏妇科流派认为生蒲黄止血作用胜于蒲黄炭,具有较强的祛瘀止血功效,临证验证,确实如此。

第五节 大道至简抓主证

老子《道德经》云:"万物之始,大道至简,衍化至繁。"大道至简意味着"少而精",表面上看,与中医的博大精深似乎自相矛盾。但要做到"大道至简",其根基却要博采众长、融会贯通,再整合提炼其最具有共性的规律和精髓,是一个由博返约的过程。大道至简由至繁而来,只有将至繁之物整合、提炼、创新,去粗取精、去伪存真、抓住根本,才能沙里淘金,达到至简的境界。黄素英在妇科临证中将大道至简贯穿始终。

一、辨证抓主症

在辨证上,首要任务是抓主症,一是在询问现病史时高度关注患者第一句的回答,这是患者迫切希望医生解决的主要问题;二是在证中找到主症,如更年期患者反映汗出剧烈、偶尔心烦、伴头晕耳鸣,显然多汗是其主症;三是患者言语漫无边际,这时医者就要详细询问病因病史,根据其描述的轻重程度、持续时间、其他检查结果等,综合判断其主症主因。

二、治则辨析清

在确立治则上,中医之理,天人相应,法于阴阳,和于术数,放之四海而皆准。"正气存内,邪不可干"为中医的总病机,妇科亦严格遵守。临床需四诊合参,随证治之。如月经后期多以虚和瘀多见,再细分则虚有血虚、气虚、肝肾不足、脾肾阳虚之别,瘀有气滞、血瘀、痰凝之别,层层递进、抽丝剥茧,才能立法精准、用药不误。黄素英将妇科各类疾病多归纳为3~4种证型,确立治则多在3~4种之内,且以蔡氏妇科的育肾调周之法贯穿诊治始终,亦体现其大道至简的风格。

三、经方应用广

在善用经方上,黄素英多年从事中医妇科临床及中医医史文献研究,对妇科经典著作及经典方剂的应用得心应手,对妇科经典名方了如指掌,因妇科之病变化较多,只有精通妇科经典医方和常用药,才能药证相合、丝丝入扣,效如桴鼓。临证化裁应用《金匮要略》《傅青主女科》《妇人大全良方》等诸多经典医著中的经方和蔡氏妇科验方。如对地黄丸类、桂枝汤类、逍遥散、小柴胡汤、当归芍药散、龙胆泻肝汤、参苓白术散、两地汤、易黄汤、一贯煎、参芪四物汤、八珍汤、四物汤、四君子汤、甘麦大枣汤、归脾汤、生化汤、温经汤、吴茱萸汤、小建中汤、血府逐瘀汤、失笑散、桃红四物汤、桂枝茯苓丸等经方的应用信手拈来,对蔡氏妇科数十个验方更是因机而变,臻于化境。

四、用药重轻灵

黄素英用药以轻灵精简见长。其用药轻清宣透、灵动不滞、随机应变、一药多途、善用药对,平均每方仅用12~16味药,反对药物堆砌,亦少用或不用伤津耗气、滋腻碍胃之品,每方用药合计在150~200g之间。每药多用9~12g,如砂仁、血竭、甘草、降香、桂枝等仅用 3 g,远志、木香、柴胡、乳香、没药等仅用 5～6 g,夜交藤、生蒲黄、车前草、伸筋草、红藤等可用到 15～18 g,而败酱草、淮小麦、生蒲黄、磁石、石决明、北秫米、合欢皮等根据病情可用到 30 g。药性平和,以温而不燥、补而不滞、活血不峻、理气不燥为度。善用茯苓与生地、仙茅与淫羊藿、巴戟天与肉苁蓉、续断与杜仲、石见穿与鬼箭羽、淮小麦与生甘草、知母与黄柏、红藤与败酱草等药对,通补兼施、寒热并调、气血并重、阴阳既济。

第六节　中西协同效第一

一、协同理念

蔡氏妇科主张衷中参西,黄素英更加重视,主张衷中参西,中医病因病机与西医病理变化相结合,药物传统效用与现代实验研究相结合,只有这样才能做到真正的继承与发展。现代妇科领域里的中西医结合研究是在中医药治疗妇科疾病疗效优势的基础上,以中医基本理论为指导,利用先进的科学技术和现代化手段进行的。黄素英强调治病遣药,以中医辨证为基础,充分利用现代诊疗技术,将辨证与辨病有机结合,将中医的四诊八纲与西医各类微观检查检验互参,以提高疗效。尤其在没有临床表现症状的时候,则需要通过检查、结合病史及疾病发展演变规律,使辨证更为精准恰当。

二、临证应用

如同是月经不调无排卵引起的不孕,原因却非常复杂,有多囊卵巢综合征、下丘脑性内分泌失调、高催乳素血症、高雄激素血症等不同原因引起,若单纯根据辨证结果采用补肾调冲任法为主,不能取效。必须结合西医学检查,属何种原因导致,采用辨证辨病相结合才能提高临床疗效。临证时不能拘泥一法一方,要充分利用西医学知识,辨证辨病,中西医结合,大胆创新,才能更好地为患者解除痛苦。如闭经一病,较为复杂顽固,迁延日久,能使生殖系统萎缩,给患者造成心理影响,治疗颇为棘手,单纯中药效果不显,则应阶段性使用西药激素的序贯疗法,急则治其标,使患者增加治疗的信心,临床也往往能取得较好疗效。如临证重视保胎安养中的中西医结合观察诊断,临证若明确患者已孕,均会再三叮嘱其定时监测血清人绒毛膜促性腺激素(β-HCG)、孕酮(P)及 B 超监测胚胎发育等情况,排除宫外孕后再嘱咐患者安心养胎,保持乐观愉快的情绪。如诊治多囊卵巢综合征或卵巢早衰导致的闭经、慢性盆腔炎性疾病后遗症导致的腹痛、重症功能失调性子宫出血导致的崩漏不止、妊娠胎漏、不孕等疾患中,尤其强调要重视结合西医 B 超、宫腹腔镜、激素测定及其他实验室或仪器检测的微观指标,将中医四诊的整体、宏观辨证与西医微观检查有机结合、优化互补,筛选具有客观性、敏感性、计量性、特异性的指标进行动态观测,结合四诊辨证,并与时俱进地学习和融汇最新的西医诊断治疗知识,为己所用,以拿来主义的精神进行中西医结合治疗。

第三章
黄素英妇科临床实践与案例举隅

第一节 月 经 过 少

一、病证概述

月经过少是指月经周期正常,经量明显少于平时正常经量的 1/2,或少于 20 mL,或行经时间不足 2 日,甚或点滴即净。月经过少属于月经病范畴,是妇科临床的常见病、多发病,严重者可发展为闭经,影响女性身心健康,故临床应予及早治疗。西医学认为本病病因主要有子宫发育不良、子宫内膜结核、子宫内膜炎等子宫因素;卵巢功能早衰、单纯性性腺发育不全等卵巢因素;下丘脑促性腺释放激素或垂体促性腺激素分泌下降或失调;人工流产术刮宫过深,损伤子宫内膜基底层或导致宫腔粘连;长期服用避孕药等等。

月经过少,古籍中称为"经水涩少""经水少""经量过少"。早在晋代王叔和《脉经·平妊娠胎动血分水分吐下腹痛证》中就有记载:"有一妇人来诊,言经水少,不如前者何也……师曰:亡其津液,故令经水少。"

海派中医蔡氏妇科流派,作为海派中医妇科的代表性流派之一,在治疗月经病方面具有丰富的经验和鲜明的特色,具有调气治血,肝、脾、肾为纲,辨证论治,用药轻灵等整体学术特色。黄素英将蔡氏妇科流派调经理论与多年临证经验相融汇,进一步传承创新,形成其诊治月经过少的学术经验与特色,取得良好临床疗效。

黄素英认为月经过少的病机之本为脾肾亏虚,病机之标多为血瘀痰湿。

推崇《傅青主女科·调经》"经水出诸肾"的观点,认为肾藏精,主生殖,月经以肾气为主导,受天癸调节,在肝藏血调血、脾统血化血、心主血、肺布血的协同作用下,冲任气血相资,胞宫出现虚而盛而满而溢而虚的月经周期,因此月经过少的关键病机在于肾虚。又因脾胃为气血生化之源,血是月经的物质基础,《妇人大全良方·调经门》曰:"妇人以血为基本。"若脾虚化源不足,则冲任血海欠盈,月经过少,故认为脾肾亏虚为月经过少的病机之本。本病病因病机有虚有实,《女科证治准绳·调经门》曰:"经水涩少,为虚为涩。"黄素英认为血瘀痰湿多为病机之标。肾阳虚则温煦失司,而致寒凝血瘀,肾气虚则无力推动血液运行,瘀阻胞宫;脾虚则健运失司,湿聚成痰;血瘀痰湿阻滞冲任血海,血行不畅,则发为月经过少。强调不可一见月经过少,便妄用攻下、通下之法,本病临床上以虚证或虚中夹实多见,临证应厘清病因病机的标本虚实,审因论治,标本兼顾。

二、诊治经验

(一) 补益脾肾,分期调治

1. **补肾调经** 月经过少辨证为肾虚者,治以补肾调经为主。具体治疗思路如下:顺应月经周期,补肾调经。经后期(卵泡期)以补肾养阴为主,基本方为:茯苓、生地、路路通、降香、淫羊藿、制黄精、怀牛膝、麦冬等。经前期(黄体期)以补肾助阳为主,基本方为:茯苓、生地、仙茅、淫羊藿、巴戟天、肉苁蓉、鹿角霜、菟丝子、紫石英等。经期(月经期)以调理冲任为主,基本方为:炒当归、生地、白芍、川芎、香附、牛膝、益母草、丹参、泽兰等。

2. **健脾调经** 月经过少辨证为脾虚或血虚者,以健脾调经为主。具体治疗思路如下:按非经期和经期分期论治。非经期(平时)以健脾养血为主,常用四君子汤、八珍汤、归脾汤、补中益气汤等加味。经期以养血活血为主,常用四物汤加养血活血之品,如益母草、丹参、鸡血藤等。

临证时,有时病情较为复杂,常见兼夹证型,此时应分清主次。如脾肾亏虚,以肾虚为主兼有脾虚者,则予补肾调经法为主,在经后期、经前期分别酌加健脾之品。以此类推,可治疗不同兼夹证型。

(二) 调和气血,扶正祛邪

黄素英深受蔡氏妇科流派先贤治疗月经病调气治血理论的影响,遵循"气以通为顺,血以调为补""调经宜理气,益气以补血"等理论治疗月经过少。比如见经量渐少,色淡质稀,头晕眼花,心悸怔忡,面色萎黄等,辨为血虚证,治疗以益气养血为主,常用四君子汤、八珍汤、当归补血汤等加减,并重用黄芪至 50～60 g。黄芪味甘,性温,入脾、肺经,功用甚多,黄素英喜用大剂黄芪补气以生血,待血海充盈,月事自然量增。

肝藏血,主疏泄,与情志密切相关,女子性易忧郁,常易肝气郁结、肝郁化火等,肝失疏泄,气机郁滞则血行不畅,而致月经过少。常从疏肝理气立法,喜用逍遥散、丹栀逍遥散、柴胡疏肝散等加减。黄素英深研心理治疗,临证之时常辅以情志疏导等心理疗法,并嘱患者平时注意调摄心情,保持心境平稳。

月经过少有虚有实,有因血瘀,有因痰湿,可用活血化瘀、化痰祛湿之法。但临床上许多患者虽为实证,其本却因正虚,再加之本病疗程较长,久用祛邪之法难免伤正,故治疗之时应扶正祛邪,更能取效。

(三)病证合参,辨证加减

月经过少,有时除了经行量少,并无其他不适,此时可结合实验室检查进行病证合参,辨证加减。如性激素检查,若年龄小于 40 岁,2 次血清基础卵泡刺激素(FSH)大于 10 mIU/mL 且小于 40 mIU/mL,或卵泡刺激素/黄体生成素(FSH/LH)比值>3.6(2 次检测至少间隔 1 个月以上),可诊断为卵巢储备功能下降之月经过少。近年来较多以月经过少就诊的患者经实验室检查诊断为本病。黄素英治疗此类月经过少,以补肾调经法为主,并在经后期酌加炒党参、黄芪、炒白术、怀山药等健脾益气之品;在经前期酌加河车粉、龟甲、鹿角霜等血肉有情之品以补肾填精。

如雄激素偏高,B超提示卵巢呈多囊状态,可诊断为多囊卵巢综合征之月经过少。对此类月经过少,黄素英以补肾化痰为主,并在经后期酌加黄芪、皂角刺、石菖蒲、白芥子等益气通络化痰之品;在经前期酌加附子、鹿角霜等温阳化痰之品,以宗"病痰饮者,当以温药和之"之意。

如对经B超检查,内膜偏薄的月经过少,治疗多以健脾调经为主。在非经期以归脾汤或补中益气汤为常用基础方,并常重用黄芪,以期达到益气以生血之目的,且喜酌加菟丝子、麦冬、龟甲等滋阴填精药物以助阴血互生,及三七、川芎、丹参等活血养血之品。

(四) 养正缓治,膏方徐图

对于临床上病程较久、无生育要求、以调整月经为主要就诊目的的患者,考虑到月经过少治疗时间往往较长,黄素英常在用中药治疗一个阶段后,若临近冬季,改予膏方治疗,以养正缓治,维持巩固疗效。膏方既能补益,又可疗疾,在江南地区广受欢迎,对妇科的慢性、虚弱性病证有较好疗效。有研究发现,补肾健脾养血膏方治疗月经过少患者,能改善子宫内膜厚度,调节性激素分泌,提高临床疗效,且作用安全,膏方治疗本病具有广阔的应用前景。

若为精亏血少,冲任血海亏虚,经血乏源而致,黄素英治疗重在补肾健脾、益气养血,常用六味地黄丸合八珍汤加减;若为瘀血内停或痰湿内生,痰瘀阻滞冲任血海而致,治以活血化瘀、化痰通络,予血府逐瘀汤、苍附导痰丸等加减;若虚实夹杂者,治予攻补兼施。对此类患者,黄素英在膏方细料药中,喜用生晒参 100 g、西洋参 100 g。两者相合以大补元气,又寒热相伍、力避偏颇。胶类喜用陈阿胶 250 g、龟甲胶 100 g、鹿角胶 100 g。阿胶性平味甘,补血滋阴,用 3 年以上陈者,以去其火气,取其补益阴血之效。龟甲胶为龟科动物乌龟的甲壳熬煮成的固体胶块,性凉,味甘咸,功能滋阴补血。鹿角胶为鹿角经水煎煮、浓缩制成的固体胶,性温,味甘咸,能温补督脉,添精益血。龟甲胶合鹿角胶阴阳并补,三者相合补益阴血之力较强。膏方补益力强,且服用方便,口感相对较佳,患者易于接受,疗效较为满意。

三、医案举隅

案1

沈某,女,34 岁。

初诊(2019 年 1 月 20 日)

主诉:月经过少半年。

病史:既往月经规则,初潮 13 岁,经期 5 日,周期 30 日,量中,色红,轻度痛经。已婚,1 - 0 - 0 - 1,目前避孕。近半年来无明显诱因下出现月经量少,点滴即净,用护垫即可。经行腹痛,第 1、2 日明显,喜温喜按。末次月经 1 月 7 日,2 日净。平时带下正常,有腰酸。2018 年 8 月内分泌检查(月经第 2 日)示:FSH 14.2 mIU/mL,LH 4.2 mIU/mL。2018 年 8 月 B 超示未见异常。2018 年 10 月内分泌检查(月经第 2 日)示:FSH 15.1 mIU/mL,LH 5.5 mIU/mL。

否认既往重大疾病史。舌红苔白,脉细弦。中医诊断:月经过少,证属肾虚证。西医诊断:卵巢储备功能下降。治法:补肾助阳。

[处方]茯苓 12 g,生地 10 g,仙茅 10 g,淫羊藿 12 g,巴戟天 10 g,肉苁蓉 10 g,鹿角霜 10 g,山茱萸 10 g,川断 12 g,杜仲 12 g,胡芦巴 10 g,锁阳 10 g,紫石英 30 g,艾叶 3 g,河车粉 6 g。14 剂。

二诊(2019 年 2 月 3 日)

时近经期,量少痛经堪虞,余无不适。舌红苔薄,脉细。拟调理冲任。

[处方]炒当归 10 g,生地 10 g,白芍 10 g,川芎 10 g,制香附 10 g,怀牛膝 10 g,泽兰 10 g,益母草 30 g,炒延胡索 12 g,杜仲 12 g,川断 12 g,青皮 5 g,制没药 6 g,艾叶 3 g。7 剂。

三诊(2019 年 2 月 10 日)

末次月经 2 月 6 日,量较前显增,色红,4 日净。痛经显减。拟补肾养阴。

[处方]茯苓 12 g,生地 10 g,路路通 10 g,降香 3 g,皂角刺 30 g,淫羊藿 12 g,制黄精 12 g,麦冬 12 g,杜仲 12 g,川断 12 g,炒党参 15 g,炒白术 10 g,黄芪 30 g,车前子 15 g。7 剂。

后来继续予补肾调经法治疗,经后期予补肾养阴法,经前期予补肾助阳法,经期予调理冲任法,随症加减治疗 3 个月。

随访:治疗后月经量中,经量恢复如前,痛经未作,复查 FSH 9.6 mIU/mL。

【按】本案患者 34 岁,曾行 2 次检查 FSH 值均高于 10 mIU/mL,有月经过少表现,西医诊断属于卵巢储备功能下降,中医属于月经过少范畴。从卵巢储备功能下降到卵巢早衰是个渐变的过程,中医药对前者的治疗效果明显好于后者,因此临床上对卵巢储备功能下降的患者应积极治疗。黄素英治疗本案运用补肾调经法,经后期予补肾养阴法,经前期予补肾助阳法,经期予调理冲任法,以调整肾-天癸-冲任-胞宫轴的功能。临床有较好的疗效,患者经量明显增多,恢复正常,实验室检查指标亦降至正常。目前临床上此类月经过少患者有增多趋势,对这一方面进行探索研究也将是临床研究的热点之一,本案值得细心揣摩和借鉴。

案 2

郑某,女,33 岁。

初诊(2013 年 9 月 17 日)

主诉:月经过少半年。

病史：月经 13 岁初潮，经期 4 日，周期 28～30 日，经行腹痛，有血块，已婚，0-0-0-0。近半年月经量明显减少，约为原经量的 1/3，甚则点滴即止。末次月经 9 月 3 日，量极少，纳呆，大便溏，寐可，性欲淡漠，白发较多。舌红，苔白腻、边有齿印，脉细。既往史：否认其他重大疾病史。辅助检查：2013 年 4 月 22 日查 FSH 12.19 mIU/mL，2013 年 9 月 5 日查 FSH 16.2 mIU/mL。中医诊断：月经过少，证属肾气亏虚。西医诊断：卵巢储备功能下降。治法：育肾助阳，兼以健脾调理。

[处方]茯苓 12 g，生地 10 g，仙茅 10 g，淫羊藿 12 g，巴戟天 10 g，肉苁蓉 10 g，鹿角霜 10 g，紫石英 30 g，胡芦巴 10 g，河车粉(吞)6 g，苍术 10 g，生薏苡仁 20 g，焦楂曲 15 g，炒党参 12 g，砂仁 3 g，制首乌 10 g，蔻仁 6 g，怀山药 15 g，12 剂。

二诊(2013 年 9 月 29 日)

经期将近，量少堪虞，余无所苦。舌红，苔薄、边有齿印，脉细。拟养血活血、调理冲任。

[处方]炒党参 12 g，炒当归 20 g，白芍 10 g，川芎 10 g，生地 10 g，制香附 10 g，怀牛膝 10 g，益母草 15 g，泽兰 10 g，杜仲 12 g，炒延胡索 12 g，制没药 6 g，艾叶 3 g，7 剂。

三诊(2013 年 10 月 10 日)

末次月经 10 月 4 日，4 日净，经量较前明显增多，色红，基础体温双相。纳少，便干，夜寐易醒。舌淡，苔薄腻，脉细。拟育肾填精、健脾益气。

[处方]炒党参 12 g，黄芪 12 g，茯苓 12 g，生地 10 g，路路通 10 g，降香 3 g，淫羊藿 12 g，制黄精 12 g，仙茅 10 g，车前子 15 g，巴戟天 10 g，肉苁蓉 10 g，合欢皮 30 g，远志 6 g，7 剂。

随访：如此结合月经周期调治 3 月，经量恢复正常，基础体温双相，痛经未作，复查 FSH 8.6 mIU/mL。半年后随访经量正常。

【按】患者年未满五七，月经量少，数次检查 FSH 均高于 10 mIU/mL，且有逐渐升高趋势，诊断为卵巢储备功能下降之月经过少，治以补肾为主、分期调治法。初诊时届中期，以补肾助阳为主，方中茯苓入肾利水，补脾和中；生地益肾填精；仙茅、淫羊藿补肝肾，助阳益精；巴戟天、肉苁蓉、胡芦巴、河车粉温肾助阳；鹿角霜补肾益气，生精助阳；紫石英温宫；诸药合用，以达补肾助阳之效。脾为后天之本，气血生化之源，且患者有脾虚之象，故兼予炒党参、怀山药等健脾益气。二诊经期将近,予调理冲任,方中四物汤养血活血,牛膝引血下行,益母草、泽兰活血,制香附、炒延胡索、制没药理气止痛。三诊月经方净,予补肾养阴,方中党参、黄芪益气;茯苓入肾利水,补脾和中;生地益肾滋阴;黄精补中益气填精;淫羊藿、仙茅、巴戟天补肾助阳益精;路路通能通十二经,利水通络;降香片辛温行血破滞;全方共奏补肾养阴之功。经中药分期调治3月,经量正常、实验室指标恢复正常而收全功。

案3

刘某,女,36岁。

初诊(2014年6月1日)

主诉:月经量少半年伴痛经。

病史:既往月经规则,量中,色红,无痛经,周期28日,经期4日。已婚,1-0-0-1,目前避孕。近半年来月经量明显减少,约为原1/2量,2日净,色暗,无血块,轻度痛经,有小腹及腰部冷感。末次月经5月9日。平时自觉乏力,脾气急躁,白发明显增多,纳寐可,二便调。舌质红有瘀点,苔薄,脉数。中医诊断:月经过少,证属气血亏虚、寒凝胞宫。西医诊断:月经失调。治法:温宫养血调冲。

[处方]炒当归10 g,生地10 g,白芍10 g,川芎15 g,制香附10 g,怀牛膝10 g,艾叶10 g,吴茱萸2.5 g,白芷10 g,藁本10 g,炒延胡索12 g,益母草20 g,鸡血藤15 g,鹿角霜10 g,炒党参12 g,炙黄芪15 g,柴胡6 g,8剂。

二诊(2014年6月23日)

末次月经6月3日,5日净,量中,经量较前显著增加,色偏暗,痛经未作。舌淡苔薄,边有齿印,脉细弦。拟补益气血。

[处方]炒党参12 g,炒白术10 g,茯苓12 g,甘草3 g,当归10 g,生地10 g,白芍10 g,川芎10 g,黄芪30 g,柴胡6 g,制首乌15 g,鹿角霜10 g,14剂。

随访:药后患者未再复诊,3月后随访,诉月经经量一直正常,痛经未作。

【按】本案患者月经周期正常,月经量明显减少,2日即净,属于月经过少的范畴。《证治准绳·女科·调经门》指出:"经水涩少,为虚为涩,虚则补之,涩则濡之。"黄素英认为治疗本病需先辨别虚实,万不可一见月经量少而肆意通下。患者小腹及腰部冷感明显,当属寒凝胞宫,而患者平素乏力,白发明显增多,又兼有气血不足表现,故本案辨证当属气血亏虚、寒凝胞宫的虚实夹杂之证。初诊时近经期,先治以温宫养血调冲为主。炒当归、生地、白芍、川芎、制香附、怀牛膝是黄素英常用的调经基本方,有养血调经、理气止痛之效,艾叶、吴茱萸、藁本有温宫之效,鹿角霜为鹿角熬胶后所存残渣,功近鹿角而稍逊,其性亦较为平和,能温补肾阳,对腰背部冷感有良效,益母草、鸡血藤有养血通经之效,酌加党参、黄芪补气,乃益气养血之意,全方共奏温宫养血调经之效。药后经量显增,平时再予补益气血以增经血之源,方拟八珍汤加味。药后虽未再诊,后经仍正常,临床已愈。可见临证之时,细心辨证,是为重中之重。

第二节 月经过多

一、病证概述

月经过多是妇科常见病、多发病,通常认为正常的月经出血应为 20 ~ 60 mL,超过 80 mL 为月经过多。本病相当于西医学功能失调性子宫出血引起的月经过多,或子宫肌瘤、盆腔炎症、子宫内膜异位症等疾病及宫内节育器引起的月经过多。若患者未予重视或医治不当,甚至可能继发轻、中、重度贫血,出现头晕、乏力、困倦甚至因贫血缺氧导致神经受损引起的头痛、失眠、注意力不集中等严重影响工作生活的症状,给患者的心理及生理状态造成极大的不良影响。

月经周期正常,经量明显多于既往者,中医称为"月经过多",亦称"经水过多"或"月水过多"。月经过多之名最早见于汉代《金匮要略》,称为"月水来过多",晋代王叔和《脉经》中将月经过多称为"经下反多"。隋代巢元方《诸病源候论》称为"月经乍多"。金代刘完素《黄帝素问宣明论方》首次将"月水过多"作为病名单独列出。

海派中医蔡氏妇科流派认为本病的主要病因病机是气虚统摄无权,血热经血妄行和瘀血阻滞新血不得归经。

(一) 气虚不摄

明代王肯堂《女科证治准绳·调经门》曰:"经水过多为虚热,为气虚不能摄血。"清代沈金鳌《妇科玉尺·月经》亦有云:"经水来而不止者,气虚不能摄血也。"气虚是指中气虚弱。因饮食不节或思虑过度,均能耗损脾气。脾主运化而统血,为气血生化之源,气虚不能摄血,月经量多如冲,气虚不能生血,故经血稀薄。故《医宗金鉴·妇科心法要诀·调经门》提出:"经水过多,清稀浅红,乃气虚不能摄血也。"以上论述均表明气虚是月经过多的重要病机。

(二) 血热内扰

清代单南山《胎产指南·经水多少》云:"凡经水来太多者,不问肥瘦,皆属热也。"清代竹林寺僧《竹林寺女科·调经上》提到:"经多不问形肥形瘦,皆属于热。"均表明血热是月经过多的重要病机。但这里的热有虚热,也有郁热。阴虚是指肾脏真阴虚,肾为封藏之本,肾精不足则阴虚。阴虚则热自内生,阴虚则血少,血少则营热,则月经暴下量多,血色深红。郁热是指肝经郁热,由于肝气不舒,郁而化热,所谓气有余,便是火,火郁于内,扰动血海,血海失守,溢出而下。

(三) 瘀滞胞宫

唐容川在《血证论》中曰:"出血何根,瘀血即其根也。"何谓"瘀",经血凝结而为瘀。而月经过多之血亦为离经之血即瘀血。这里瘀血既是月经过多患者的病机和病证特点,亦是其继发病因,此证型中瘀血与月经过多互为因果。血瘀的原因有多种,或经行感受风寒,血流不畅,或经行饮冷而为瘀;也有负重努伤,气与血并而为瘀。元代朱震亨于《金匮钩玄·妇人科》曰:"痰多占住血海地位,因而下多者,目必渐昏,肥人如此。"认为痰浊瘀滞血海导致月经过多。清代沈金鳌《妇科玉尺·月经》曰:"下血色紫而成块者,热从火化而热血凝结也,或离经蓄血所致经水必下多或作痛。"其认为邪化火,凝结血液,导致经水过多。

二、诊治经验

(一) 审因论证,明辨虚实

黄素英认为经来过多似崩,需结合经色和经质的变化以及全身的证候辨证求因,明辨寒热虚实,虚则补之,热则清之,瘀则化之。治疗过程中不拘于一法,按实际情况可温凉并用,攻补兼施。气虚者以补气健脾为主,黄素英常以四君子汤加用大剂量黄芪以补脾气。阴虚有热者,治疗当以滋补肾阴为主,黄素英常以六味地黄丸加减补益肝肾。如相火胜者可加知母、黄柏以泻相火;如津液不足,可加麦冬、五味子以益气生津；如有虚阳上亢者，可加生龙骨、生牡蛎以潜亢阳。

（二）解郁热不忘调情志

叶天士《临证指南医案》中云："女子以肝为先天。"肝为藏血之脏，具有储藏血液和调节血量的作用。忧思郁怒，损伤肝脾，或七情过极，五志化火，扰及冲任，均可引起月经过多。故治疗月经疾病，黄素英尤其注意肝气与肝火，调气以开郁，气调则火亦平，泻火以解郁，火降则气亦调。治疗上心理、精神、药物同时应用。治疗郁热引起的月经过多，常用丹栀逍遥丸加减，以疏肝解郁、清热调经。同时在心理上根据不同的诱因对患者进行分析疏导，让患者了解疾病的病因、危害和预后，建立治疗的信心和希望；在精神上给以慰藉，提高心理素质和身体素质，改善环境和人际关系，规律生活起居，缓解压力，舒畅情怀，以达到良好疗效。

（三）通因通用，活血化瘀

治疗月经过多时，注意平时和经期的不同，平时治本是调经，经期需止血调经标本同治。但瘀血导致的月经过多，黄素英于经期采用"通因通用"疗法，以活血化瘀的方法清涤胞中离经之瘀血，以达到止血目的。以四物汤合失笑散加减，血量多者，去川芎不用，重用生蒲黄、花蕊石等活血化瘀。黄素英对于活血的理解，并非局限于单纯使用活血药物，而是泛指消除一切引起气血运行不畅的法则，是广义的活血。例如：寒凝血滞而致瘀血者，则用温阳化瘀，加用艾叶、茴香；湿热阻络而致瘀血者，则用清热利湿化瘀，加用苍术、佩兰；血热壅结而致瘀血者，则用凉血活血化瘀，加用赤芍、丹参；气郁化火而致瘀血者，则用疏郁泻火化瘀，加用柴胡、牡丹皮；气虚血滞而致瘀血者，则用健脾益气化瘀，加用党参、黄芪；阴虚血涸而致瘀血者，则用滋阴清热化瘀，加用女贞子、墨旱莲等。针对病因，谨守病机，疏通气血，令其调达，使瘀血消散，经络疏浚，血归循经，则出血可止。

（四）提早预防，防患未然

月经过多还可能引起贫血、感染等并发疾病。《素问·四气调神大论》云："圣人不治已病治未病，不治已乱治未乱。"当处于焦虑、紧张、劳累等使自身防御功能下降的情形中，因出血过多而持续开放的通道受到来自外界各种致病因素侵扰的机会也大大增加,各种致病因素就可能乘虚而入,导致各种生殖器官炎症的发生,往往加重经量增多或经期延长。为预防可能引起或伴发的生殖系统炎症,黄素英常适当加用红藤、败酱草等清热消炎,防患于未然。

三、医案举隅

案1

邓某,女,14岁。

初诊(2019年6月15日)

主诉:月经量多,不规则2月。

病史:平素月经5~7/30日,末次月经6月6日—6月14日,量多,痛经(+),第1日及第2日明显,伴血块。前次月经5月5日,7日净,量多,痛经(+)。5月25日—6月3日阴道出血,量多。5月31日外院就诊,予葆宫止血颗粒、云南白药等治疗,当时未服药,6月7日起服以上中成药。刻下:纳差,二便调,寐欠安。既往史:初潮12岁,月经经期5~7日,周期30日,末次月经6月6日—6月14日。舌红苔薄,脉细。中医诊断:月经过多,经间期出血,证属脾肾两虚证。西医诊断:功能失调性子宫出血。治法:益气健脾,调理冲任。

[处方]炒白术10g,党参12g,黄芪30g,当归10g,生甘草3g,茯苓12g,败酱草30g,红藤15g,炒延胡索12g,川断12g,椿根皮12g,煅牡蛎30g,14剂。

二诊(2019年7月2日)

末次月经6月20日—7月1日,量中,色暗,有瘀,痛经(+),纳呆,易胃脘痛,二便调,夜寐欠安,脉细数,舌尖红苔薄腻,拟健脾和胃,调摄冲任。

[处方]党参12g,炒白术10g,茯苓10g,生甘草3g,制半夏6g,陈皮6g,炒延胡索12g,女贞子10g,墨旱莲20g,仙鹤草20g,大蓟15g,小蓟15g,仙茅10g,淫羊藿12g,合欢皮30g,首乌藤30g,淮小麦30g,大枣15g,北秫米30g,14剂。

三诊(2019年7月25日)

末次月经7月23日,未净,量多,色红,无瘀,痛经(+)同前,伴腰痛,经前乳胀。近来夜寐欠安,易醒,梦频,思虑纷扰,神疲倦,胃痛减消,胃纳欠佳,二便调。平素时有下腹刺痛,经行时刺痛加重,心烦躁。脉细滑数,舌红苔薄,拟温宫调冲。

[处方]生地10g,白芍10g,当归10g,川芎6g,制香附10g,怀牛膝10g,炒延胡索12g,败酱草30g,合欢皮30g,淮小麦30g,生甘草3g,柴胡6g,炒党参12g,丹参20g,川断12g,14剂。

四诊(2019年8月6日)

末次月经7月23日,6日净,量中,较前减少,色红,无血块,痛经(+)。脉细数,舌红苔薄,拟育肾培元。

[处方]白茯苓12g,生地10g,仙茅10g,淫羊藿10g,巴戟天10g,肉苁蓉10g,鹿角霜10g,紫石英30g,山茱萸10g,龟甲10g,炒延胡索12g,川断12g,杜仲12g,14剂。

【按】本案患者禀赋不足,脾气素虚,脾气不足表现为纳呆、易胃脘痛、神疲倦,肾气亦虚则腰痛。脾主统血,肾主封藏,脾肾两虚,气不摄血,封藏失职,则月经量多兼或月经不及期而行,治当健脾益肾,统摄冲任。非经期予四君子汤加黄芪健脾益气,加用仙茅、淫羊藿温肾阳、补肾精。经期予四物汤加丹参,既可活血又可养血,牛膝通经活血,补益肝肾,且"善引气血下注",使药力直达病所,于攻邪之中不忘扶正,加延胡索、香附、柴胡、合欢皮以疏肝和血、行气止痛,使肝、脾、肾三脏共调,冲任固则血安,恢复正常血量及月经周期。但鉴于患者平素时有下腹刺痛,为防止发生盆腔炎性疾病,故适量加入败酱草、红藤,未病先防。

案2

王某,女,33岁。

初诊(2019年3月2日)

主诉:月经先期半年,量多3个月。

病史:平素月经规则,经期5～7日,周期30日,半年前无明显诱因下出现月经先期20日一潮,近3个月量多如冲,色暗,夹大量血块,伴经期畏寒、乏力、头晕、腰膝酸软。末次月经2月25日,未净,现经量少,色红。前次月经2月7日,6日净。平素畏寒、手足冰冷、腰酸,纳寐可,二便调。2018年5月至今间断服用复方阿胶浆。既往史:已婚,2-0-1-2,2012年及2017年10月剖宫产。舌红苔薄腻有齿印,脉细。中医诊断:月经过多、月经先期,证属气阴两虚,冲任不调。西医诊断:功能失调性子宫出血。治法:益气健脾,调摄冲任。

[处方]党参12 g,炒白术10 g,茯苓10 g,生甘草3 g,生黄芪30 g,益智仁10 g,女贞子10 g,墨旱莲20 g,仙鹤草20 g,川断12 g,杜仲10 g,车前子15 g,淫羊藿12 g,石菖蒲10 g,14剂。

二诊(2019年3月16日)

末次月经2月25日—3月3日,量多,伴血块,痛经(一),服上药后胀气,矢气多,大便每日2～3次,质稀不成形,伴乏力,伴轻微腰酸,夜寐易醒,再入睡困难,膝盖以下冰凉。脉细,舌红苔薄腻,拟从前法。

[处方]党参12 g,炒白术10 g,茯苓10 g,生甘草3 g,生黄芪30 g,鹿角霜10 g,益智仁10 g,炒酸枣仁12 g,合欢皮30 g,墨旱莲20 g,仙鹤草20 g,艾叶6 g,木香5 g,煅牡蛎30 g,生蒲黄30 g,花蕊石15 g,淫羊藿12 g,肉桂3 g,14剂。

三诊(2019年3月30日)

末次月经3月21日,7日净,量较前减少,第1～3日仍较多。寐欠安,易烦躁,怕冷,手脚凉,腰酸,舌红苔薄,脉细。拟从前法。

[处方]炒当归10 g,白芍10 g,柴胡6 g,白茯苓12 g,白术10 g,甘草3 g,淮小麦30 g,太子参10 g,生黄芪30 g,鹿角霜10 g,桂枝3 g,火麻仁20 g,苍耳子6 g,辛夷6 g,川断12 g,防风6 g,益智仁10 g,合欢皮30 g,远志6 g,14剂。

四诊(2019年4月13日)

末次月经3月21日,7日净,量较前减少,前次月经2月25日,7日净。近期偶乳房刺痛,畏寒,入睡困难,乏力,大便2～3日1次,便干不畅感。舌红苔薄中根黄腻,脉细。拟益气调冲。

[处方]守3月16日方,加夜交藤30 g、火麻仁20 g、枳壳10 g,14剂。

【按】因大量出血,气随血泄,阴随血耗,气阴两虚,一方面肾水不能涵木,心肝失养则相火妄动,另一方面阴经衰竭,损及阳气,肾阳虚则脾阳亦有不足,加之肝郁之后克伐脾胃,使脾更虚。烦躁气机不畅亦可引起血瘀。故本例为血热夹血瘀,治以益气养阴,佐以化瘀止血。一诊予四君子汤合二至丸加减以益气养阴,清热止血。二诊中适值黄体期,适当用鹿角霜、淫羊藿温肾阳,木香、肉桂温脾阳,以"阳中求阴"之意,使阴阳平衡,加用生蒲黄、花蕊石活血化瘀,瘀血去则出血自止。三诊以逍遥散疏肝健脾,养血调经。其中仙鹤草和墨旱莲为一组止血良药。仙鹤草归心、肝、脾经,有补虚强壮、收敛止血、解毒疗疮的功效;墨旱莲入肝、肾经,能益肾养血、凉血止血、乌须黑发,二药合用止血效果更佳。

案 3

陈某,女,48 岁。

初诊(2019 年 7 月 2 日)

主诉:月经淋漓伴月经量多 1 年。

病史:平素月经规则,经期 5～10 日,周期 30 日。末次月经 6 月 17 日—6 月 27 日,量多,色红,瘀多,痛经(一),腰酸(＋),伴头晕。前次月经 5 月 18 日,10 日净,量多,淋漓,痛经(一)。刻下:疲劳,带下多,水样,偶感阴痒,腰酸,纳可,进食后易胃脘嘈杂,泛酸,二便调,夜寐安。既往史:已婚,1－0－3－1,避孕中。既往有子宫肌瘤病史。2018 年 5 月行子宫内赘生物切除术(具体不详)。舌红苔黄腻,脉细。中医诊断:月经过多,经期延长,证属宿瘀内结。西医诊断:功能失调性子宫出血。治法:化瘀散结。

[处方]茯苓 12 g,桂枝 3 g,赤芍 10 g,牡丹皮 10 g,桃仁 10 g,皂角刺 30 g,醋鳖甲 10 g,石见穿 15 g,鬼箭羽 20 g,炒党参 12 g,生黄芪 30 g,煅瓦楞子 15 g,佛手 10 g,败酱草 30 g,红藤 15 g,菟丝子 15 g,金樱子 15 g,补骨脂 10 g,水蛭 6 g,14 剂。

二诊(2019 年 7 月 16 日)

末次月经 6 月 17 日—6 月 27 日,经事将届,量多堪虞,纳可,寐安便调。舌红苔薄体胖,脉细,拟化瘀调冲。

[处方]生地 10 g,白芍 10 g,当归 10 g,制香附 10 g,怀牛膝 10 g,生蒲黄 30 g,花蕊石 20 g,川断 12 g,败酱草 30 g,红藤 15 g,墨旱莲 20 g,煅牡蛎 30 g,炒延胡索 12 g,生黄芪 30 g,10 剂。

三诊(2019 年 7 月 30 日)

末次月经 7 月 24 日,未净,量较前少,血块减少,色红,无痛经,现阴道流血量少,伴腰痛,乏力好转。舌红胖苔黄腻,脉细滑,拟化瘀散结。

[处方]茯苓 12 g,桂枝 3 g,赤芍 10 g,牡丹皮 10 g,桃仁 10 g,皂角刺 30 g,醋鳖甲 10 g,石见穿 15 g,鬼箭羽 20 g,煅瓦楞子 15 g,佛手 10 g,败酱草 30 g,红藤 15 g,炒党参 12 g,苍术 10 g,白术 10 g,生黄芪 30 g,14 剂。

四诊(2019 年 8 月 8 日)

末次月经 7 月 24 日,7 日净。8 月 3 日—8 月 4 日见少量色红分泌物。刻下:下腹隐胀痛,药后胃中嘈杂不适。舌胖苔黄腻,脉细滑,拟从前法。

［处方］茯苓 12 g,桂枝 3 g,赤芍 10 g,牡丹皮 10 g,桃仁 10 g,皂角刺 30 g,醋鳖甲 10 g,石见穿 15 g,鬼箭羽 20 g,炒党参 12 g,生黄芪 30 g,败酱草 30 g,红藤 15 g,椿根皮 12 g,菟丝子 15 g,香橼皮 6 g,水蛭 6 g,14 剂。

五诊(2019 年 8 月 22 日)

末次月经 8 月 22 日,未净,量中,色红,血块(＋)。舌红苔腻,脉细,拟化瘀调冲。

［处方］生地 10 g,白芍 10 g,当归 10 g,制香附 10 g,怀牛膝 10 g,生蒲黄 30 g,花蕊石 20 g,川断 12 g,败酱草 30 g,红藤 15 g,墨旱莲 20 g,煅牡蛎 30 g,炒延胡索 12 g,生黄芪 30 g,青皮 5 g,陈皮 5 g,10 剂。

六诊(2019 年 9 月 3 日)

末次月经 8 月 22 日,6 日净,量中,较前显减,色红,血块(＋),无痛经,时有胃部不适,二便调,夜寐安。舌红苔黄腻,脉细,拟化瘀散结。

［处方］茯苓 12 g,桂枝 3 g,赤芍 10 g,牡丹皮 10 g,桃仁 10 g,皂角刺 30 g,醋鳖甲 10 g,石见穿 15 g,鬼箭羽 20 g,椿根皮 12 g,煅牡蛎 30 g,菟丝子 15 g,炒党参 12 g,苍术 10 g,14 剂。

【按】患者既往有子宫肌瘤,子宫内赘生物切除史,体内有瘀积之象,考虑月经过多、经期延长亦因此引发,用"通因通用"法治疗,平素予桂枝茯苓丸法,以桂枝之温经通络,通阳去瘀,辅茯苓以利水,赤芍、牡丹皮清热、散瘀活血,桃仁破瘀化癥。取其温通经脉、清热化瘀,使瘀血不易形成。经期用四物汤去川芎,重用生蒲黄、花蕊石活血化瘀,煅牡蛎酸涩之品以安五脏,益心神,有涩血补益之功,无留邪伤正之弊,标本兼顾,通涩得当,以期阴阳平衡。

第三节　痛经(原发性痛经)

一、病证概述

原发性痛经也称功能性痛经,指患者在无生殖器官器质性病变的前提下,行经期间或经期前后出现下腹疼痛、坠胀等不适感,主要发病群体为青春期、未婚及未孕女性。原发性痛经的病因机制十分复杂,目前研究普遍认为与患者体内前列腺素、雌激素、钙离子、血管加压素等水平表达异常有关。目前西医尚缺乏治疗本病的特效手段,主要采用非甾体抗炎药、避孕药等药物治疗,虽能取得即时的镇痛效果,但临床复发率高,作用较局限。

原发性痛经归属中医"经行腹痛""痛经"范畴,多因气血变化,冲任失养,导致"不通则痛""不荣则痛",其病位在胞宫、冲任,病理变化在气血,"瘀"贯穿痛经的全过程,是导致痛经发生的关键病机。原发性痛经的发病因素繁多,或因先天不足,禀赋虚弱,肾气未盛,肝肾亏虚,子宫发育不良,子宫形状屈曲,颈管狭窄,或气血不足,胞脉失养,加之寒湿积于胞宫,经血外流不畅而致腹痛。

原发性痛经大多夹有寒邪,临床上多是腹痛喜温,得温则痛减。黄素英通过长期的临床观察,认为"风冷之邪"是痛经最为常见的病因之一,自隋唐到宋代,大多医家亦持此观点。痛经主因经脉不利,气血运行不畅所致,因经水为血所化,而血又随气行止,气充血沛,气顺血和,则经行通畅无阻,自无疼痛之患。经期感受风寒,或经期涉水或嗜食生冷而内伤于寒,风寒之邪客于冲任、胞中,以致经血凝滞不畅,不通则痛。正如《妇人大全良方》云:"妇人经来腹痛,风冷客于胞络冲任。"

二、诊治经验

(一)求因为主,止痛为辅

痛经病位在子宫、冲任。《女科经纶·月经门》云:"有经行前脐腹绞痛如刺……此由下焦寒湿之邪,转于冲任。冲为血海,任主胞胎,为妇人之血室。经事来,邪与血争,故作疼痛。"蔡氏妇科对于痛经的治疗大法倡导"求因为主,止痛为辅",当急则治其标,止痛为先,由于痛经的主因是风冷之邪客于胞宫,导致气血阻滞不通,因此黄素英在治法上喜用其师蔡老的经验,以温宫化瘀法治疗。基本方以四物汤为主,加温宫调经、理气化瘀之剂而成。基本方:当归 10 g,川芎 10 g,生地黄 10 g,白芍 10 g,制香附 10 g,怀牛膝 10 g,艾叶 3 g,桂枝 3 g,吴茱萸 3 g,炒延胡索 12 g。方中四物汤养血调经,桂枝辛温通散,吴茱萸温中散寒,艾叶温中逐寒、调经止痛,香附理气调经止痛,延胡索活血行气止痛。随症加减:瘀血较甚加乳香、没药各 6 g,丹参 10 g;腹胀加乌药 10 g;腰酸者加川续断 12 g,狗脊 12 g;寒甚者去生地黄,加巴戟天 10 g、淫羊藿 12 g;膜样痛经加花蕊石 20 g、制乳香 6 g、制没药 6 g、失笑散 12 g;盆腔炎患者,白芍易赤芍,加牡丹皮 10 g、败酱草 30 g、鸭跖草 15 g、川楝子 10 g、红藤 15 g;挟湿加苍术 10 g、茯苓 12 g;子宫内膜异位症经量过多如注者去川芎,加生蒲黄 30 g、血竭 3 g、三七粉(吞)2 g;血块多,剧痛者加花蕊石 20 g、制没药 6 g。

　　痛经的治法重在"通",如寒者温而通之,实者行而通之,热者清而通之,虚者补而通之。但黄素英在临床上体会到,不论何种通法,即使无明显寒象,方中也可适当加入温药,如桂枝、艾叶温中辛散,助血流通,血得热则行,以达通则不痛之效。

(二) 周期调治,斟酌方药

　　原发性痛经通常经期服用 7 日,未见好转者经后当继续调理,究其本源当责之以肾,故黄素英按月经周期治疗,分期采用活血化瘀法、育肾通络法、育肾培元法进行治疗。经前期及月经期,患者经行疼痛难忍,故该阶段宜采用"留者攻之"之法,以活血化瘀为要务,去腐生新,同时配合行气、温宫、止痛之法以疏通气血,缓解患者的痛苦,故常嘱患者在经前 3～5 日开始服药,过晚服药则瘀血既成,药效不能速达,难收预期之效。在经净后至经前期当治病求本,一般以补肾为主线;卵泡期由于血去阴伤,治以益气养阴填精,同时配伍少许温阳之品以促使阴阳转化,用蔡氏育肾通络方(茯苓、生地黄、熟地黄、路路通、皂角刺、降香片、制黄精、淫羊藿等)为基本方加减;排卵期后由阴转阳,阳长不健,常导致血瘀内阻、不通则痛,则注重温补肾阳、滋阴养精,同时佐以理气活血之品,共同温肾助阳,提高激素水平,采用蔡氏育肾培元方(茯苓、生地黄、熟地黄、仙茅、淫羊藿、巴戟天、肉苁蓉、鹿角霜等)为基本方加减治疗。

三、医案举隅

案 1

戴某,女,28 岁。

初诊(2018 年 12 月 6 日)

主诉:经行腹痛 10 余年,月经量少加重 2 年。

病史:患者初潮 12 岁,经期 5 日,周期 30 日,每逢经行第 1～2 日腹痛明显,面色苍白,出冷汗,需卧床休息,喜温喜按,伴关节疼痛。未婚,室女。近两年月经量减少至原 1/2,末次月经 11 月 28 日,4 日净,色黯,痛经剧烈,夹血块,乳胀。纳可,夜寐欠安,大便 3～4 日一行。否认既往重大疾病史。舌红苔薄白,脉细数。中医诊断:痛经,证属气血亏虚。西医诊断:原发性痛经。治法:补益气血。

[处方]炒党参12g,茯苓12g,炒白术12g,甘草6g,当归10g,地黄10g,川芎10g,白芍10g,合欢皮30g,远志6g,生龙齿15g,川牛膝10g,鹿角霜10g,淫羊藿12g,火麻仁20g,玄参30g,王不留行10g,14剂。

二诊(2019年1月3日)

末次月经2018年12月24日—2018年12月30日,量偏少,色黯,痛经较前改善,能正常工作,不需卧床,乳胀,无关节疼痛,腰酸不显,纳可,大便干,2~3日一行,寐安。舌红苔薄白,脉细弦。拟补益气血。

[处方]守12月6日方加橘叶核(各)12g、芦荟0.2g。14剂。

三诊(2019年2月21日)

患者因工作原因逾期就诊,末次月经1月25日—1月31日,痛经不明显,有少量血块,纳可,寐欠安,大便偏稀,1日1次。舌红苔薄白,脉细。月事将至,拟温宫调冲。

[处方]炒当归10g,炒白芍10g,川芎10g,地黄10g,制香附10g,牛膝10g,益母草30g,鸡血藤15g,艾叶6g,延胡索12g,生蒲黄10g,五灵脂10g,火麻仁20g,芦荟0.1g,10剂。

四诊(2019年3月12日)

末次月经2月21日—2月26日,量中,色红,无痛经,有少量血块,无关节疼痛,纳可,寐欠安,易醒,疲劳,大便2~3日1次。舌红苔薄白,脉细。拟温宫调冲。

[处方]守2月21日方加桃仁10g、红花10g、炒党参15g、生黄芪30g、合欢皮30g、远志6g,10剂。

随访:患者继续调理2个月经周期后无痛经反复。

【按】黄素英治疗痛经,首辨虚实。痛经多因经血受阻,瘀滞失畅,每行腹痛,当属实证。经净后,体质尚未复原,至下次癸水再至,月复一月。患者自初潮起痛经10余年,平素体弱或饮食寒凉,气血不足,月经量少,经血无力排出,寒凝血滞,瘀滞在内,不通则痛,可见虚中有实,实中有虚。故黄素英常行经前3日至行经时投以四物调冲汤加味,温宫调冲、活血止痛以泻实,经净后投以四君子汤健脾益气、四物汤养血活血以补虚,配伍合欢皮、远志、生龙齿安神定志;鹿角霜、淫羊藿温阳补肾;火麻仁、玄参、芦荟润肠通便;王不留行、延胡索、橘叶、橘核行气散结止痛;桃仁、红花、生蒲黄、五灵脂、益母草、鸡血藤活血化瘀;艾叶暖宫止痛;黄芪、党参健脾益气。经中药调理,患者气血得复,月经量增,痛经自然随之改善。

案 2

王某,女,31 岁。

初诊(2019 年 10 月 22 日)

主诉:经行腹痛 8 年,加重 1 年。

病史:既往月经周期尚规则,30～37 日一行,6 日净,量偏少,夹血块,痛经剧。已婚未育,0-0-0-0。近一年加重,痛时欲哭,得热缓解,伴大腿酸痛,需服止痛药。末次月经 9 月 3 日,6 日净,色红,痛经剧。平素自觉乏力,时有腰酸,畏寒,易外感,四肢冷,纳可寐安,大便欠畅。否认既往重大疾病史。舌红苔薄白,脉细弦。中医诊断:痛经,证属气虚血瘀。西医诊断:原发性痛经。治法:益气清瘀。

[处方]生黄芪 30 g,防风 6 g,炒白术 10 g,苍耳子 6 g,辛夷 6 g,败酱草 30 g,红藤 15 g,川楝子 10 g,淫羊藿 15 g,木瓜 10 g,白芍 20 g,炙甘草 5 g,延胡索 12 g,艾叶 3 g,生蒲黄 10 g,丹参 20 g,益母草 20 g,川断 12 g,14 剂。

二诊(2019 年 11 月 7 日)

末次月经 10 月 27 日—11 月 2 日,量多,色红,无血块,无明显痛经,无腰腿酸痛,纳可,大便正常一日一行,寐安,诸症好转。舌红苔薄白,脉细数。拟益气清瘀。

[处方]生黄芪 30 g,防风 6 g,炒白术 10 g,苍耳子 6 g,辛夷 6 g,徐长卿 15 g,熟附片 6 g,败酱草 30 g,红藤 15 g,川断 12 g,淫羊藿 15 g,仙茅 10 g,肉苁蓉 10 g,火麻仁 10 g,14 剂。

三诊(2019 年 12 月 3 日)

末次月经 11 月 26 日—11 月 30 日,量偏少,痛经,夹血块,伴大腿酸痛,纳可,寐安,大便偏干,一日一行。舌红苔薄白,脉细。拟益气清瘀。

[处方]生黄芪 30 g,防风 6 g,炒白术 10 g,苍耳子 6 g,徐长卿 15 g,干姜 3 g,佛手 10 g,焦楂曲(各)15 g,火麻仁 10 g,淫羊藿 12 g,独活 5 g,川牛膝 10 g,川断 12 g,14 剂。

四诊(2019 年 12 月 27 日)

月经今日至,量中,色红,无明显痛经,纳可寐安,大便偏干,一日一行。舌红苔薄白,脉细。拟温宫调冲。

[处方]炒当归 10 g,炒白芍 10 g,川芎 10 g,地黄 10 g,制香附 10 g,牛膝 10 g,益母草 30 g,鸡血藤 15 g,艾叶 6 g,延胡索 12 g,生蒲黄 10 g,五灵脂 10 g,火麻仁 20 g,7 剂。

随访:患者继续调理 3 个月经周期,无明显痛经,嘱痛经如有反复经前就诊。

【按】痛经多因经血受阻,瘀滞失畅,每行腹痛,当属实证,经净后,体质尚未复原,至下次癸水再至,月复一月。本案患者月经周期尚规则,30～37 日一行,量偏少,夹血块,痛经剧烈,近一年加重,痛时欲哭,得热缓解,伴大腿酸痛,平素时有腰酸,自觉乏力,畏寒,易外感,四肢冷。先天素体亏虚或受寒后,寒凝血滞,血行不畅,不通则痛,日久气血亏虚,血海不盈而致经量减少,虚中有实,实中有虚。故黄素英以益气清瘀为治则。因患者易感外邪,故以玉屏风散益气固表;苍耳子、辛夷祛风散寒;结合大腿酸痛、腰酸,考虑其盆腔炎症,故用败酱草、红藤;川楝子、延胡索、徐长卿理气止痛;淫羊藿、仙茅、续断、肉苁蓉、独活补肾温阳;木瓜、白芍、炙甘草柔肝转筋;艾叶、熟附片、干姜温宫散寒;生蒲黄、丹参、益母草、川牛膝活血调经;佛手、焦楂曲理气和胃;火麻仁润肠通便;行经时投以四物调冲汤加味,温宫调冲、活血止痛以泻实。调理 3 个月,患者气血得复,月经量增,无明显痛经,自诉如获新生。

案 3

储某,女,13 岁。

初诊(2018 年 3 月 3 日)

主诉:经行腹痛 2 月。

病史:初潮 11 岁,月经周期 27～30 日,经期 7 日,量中,色红,血块较多。未婚、室女。近 2 月经行腹痛较剧,第 1～2 日明显,喜温喜按,得热痛减,疼痛剧烈,需服止痛药,影响学习。末次月经 2 月 25 日,今已干净。平时脾气急躁,怕冷,易感冒,纳可寐安,二便调。脉细滑,舌偏红,苔薄。中医诊断:痛经,证属寒凝血瘀。西医诊断:原发性痛经。治法:疏肝理气,益气固表。

[处方]炒当归 10 g,白芍 10 g,柴胡 6 g,茯苓 10 g,白术 10 g,甘草 3 g,薄荷 3 g,生黄芪 30 g,防风 6 g,辛夷 6 g,苍耳子 6 g,徐长卿 15 g,苍术 10 g,知母 9 g,黄柏 9 g,怀山药 15 g,木香 3 g,14 剂。

二诊(2018 年 3 月 17 日)

时近经期,纳寐可,二便调。舌红,苔薄,脉细。拟温宫化瘀,调理冲任。

[处方]当归 10 g,川芎 10 g,地黄 10 g,白芍 10 g,制香附 10 g,怀牛膝 10 g,艾叶 3 g,桂枝 3 g,炒延胡索 15 g,生蒲黄 10 g,五灵脂 10 g,制没药 6 g,丹参 20 g,益母草 20 g,乌药 10 g,生黄芪 30 g,防风 6 g,炒白术 10 g,徐长卿 15 g,14 剂。嘱经前 5 日始服。

三诊(2018 年 4 月 3 日)

末次月经 4 月 2 日,疼痛较前稍减,经前烦躁。上方尚有,代诊转方。拟疏肝理气、益气固表。

[处方]嘱月经干净后服。守 3 月 3 日方,去知母、黄柏,加牛蒡子 15 g、佛耳草 9 g、天冬 12 g、麦冬 12 g、玉竹 10 g,14 剂。

四诊(2018 年 4 月 29 日)

时近经期,痛经堪虞。经前易感冒,刻下咽痛。舌红苔薄白,脉细。拟温宫化瘀,调理冲任。

[处方]守 3 月 17 日方,加西青果 10 g、辛夷 6 g、苍耳子 6 g。14 剂。

五诊(2018 年 6 月 2 日)

末次月经 5 月 9 日,痛经显减。有小血块,舌红,苔薄腻,脉细数。拟温宫化瘀,调理冲任。

[处方]守 3 月 17 日方,去艾叶 9 g,加淡吴茱萸 2.5 g、苏木 10 g、焦楂曲(各)15 g。14 剂。

六诊(2018 年 7 月 7 日)

末次月经 6 月 13 日,经行时痛经未作,无血块。经期无烦躁,未感冒。舌红,苔薄,脉细。

[处方]守上方,服 14 剂,嘱经前 5 日开始服。

随访:后续予经期服药巩固 2 月,随访痛经未再作,已愈。

【按】《诸病源候论》曰:"妇人月水来腹痛者,由劳伤气血,以至体虚,受风冷之气客于胞络,损伤冲任之脉。"本案患者属原发性痛经,对此类痛经,非经期治疗,主要依辨证论治,若无其他不适,这一阶段也可不用药物。治疗重点阶段在经期。本案患者辨证为寒凝血瘀,故二诊时已近经期,予温宫化瘀、调理冲任法治疗,方中当归、川芎、地黄、白芍即四物汤,养血活血;艾叶、桂枝、乌药,温暖胞宫;生蒲黄、五灵脂即失笑散,活血化瘀兼能止痛;丹参、益母草活血化瘀;制香附、炒延胡索、制没药理气止痛;怀牛膝引血下行;全方共奏温宫化瘀之功。本案是因寒凝血瘀而致痛经,故治病应求其本,以活血化瘀、温通为主,稍佐止痛,寒消血行则其痛自止,不必一味止痛,否则反难收其功。且治疗中应注意,经期用药应于经前 3～5 日即开始服用,否则瘀血已成,反难取效。痛经完全缓解后,仍应巩固治疗 2～3 个月,以收全功。

第四节　闭经(卵巢储备功能下降)

一、病证概述

闭经不是一项独立的临床诊断,而是多种疾病的共同临床表现,西医学将闭经主要分为原发性和继发性,本章节主要阐述因卵巢储备功能下降引起的继发性闭经,持续既往月经周期 3 个以上或超过 6 个月未来月经。卵巢内卵泡数量减少、卵母细胞质量下降,导致性激素缺乏及生育能力下降,称为卵巢储备功能减退(diminished ovarian reserve, DOR),临床表现为 40 岁以前出现月经稀发、经量减少,甚至闭经、不孕,或伴有潮热、盗汗、失眠等围绝经期综合征症状。实验室检查以 FSH 水平升高和 E_2 水平降低为特征,如不进行早期干预治疗,则可进一步发展成为卵巢早衰(premature ovarian failure, POF)。

中医学将此类临床表现归属于"年未老经水断""血枯""经闭"等范畴。本病属难治之症,病程较长,临床上通常采用多种方法的综合治疗以提高疗效。

蔡氏妇科流派认为治疗闭经首辨虚实。虚者冲任亏败,源断其流;实者邪气阻隔冲任,精血不通。

黄素英认为卵巢储备功能下降引起的继发性闭经,主要是由于肾、肝、脾之虚。《素问·六节脏象论》有云:"肾者,主蛰,封藏之本,精之处也。"《素问·上古天真论》云:"女子七岁,肾气盛,齿更发长。二七而天癸至,任脉通,太冲脉盛,月事以时下,故有子。"肾气充足,月经按期而至,反之肾中阴精亏虚可导致血海空虚、冲任亏虚,可致月经不行。《傅青主女科》中指出:"夫经水出诸肾,而肝为肾之子""经本于肾",肝肾同源,肝主藏血,肾主藏精,精血互生互化,若肝血亏损或肝气不足,则冲任二脉不充,而冲任二脉空虚,则月事不能按期而至,从而导致闭经的出现。《景岳全书·妇人规》指出:"经血为水谷之精气……凡其源源而来,生化于脾,总统于心,藏受于肝,宣布于肺,施泄于肾,以灌溉一身……妇人则上为乳汁,下归血海而为经脉。"脾为后天之本,精血生化之源,《妇科秘书八种》中有云:"经闭不行三候:一则脾胃损伤,食少血亏非血停,急宜补脾养血,血充气足经自行。"脾胃亏虚,则气血生化乏源,必致肝血失养,血海空虚。而血海空虚,冲任不足,则月经失去生化之源,故逐渐可导致闭经的发生。

二、诊治经验

(一)辨证论治,分清虚实

补虚是补经血之源,是治疗闭经的主要方法。明代张景岳在《景岳全书》中曾云:"欲以通之,无如充。但使雪消则春水自来,血盈则经脉自至。源泉混混,又孰有能阻之者。"对于虚证闭经者,黄素英通过辨证论治采取针对性的治疗方案,如填补肾精、滋养肝血、益气健脾等。气血亏虚者,常以四君子汤、八珍汤加味补益气血,肝血不足者,用清肝调经汤(当归9g,生地12g,地骨皮9g,牡丹皮9g,柴胡4.5g,制香附9g,白芍9g,黄芩9g,泽泻9g,白术9g),疏肝清热,滋阴养血;肾气亏虚者,常以六味地黄汤加减;气阴亏虚者,以益气养阴汤(炒党参12g,炒白术10g,炒当归10g,生地10g,丹参6g,白芍10g,龟甲10g,女贞子10g,墨旱莲12g,仙鹤草10g),益气养阴,调理冲任;肾阳虚者,常以右归丸主之。

实证者临床常见于痰湿和血瘀。痰湿多见于多囊卵巢综合征,主要症状表现为月经停闭数月,带下量多,形体肥胖或面浮肢肿,神疲肢倦,头晕目眩,心悸气短,胸脘满闷,呕恶痰涎,舌淡胖边有齿痕,脉弦滑。常用多囊方(黄芪30g,皂角刺30g,白芥子10g,制天南星6g,当归10g,炒白芍10g,川芎10g,仙茅10g,淫羊藿10g,巴戟天10g,肉苁蓉10g),化脂调经方(当归10g,川芎6g,苍术5g,制香附10g,茯苓12g,制天南星6g,枳壳5g,白芥子3g,青陈皮各5g,生山楂15g),理气消痰,化脂调经。血瘀者,内膜旧积不下,积聚成癥,多见于子宫内膜增厚,黄素英常用逐瘀化膜汤(当归10g,川芎6g,土牛膝10g,桂枝3g,赤芍10g,延胡索12g,花蕊石15g,香附10g,制没药6g,桃仁10g,失笑散12g),或四物调冲汤加味,化膜逐瘀,活血调经。

然闭经者病程较长,往往虚实夹杂,在治疗时也较为复杂,黄素英不拘于一证一方,常以攻补兼施,扶正祛邪,辨证加减,以获取良效。

（二）病证合参，衷中参西

黄素英治疗闭经衷中参西，结合性激素检测进行病证合参。40 岁之前卵巢失去活性，表现为闭经或月经稀发，2 次血清基础 FSH 大于 10 mIU/mL 且小于 40 mIU/mL，或 FSH/LH 比值＞3.6（2 次检测至少间隔 1 月以上），可诊断为卵巢储备功能下降性闭经。对于首诊闭经时间超过 3 个月的患者，黄素英先采用孕激素撤退实验，即口服黄体酮胶囊，即使有些患者雌激素水平很低，子宫内膜很薄，化验结果不一定能真实地反映体内激素水平，通过孕激素撤退实验，阳性说明体内有生理剂量的雌激素，阴性说明缺乏生理剂量的雌激素，必要时运用雌孕激素的配合。中西医对于闭经的诊断和治疗各自有完整而成熟的理论体系，黄素英认为以女性生殖轴为理论核心，中西医结合优势互补，对此类闭经提供更优化的治疗方案，能更好地解决患者困扰和痛苦。

（三）分期论治，灵活加减

西医学认为，闭经的病因十分复杂，下丘脑-垂体-卵巢-子宫轴上的任何一个环节出现功能障碍，都可能引起闭经的发生。蔡氏妇科月经周期治疗具有独特的整体观念与辨证论治的诊疗原则与思想，黄素英在治疗闭经一证时亦采用此经典方案，以补肾调周法为主线，月经期活血调冲，痛经者加生蒲黄、五灵脂、徐长卿，乳胀者加橘叶、橘核；经后期育肾通络加炒党参、黄芪、炒白术、怀山药健脾益气；经前期育肾培元加河车粉、龟甲等血肉有情之品以补肾填精。

三、医案举隅

案1

姜某，女，37 岁。

初诊（2016 年 6 月 7 日）

主诉：闭经半年。

病史：患者既往月经不规则，30～40 日一行，5 日净，量少，色红，无痛经。已婚，1－0－0－1，避孕。近一年无明显诱因下出现闭经，靠黄体酮行经，末次月经 2015 年 12 月 30 日（黄体酮行经），3 日净，量少，色红，腰酸，乳胀，疲劳，经前易烦躁，口干，前次月经 2015 年 10 月 12 日（黄体酮行经），前前次月经 2015 年 2 月。2015 年 10 月 14 日内分泌检查（月经第 3 日）示：FSH 16.5 mIU/mL，

LH 6.7 mIU/mL。否认既往重大疾病史。纳可,寐安,二便正常,舌红苔薄白,脉细滑数。中医诊断:闭经,证属肾气不足证。西医诊断:卵巢储备功能下降。治法:疏肝理气,育肾培元。

[处方]茯苓 12 g,生地 10 g,仙茅 10 g,淫羊藿 12 g,巴戟天 10 g,肉苁蓉 10 g,鹿角霜 10 g,紫石英 30 g,川断 12 g,杜仲 12 g,柴胡 6 g,紫河车粉 6 g,14 剂。

二诊(2016 年 7 月 12 日)

服药后月经 6 月 19 日,2 日净,量少色淡,夹少许血块,口干,寐安,纳可,二便正常。舌红苔薄白,脉细滑数。拟育肾培元,调摄冲任。

[处方]茯苓 12 g,地黄 10 g,仙茅 10 g,淫羊藿 10 g,巴戟天 10 g,肉苁蓉 10 g,鹿角霜 10 g,紫石英 30 g,当归 10 g,益母草 20 g,鸡血藤 15 g,丹参 20 g,川石斛 15 g,败酱草 30 g,红藤 15 g,川楝子 10 g,知母 12 g,黄柏 12 g,14 剂。

三诊(2016 年 7 月 25 日)

末次月经 6 月 19 日,2 日净,色淡,夹血块,腰酸,带下中,纳可,寐安。舌红苔薄白,脉细数。兹经事逾期未行,拟活血养血,育肾调冲。

[处方]炒当归 10 g,生地 10 g,白芍 10 g,川芎 10 g,制香附 10 g,牛膝 10 g,淫羊藿 12 g,益母草 20 g,鸡血藤 15 g,仙茅 10 g,泽兰 15 g,生蒲黄 10 g,7 剂。

四诊(2016 年 8 月 1 日)

末次月经 7 月 26 日,2 日净,量少色红,夹血块,带下偏多,腰酸,疲劳乏力,纳可寐安,二便正常。舌红苔薄白,脉细数。拟育肾通络。

[处方]茯苓 12 g,地黄 10 g,路路通 10 g,降香 3 g,皂角刺 30 g,制黄精 12 g,淫羊藿 12 g,细辛 1 g,仙茅 10 g,怀牛膝 10 g,苍术 10 g,炒当归 10 g,川芎 10 g,白芍 10 g,14 剂。

继予补肾调经法治疗,经后期予补肾养阴法,经前期予补肾助阳法,经期予调理冲任法,随症加减治疗 3 个月。

随访:随访患者 1 年,月经周期规则,30～37 日一行。

【按】《素问·上古天真论》云:"女子七岁肾气盛,齿更发长,二七而天癸至,任脉通,太冲脉盛,月事以时下,故有子……七七任脉虚,太冲脉衰少,天癸竭,地道不通,故形坏而无子也。"说明肾气旺盛,天癸产生、任、冲二脉充盛、通畅是月经的基础。若肾气不足,则血海空虚而致无源可下,冲任失调,因此补肾实为治疗闭经的要旨。又因女子以肝为先天,肝失调达则见乳胀、烦躁,故治疗时辅以疏肝理气,辨证加减。方中仙茅、淫羊藿、巴戟天温肾阳,补肾精;知母、黄柏泻肾火,滋肾阴;茯苓、地黄健脾益肾,滋阴养血;鹿角霜通督脉而补阳,填精补髓;紫石英温宫调经;肉苁蓉、续断、杜仲、牛膝补肾填精;紫河车补肾益精,益气养血,为血肉有情之品;柴胡、川芎、制香附、川楝子疏肝理气;丹参、益母草、鸡血藤、泽兰、生蒲黄活血化瘀;当归、白芍活血养血;川石斛、黄精益气养阴;败酱草、红藤清热解毒;苍术健脾化湿止带;细辛辛香入肾壮阳,配皂角刺、路路通通络促排;降香辛温,行血破滞。黄素英在治疗闭经时多以补肾为主,养血为先,理气为要,方用培元方补肾填精,四物调冲汤养血活血,通络方理气促排,以达到调理冲任之功,当肾气、天癸、冲任作为生殖轴处于平衡状态时,月经才能按时而下。

案 2

邢某,女,36 岁。

初诊(2018 年 7 月 3 日)

主诉:月经延后 2 年,闭经 4 个月。

病史:患者 17 岁初潮,既往月经规则,30 日一行,5 日净,量中,色红,有血块,有痛经。已婚,1 - 0 - 1 - 1,2013 年 6 月剖宫产,2011 年人工流产,目前避孕。自 2016 年下半年因月经过多诊断子宫内膜增厚口服妇康片止血后出现月经周期延后,长则停经 4 个月,需借助黄体酮行经,末次月经 6 月 29 日(口服黄体酮胶囊),5 日净,量中,色红,有血块,有痛经,经前乳胀,腰酸,前次月经 2 月 15 日。2018 年 5 月 28 日血激素:LH 17.78 mIU/mL(高)、FSH 16.01 mIU/mL(高)、E_2 618.1 pmol/L、睾酮(T)0.32 nmol/L、P 0.46 nmol/L、催乳素(PRL)828 mIU/L(高)。B超:内膜 9 mm,盆腔积液 34 mm×15 mm。否认既往重大疾病史。平素易疲劳,夜寐欠安,入睡难,二便正常。舌红苔薄白,脉细弦。中医诊断:闭经,证属脾肾亏虚证。西医诊断:卵巢储备功能下降,高催乳素血症。治法:健脾益气,补肾安神。

[处方]茯苓 12 g,地黄 10 g,路路通 10 g,降香 3 g,皂角刺 30 g,制黄精 12 g,淫羊藿 12 g,细辛 1 g,仙茅 10 g,怀牛膝 10 g,败酱草 30 g,红藤 15 g,炒党参 12 g,合欢皮 30 g,远志 6 g,车前子 15 g,生黄芪 30 g,防风 6 g,炒白术 10 g,14 剂。

二诊(2018 年 8 月 7 日)

药后经行,末次月经 7 月 20 日,4 日净,量中,痛经好转,夹血块,腰酸,经前乳胀,前次月经 6 月 29 日(黄体酮行经)。刻下:双乳胀明显,睡眠好转,疲劳改善,纳可,二便正常。舌红苔薄白,脉细。时逾中期,拟育肾培元,益气安神。

[处方]茯苓 12 g,地黄 10 g,仙茅 10 g,淫羊藿 10 g,巴戟天 10 g,肉苁蓉 10 g,鹿角霜 10 g,紫石英 30 g,女贞子 10 g,墨旱莲 20 g,橘叶核(各)12 g,郁金 10 g,续断 12 g,生黄芪 30 g,防风 6 g,炒白术 10 g,败酱草 30 g,知母 12 g,黄柏 12 g,合欢皮 30 g,远志 6 g,14 剂。

三诊(2018 年 9 月 4 日)

末次月经 8 月 17 日,4 日净,量中,色红,痛经不明显,夹血块,腰酸好转,前次月经 7 月 20 日。二便正常,寐尚安。舌红苔薄白,脉细。拟育肾培元,益气安神。

[处方]茯苓 12 g,地黄 10 g,仙茅 10 g,淫羊藿 10 g,巴戟天 10 g,肉苁蓉 10 g,鹿角霜 10 g,紫石英 30 g,生黄芪 30 g,防风 6 g,炒白术 10 g,合欢皮 30 g,远志 6 g,败酱草 30 g,红藤 15 g,知柏(各)12 g,14 剂。

四诊(2018 年 10 月 9 日)

末次月经 9 月 11 日,4 日净,量中,色红,痛经(+),夹血块,腰酸,乳胀,二便正常,寐尚安。舌红苔薄白,脉细。经事将届,拟益气活血,育肾调冲。

[处方]炒当归 10 g,炒白芍 10 g,川芎 10 g,地黄 10 g,制香附 10 g,牛膝 10 g,淫羊藿 12 g,柴胡 6 g,淮小麦 30 g,生甘草 3 g,仙茅 10 g,合欢皮 30 g,远志 6 g,生黄芪 30 g,防风 6 g,炒白术 10 g,7 剂。

患者按此月经周期调理半年,月经周期规则,无痛经。

随访:随访患者 1 年,月经周期规则,30 日一行。

【按】肾气的盛衰与月经来潮及衰竭有着直接的关系,肾气、天癸、冲任二脉是月经来潮的理论基础。本案患者 FSH 16.01 mIU/mL(高),LH 17.78 mIU/mL(高),PRL 828 mIU/L(高),闭经 4 个月,提示卵巢储备功能下降,故治疗原则为按月经周期法调治,益其源治根本。方中仙茅、淫羊藿、巴戟天温肾阳,补肾精;知母、黄柏泻肾火,滋肾阴;茯苓、地黄健脾益肾,滋阴养血;鹿角霜通督脉而补阳,填精补髓;紫石英温宫调经;肉苁蓉、续断、杜仲、牛膝、黄精、墨旱莲、女贞子补肾填精;柴胡、川芎、制香附、川楝子、橘叶核疏肝理气;当归、白芍活血养血;合欢皮、远志、车前子、郁金、淮小麦、甘草清心除烦;败酱草、红藤清热解毒;细辛辛香入肾壮阳,配皂角刺、路路通通络促排;降香辛温,行血破滞;黄芪、防风、白术为玉屏风散,配合党参益气健脾。玉屏风散亦是黄素英常用方之一,易感外邪者,黄素英喜用,能提高人体免疫力,使得阴阳调和,增强疗效。

案 3

程某,女,28 岁。

初诊(2020 年 3 月 24 日)

主诉:妊娠滋养细胞肿瘤化疗术后闭经 9 个月。

病史:患者 13 岁初潮,既往月经规则,5 日净,量中,色红,无痛经。已婚,0-0-2-0,2016 年曾人工流产,2018 年葡萄胎,未避孕。自 2018 年 10 月因葡萄胎行清宫术及化疗,半年后月经稀发,闭经 9 个月,自诉口服 DHEA 胶囊后 2020 年 1 月 8 日转经,量中,末次月经 3 月 8 日,量中,无腰酸乳胀。2020 年 3 月 10 日性激素: FSH 27.14 mIU/mL, LH 13.1 mIU/mL, E_2 < 11.8 pg/mL。否认既往其他重大疾病史。刻下:纳可,寐欠安,大便干结。舌红苔薄白边有齿印,脉细弦数。中医诊断:闭经,不孕,证属肾气不足证。西医诊断:卵巢储备功能下降,不孕症。治法:育肾调冲。

[处方]炒当归 10 g,炒白芍 10 g,川芎 10 g,地黄 10 g,制香附 10 g,牛膝 10 g,益母草 20 g,仙茅 10 g,淫羊藿 12 g,巴戟天 10 g,肉苁蓉 10 g,火麻仁 20 g,磁石 30 g,生黄芪 30 g,半枝莲 20 g,14 剂。

二诊(2020 年 4 月 14 日)

末次月经 3 月 8 日—3 月 12 日,量中。刻下:有拉丝白带,无乳胀,偶有小腹坠胀,心悸,无胸闷,纳可,大便 3 日一行,舌红苔薄白,脉细弦。拟育肾培元。

[处方]茯苓 12 g,地黄 10 g,仙茅 10 g,淫羊藿 10 g,巴戟天 10 g,肉苁蓉 10 g,鹿角霜 10 g,紫石英 30 g,山茱萸 10 g,炒当归 10 g,益母草 20 g,白芍 10 g,泽兰 15 g,棱莪术(各)15 g,火麻仁 20 g,生黄芪 30 g,半枝莲 20 g,炒白术 30 g,14 剂。

三诊(2020 年 4 月 28 日)

末次月经 4 月 20 日—4 月 24 日,量中,无痛经,前次月经 3 月 8 日。刻下:白带量较多,色清质黏,无异味,纳可,心悸,大便 2 日一行,寐欠安,夜尿 1~3 次。舌红中根苔腻,脉细弦。拟育肾通络。

[处方]茯苓 12 g,地黄 10 g,路路通 10 g,降香 3 g,皂角刺 30 g,制黄精 12 g,淫羊藿 12 g,细辛 1 g,仙茅 10 g,车前子 15 g,火麻仁 20 g,枳壳实(各)10 g,茯神 30 g,合欢皮 15 g,灯心草 3 g,桑海螵蛸(各)15 g,14 剂。

四诊(2020 年 5 月 12 日)

末次月经 4 月 20 日。刻下:乳胀,纳可,寐转安,流清涕,基础体温未见明显上升,二便正常。舌红中根腻,脉细。拟育肾培元。

[处方]茯苓 12 g,地黄 10 g,仙茅 10 g,淫羊藿 10 g,巴戟天 10 g,肉苁蓉 10 g,鹿角霜 10 g,紫石英 30 g,山茱萸 10 g,紫河车粉 6 g,知母 12 g,黄柏 12 g,龟甲 10 g,炒当归 10 g,白芍 10 g,火麻仁 20 g,茯神 30 g,灯心草 3 g,桑海螵蛸(各)15 g,14 剂。

五诊(2020 年 5 月 26 日)

末次月经 5 月 15 日—5 月 20 日,5 日净,量偏少,夹血块,无痛经,前次月经:4 月 20 日,自述 5 月 24 日自测尿 HCG(弱阳),B 超显示无明显异常,考虑生化妊娠,纳可,大便 2～3 日一行,寐安。舌红苔薄白,脉细数。拟育肾培元。

[处方]茯苓 12 g,地黄 10 g,仙茅 10 g,淫羊藿 10 g,巴戟天 10 g,肉苁蓉 10 g,鹿角霜 10 g,紫石英 30 g,山茱萸 10 g,紫河车粉 6 g,龟甲 10 g,益母草 20 g,火麻仁 20 g,玄参 30 g,橘核 12 g,茯神 30 g,合欢皮 30 g,半枝莲 20 g,14 剂。

六诊(2020 年 7 月 2 日)

末次月经 6 月 9 日—6 月 13 日,量少,基础体温双相欠佳,6 月 11 日性激素:FSH 14. 15 mIU/mL,LH 4. 18 mIU/mL,E_2 27. 18 pg/mL,AMH 0.3 ng/mL,刻下:易急躁,乳胀痛,纳可,寐欠安,大便 2～3 日一行,质正常。舌红苔薄白,脉细弦。拟育肾调冲。

[处方]炒当归 10 g,炒白芍 10 g,川芎 10 g,地黄 10 g,制香附 10 g,牛膝 10 g,延胡索 12 g,郁金 10 g,火麻仁 20 g,益母草 20 g,鸡血藤 15 g,茯神 30 g,合欢皮 15 g,玄参 30 g,7 剂。嘱经来时服。

七诊(2020 年 7 月 19 日)

停经 41 日,阴道少量出血 4 日,末次月经 6 月 9 日,自测尿 HCG(＋),2020 年 7 月 16 日外院 B 超:宫内妊娠,孕囊 13 mm×12 mm×10 mm,内见卵黄囊,未见明显胚芽。刻下:无腹痛,无腰酸,轻度恶心,无呕吐,大便质稀,3 日一行,易紧张,舌红苔薄白,脉细滑数。拟育肾安固。

[处方]党参 12 g,炒白术 10 g,黄芩 10 g,砂仁 3 g,槲寄生 10 g,菟丝子 10 g,续断 12 g,杜仲 12 g,南瓜蒂 15 g,苎麻根 12 g,白芍 12 g,生甘草 3 g,墨旱莲 20 g,仙鹤草 20 g,生地榆 15 g,火麻仁 20 g,14 剂。

另:地屈孕酮 10 mg,每日 2 次,口服。

八诊(2020 年 8 月 4 日)

停经 55 日,药后阴道出血止,7 月 27 日又见少量出血后急诊未予药物处理,后休息 1 周,其间每日擦拭有褐色分泌物,2020 年 7 月 16 日外院 B 超:宫内妊娠,孕囊 33 mm×40 mm×27 mm,胚芽长 14 mm,见心管搏动。提示:宫内妊娠 55 日左右。刻下:无腹痛,无腰酸,轻度恶心,无呕吐,大便质正常,2 日一行,寐欠安,舌红苔薄白,脉细滑数。拟育肾安固。

[处方]党参 12 g,炒白术 10 g,黄芩 10 g,砂仁 3 g,槲寄生 10 g,菟丝子 10 g,续断 12 g,杜仲 12 g,南瓜蒂 15 g,苎麻根 12 g,女贞子 10 g,墨旱莲 20 g,仙鹤草 20 g,地榆炭 15 g,柴胡 6 g,白芍 12 g,生甘草 3 g,茯神 30 g,酸枣仁 12 g,14 剂。

另:地屈孕酮片 10 mg,每日 2 次口服。

九诊(2020 年 8 月 18 日)

药后阴道出血止。刻下:无腹痛,无腰酸,轻度恶心,无呕吐,大便质正常,2 日一行,寐安,舌红苔薄白,脉细滑数。拟育肾安固。

[处方]守前方巩固 3 个月。

随访:患者于 2021 年 3 月 12 日剖腹产一女婴,母女平安。

【按】一般来说,肿瘤患者手术后放、化疗后对机体有较大的破坏力,虽然能够杀死癌细胞,但亦可耗伤人体正气,使抵抗力下降而产生一系列副作用。本案患者曾患滋养细胞肿瘤,又称葡萄胎,术后放疗后出现月经稀发,性激素FSH 27.14 mIU/mL,提示卵巢储备功能衰退,发生闭经,主要是由于放疗引起肾气不足,天癸无形而经水不至,冲任失调,胞脉不通,以致血海空虚而无源而下。黄素英治疗闭经首分虚实,本案患者舌红苔薄白边有齿印,脉细弦数,血海空虚,来源不足,久虚成瘀,首诊以四物调冲汤活血化瘀,加仙茅、淫羊藿、巴戟天、肉苁蓉补肾填精,生黄芪益气托毒,火麻仁润肠通便,磁石重镇安神,半枝莲清热抗肿瘤,泻中有补,补中有泻,攻补兼施,继以补肾调周法之通络方益肾促排,培元方补肾填精,以达到调理冲任之功。方中仙茅、淫羊藿、巴戟天温肾阳,补肾精;知母、黄柏泻肾火,滋肾阴;茯苓、地黄健脾益肾,滋阴养血;鹿角霜通督脉而补阳,填精补髓;紫石英温宫调经;肉苁蓉、山茱萸、石楠叶补肾填精;紫河车补肾益精,益气养血,为血肉有情之品;玄参养阴润肠;当归、白芍活血养血;桑海螵蛸补益肝肾;车前子通利水道;细辛辛香,入肾壮阳,配皂角刺、路路通通络促排;降香辛温,行血破滞;延胡索、郁金、橘核、枳实壳疏肝理气;灯心草、夜交藤、合欢皮安神助眠;重用炒白术健脾通便;诸药合用,患者月经按期而至,FSH 14.15 mIU/mL,基础体温双相但欠佳,出现生化妊娠,但也提示卵巢功能较前明显改善。按此原则巩固用药后,患者成功妊娠,给予保胎方补肾安固,阴道出血加用女贞子、墨旱莲滋阴止血;仙鹤草、地榆炭清热止血;柴胡疏肝健脾;白芍、生甘草抑宫缩防滑胎;茯神、酸枣仁养心安神;患者顺利产下健康女婴,夙愿得偿。

第五节 崩漏(功能失调性子宫出血)

一、病证概述

崩漏是指妇女经血非时暴下不止或淋漓不尽,前者称"崩中",后者称"漏下"。临床表现为月经的周期、经期、经量严重失常,为妇科常见病、多发病,属疑难急重病症,巢元方《诸病源候论》曰:"妇人月经非时而下,淋漓不断,谓之漏下,忽然暴下,谓之崩中。"症状虽然有轻重缓急之别,实则都属于反常的出血,而且可以相互转化,即"久崩不止,气血耗竭,必致成漏,久漏不止,病势日进,亦将成崩"。互为因果,关系密切,耗血损气,对妇女的身体健康影响很大。本病相当于西医学的功能失调性子宫出血。

崩漏之病因主要包括气虚不摄、脾胃虚损、肝旺血热、肾虚失固、劳伤冲任、气郁血瘀等所引起。历代医家认为,崩漏发生的病因病机主要与肝、脾、肾关系密切。蔡氏妇科认为崩漏的发生离不开阴阳两个方面。女子属阴,以血为主,由于经、带、胎、产等生理特点,阴血易耗,且女子以肝为先天,肝藏血,体阴而用阳,阴血不足,更易引起阳亢,阴虚阳盛,则迫血妄行,由于血得热则行,所以崩证属热者为多。陈自明《妇人大全良方》认为:"经有常候也,皆因阴阳盛衰所致。"《素问·阴阳别论》又曰:"阴虚阳搏谓之崩。"因此,临床诊断区分阴阳,首先区别阴证和阳证,是辨证的大纲,也是蔡氏妇科治疗崩漏的特色理论。

二、诊治经验

崩漏是常见病,久崩不止者已经成为妇科的难治之症,目前,西医治疗崩漏多采用内分泌激素进行治疗,虽一时取得疗效,但易复发,从其根本原因上分析,主要由于女性在青春期时肾气尚未充盛,生殖轴发育亦未完善,或围绝经期女性生殖轴功能逐渐减退,冲任虚损所致。黄素英从阴阳论治崩漏特色经验有别于其他流派,同时注重补肾、调肝、理脾,血止后运用月经周期疗法促进正常月经周期的建立,往往收效甚佳。

(一) 辨证审因,定崩止血

崩漏辨证首别阴阳,临床证型可分为阴崩与阳崩。审其阴阳,以别柔刚,阳病治阴,阴病治阳。临床治疗崩漏,需辨清证型,如阴崩、阳崩和血瘀等。

1. 阴崩　阴崩是指出现阴性的症状,以阳虚为本,阴盛者为阴崩,多寒证。阴崩证虽较少,但亦不鲜见,素体阳虚或久崩而致阳虚,经来似崩,色淡而稀,面色苍白少华,畏冷肢清,出现阴亡而阳亦随之脱的险证。阴血之化全赖阳气以温运摄纳,阳气之用赖于阴血以营养,此类崩漏,大多绵延日久,一般止血剂效果不显。阴崩宜温阳止血,经验方:温阳止血方。药物组成有:党参、生黄芪、炒当归、熟附片、牛角腮、生地炭、炮姜炭、白芍、煅牡蛎、仙鹤草、炒蒲黄、阿胶等。

舌苔淡薄而舌质偏红的,可加生地炭、煅牡蛎各至 30 g,以制约温阳药物的偏性,同时又可增加止血的作用。或用龟鹿二仙胶更佳。血止以后,即去姜、附。

纯属气虚下陷,固摄无权的崩漏,可宗补中益气法重用黄芪 30 g,增生地炭至 30 g,炮姜 3 g,姜、地同用,可互制偏性,且又阴阳兼顾,止血效果较显。

2. 阳崩　阳崩是指出现阳性的症状,以阴虚为本,火热为标,阳亢者为阳崩,多热证。阳崩在临床上多见,出血量多,色鲜红或紫,经来先期,质较浓或稠。女子属阴,以血为本,由于经、带、胎、产等生理特点,阴血易耗。女子以肝为先天,肝藏血,体阴而用阳,阴血不足,更易引起阳亢阳盛之体,邪热易伤冲任,损及肝肾而致阴虚阳盛,迫血妄行。阳崩宜养阴凉血,经验方:养阴止崩方。药物组成有:龟甲、生地、煅牡蛎、墨旱莲、生地榆、白芍、牡丹皮炭、丹参、地骨皮、生藕节、阿胶等。如出血过多,生地可炒炭并加量至 30 g;疲惫少力者加党参或太子参;烦渴加石斛、麦冬、玄参;便秘加火麻仁;腰酸加杜仲、川断。

3. 血瘀　血瘀为本,经来似崩,色紫黑有块,常伴有腹痛,舌现瘀斑,面色紫黯或黯黄,脉涩。黄素英认为治崩漏虽首当“塞流”,但塞流并非不辨症因,单纯止血,否则愈塞流则崩愈甚,强调“求因为主,止血为辅”,尤其对于血瘀崩漏,则当活血化瘀,否则瘀血不去,新血不生,血不归经,因此对于血瘀崩漏出血时,通因通用,化瘀以止血(化瘀定崩方),血止后:青春期、育龄期女性以化瘀调冲,调整周期为主;围绝经期女性,以化瘀消坚、促使其绝经为主。经验方:化瘀定崩方。药物组成有:炒当归、赤芍、生蒲黄、花蕊石、天花粉、土牛膝等。

崩甚者加三七末 2 g,气滞加香附 9 g,腹痛者加醋炒延胡索 12 g,寒凝者加艾叶 3 g,气虚者加党参 12 g、生黄芪 12 g。

(二) 周期疗法,经调血畅

黄素英认为,崩漏血止后应尽快建立起正常的月经周期,促进卵巢排卵功能,维持黄体功能,阴平阳秘,冲任调和。临证时,崩漏患者病情较为复杂,黄素英常顺应月经周期,采用蔡氏周期疗法,治以补肾调经为主,治法如下:经期(月经期)以调理冲任为主,基本方为:炒当归、生地、白芍、川芎、香附、牛膝、益母草、丹参等。经后期(卵泡期)以补肾养阴为主,基本方为:茯苓、生地、路路通、降香、淫羊藿、制黄精、怀牛膝、麦冬等。经前期(黄体期)以补肾助阳为主,基本方为:茯苓、生地、仙茅、淫羊藿、巴戟天、肉苁蓉、鹿角霜、菟丝子、紫石英等。对于兼夹证型,分清主次,予补肾调经法为主,分别酌加疏肝、健脾之品。

(三) 循经论治,各有侧重

刘完素《素问病机气宜保命集·妇人胎产论》曰:"妇人童幼天癸未行之间,皆属少阴;天癸既行,皆从厥阴论之;天癸已绝,乃属太阴经也。"青春期崩漏患者多属于先天肾气不足,育龄期患者多见肝郁血热,更年期患者多因肝肾亏损或脾气虚弱。黄素英循经论治,各有侧重治疗,治法如下。青春期崩漏:六味地黄丸加味。育龄期崩漏:逍遥丸加味。更年期崩漏:归脾丸加味。排卵期出血:蔡氏调周法。经后:育肾通络方加女贞子、墨旱莲;中期:育肾培元方加女贞子、墨旱莲、仙鹤草等。经期延长如有盆腔炎:四物汤加败酱草、红藤、椿根皮、煅牡蛎、海螵蛸等。

三、医案举隅

案 1

周某,女,12 岁。

初诊(2018 年 5 月 10 日)

主诉:月经淋漓不净半月余。

病史：患者2018年2月初潮，经期10日，量中，色红，无痛经，第二次月经2018年4月初，10日净。未婚室女。第三次月经：2018年4月26日至今未净，量时多时少，伴身上皮疹，瘙痒，平素易感外邪。刻下纳可，寐安，二便正常。舌红苔薄白，脉弦细。中医诊断：崩漏，证属肝郁化热。西医诊断：青春期功能失调性子宫出血。治法：益气疏肝调冲。

[处方]柴胡10 g，当归10 g，白芍10 g，炒白术10 g，茯苓10 g，炙甘草5 g，薄荷3 g，牡丹皮10 g，焦栀子10 g，生黄芪30 g，防风6 g，女贞子10 g，墨旱莲20 g，徐长卿15 g，白鲜皮15 g，地肤子10 g，辛夷6 g，炒延胡索12 g，14剂。

二诊(2018年5月24日)

药后2日月经净，皮疹仍有，瘙痒，纳可，寐安，二便正常。舌红苔薄白，脉弦细。拟从前法。

[处方]守5月10日方，加生石膏20 g、蚤休15 g、怀山药15 g、荆芥10 g。14剂。

三诊(2018年6月28日)

月经4月26日—5月12日，月经未至，皮疹较前好转，乏力，不喜油腻，纳可，寐安，二便正常。舌红苔腻，脉弦。拟活血调冲。

[处方]炒当归10 g，炒白芍10 g，川芎10 g，生地黄10 g，制香附10 g，牛膝10 g，益母草20 g，鸡血藤15 g，生蒲黄10 g，丹参20 g，苍耳子6 g，川厚朴6 g，7剂。

四诊(2018年7月5日)

末次月经6月29日，量中，色红，无痛经，今日月经已净，皮疹好转，纳可寐安，二便正常。舌红苔薄白腻，脉弦细。拟益气调冲。

[处方]党参10 g，茯苓10 g，炒白术10 g，甘草6 g，生黄芪30 g，防风6 g，荆芥10 g，苍术10 g，佩兰10 g，淮山药15 g，徐长卿15 g，苍耳子6 g，川厚朴6 g，14剂。

巩固治疗3个月。

随访：月经周期规律，32日左右一行，7日净，无异常阴道出血。

【按】《素问·上古天真论》云："女子七岁，肾气盛，齿更发长；二七而天癸至，任脉通，太冲脉盛，月事以时下，故有子。"本案患者12岁初潮至今行3次月经，周期尚不规则，经期延长，淋漓不净，平素易感外邪，周身皮疹时作，伴瘙痒，舌红脉弦，肾气不足，肝气郁结，瘀久化热，冲任不固而见月事淋漓，故选用丹栀逍遥丸清肝泻火,健脾调冲;黄芪、防风、白术为玉屏风散组成,益气固表;女贞子、墨旱莲滋肾阴,凉血止血;徐长卿、白鲜皮、地肤子、辛夷祛风止痒;炒延胡索疏肝理气;药后2日,经净,续前方加石膏、蚤休清热凉血;荆芥疏风止痒;山药健脾补肾。三诊月事逾期未行,故予四物调冲汤活血调冲,苍耳子、厚朴燥湿止痒;药后月经至,皮疹好转,继予四君子汤益气健脾,苍术、佩兰燥湿健脾。诸药合用,患者月经周期规则,经期7日净。

案 2

边某,女,46岁。

初诊(2018年12月13日)

主诉:月经紊乱2年,淋漓不净半月,伴痛经。

病史:患者2018年9月22日起阴道大量出血如崩,于2018年10月12日外院诊断异常子宫出血,子宫内膜增厚行宫腔镜＋子宫内膜息肉摘除术＋诊刮术,病理:子宫内膜呈混合型增生过长(简单型＋复杂型)伴鳞化,子宫内膜息肉形成。既往月经周期规律,近2年月经紊乱,提前10余日而行,经期延长,淋漓不净,痛经明显,需药物止痛,曾中药调理后好转,近年加重,经行夹血块较多。末次月经12月4日至今未净,量时多时少,痛经剧烈,肛塞止痛药。前次月经10月28日—11月16日,量多,血块多,痛经,肛纳止痛药。刻下:时有潮热,盗汗,纳可,寐欠安,稍便秘。舌红苔薄白,脉细。中医诊断:崩漏,证属宿瘀内结。西医诊断:月经不规则,子宫内膜增厚,痛经。治法:疏肝调冲。

[处方]柴胡10 g,当归10 g,白芍10 g,炒白术10 g,茯苓10 g,炙甘草5 g,薄荷3 g,女贞子10 g,墨旱莲20 g,仙鹤草20 g,淮小麦30 g,合欢皮30 g,首乌藤30 g,火麻仁10 g,7剂。

二诊(2018年12月20日)

药后1日阴道出血止,夜寐转安,二便正常。舌红苔薄白,脉细。拟化瘀消坚。

[处方]茯苓12 g,桂枝10 g,赤芍10 g,牡丹皮10 g,桃仁10 g,皂角刺30 g,醋鳖甲10 g,石见穿15 g,鬼箭羽20 g,乌药10 g,寒水石15 g,苦参6 g,水蛭6 g,合欢皮30 g,首乌藤30 g,火麻仁20 g,煅牡蛎30 g,14剂。

三诊(2019年1月10日)

月经1月9日至,量稍多,较前血崩状明显改善,痛经可忍,前次月经2018

年12月4日—2018年12月14日。刻下：小腹坠痛,无明显潮热盗汗,纳可,寐安,二便正常。舌红苔薄白,脉细。拟活血调冲。

[处方]炒当归10 g,炒白芍10 g,地黄10 g,制香附10 g,牛膝10 g,生蒲黄10 g,花蕊石15 g,炒延胡索12 g,徐长卿15 g,火麻仁20 g,合欢皮30 g,远志6 g,首乌藤30 g,炒酸枣仁12 g,8剂。

四诊(2019年1月17日)

月经1月9日—1月14日,6日净,量偏多,痛经可忍,时有小腹坠胀,无潮热盗汗,纳可,寐欠安,大便稍干,一日一行。舌红苔薄白,脉细。拟化瘀散结。

[处方]茯苓12 g,桂枝10 g,赤芍10 g,牡丹皮10 g,桃仁10 g,皂角刺30 g,醋鳖甲10 g,石见穿15 g,鬼箭羽20 g,乌药10 g,半枝莲20 g,山慈菇20 g,玄参30 g,合欢皮30 g,首乌藤30 g,磁石30 g,14剂。

嘱：经净后复查阴超,随访子宫内膜情况。

巩固治疗6个月。随访,月经周期规律,25日一行,6日净,每3个月经净后复查子宫内膜,未见增厚异常。

【按】《素问·上古天真论》云："女子七七任脉虚,太冲脉衰少,天癸绝。"本案患者将近七七,月经紊乱2年,近4个月经期延长,淋漓不净,因天癸将绝,肾气渐衰,冲任不固,阴血无以统摄,每行偏多,宿瘀内积,不通则痛,经行痛经尤甚,《素问·阴阳应象大论》云："年四十,而阴气自半,起居衰矣。"阴虚火旺,虚热内生,则见潮热盗汗,迫血妄行而月经淋漓不净。首诊方选逍遥丸加味,逍遥丸健脾疏肝,理血调冲；女贞子、墨旱莲、仙鹤草补益肝肾,滋阴止血；淮小麦、合欢皮、首乌藤宁心安神；火麻仁润肠通便；药后经血即止,首诊告捷,但仍需分辨病因,黄素英辨证该患者宿瘀内结,根本病因在于有瘀,血止后"澄源"。经验方化瘀消坚方由桂枝茯苓丸化裁而来,可治疗子宫内膜增厚、子宫腺肌病等,寒水石、苦参,性苦寒,促使其早日绝经；牡蛎软坚散结；水蛭逐瘀化癥。三诊月经至,黄素英予四物汤冲汤加减,因月经量多去川芎,加生蒲黄、花蕊石化膜定痛止崩；炒延胡索、徐长卿理气止痛；炒酸枣仁、远志安神定志。四诊患者诉月经6日净,诸症改善,继予化瘀消坚方加味治病求本,因曾病理示子宫内膜呈混合型增生过长(简单型＋复杂型)伴鳞化,半枝莲、山慈菇解毒消癥,预防内膜病变；玄参滋阴软坚；磁石重镇安神。诸药合用,月经周期规律,25日一行,6日净,同时嘱咐患者定期检查子宫内膜以防病变。

第六节　绝经前后诸证(围绝经期综合征)

一、病证概述

绝经前后诸证是指妇女在绝经前后,围绕月经紊乱或绝经出现明显不适证候如烘热汗出、烦躁易怒、潮热面红、眩晕耳鸣、心悸失眠、腰背酸楚、面浮肢肿、情志不宁等,亦称"经断前后诸证"。本病相当于西医学的"围绝经期综合征"或双侧卵巢切除或放射治疗后,或早发绝经卵巢功能衰竭而致诸证。其本质为卵巢功能衰竭。其雌激素缺乏相关症状出现是自然和普遍的,绝经早期主要是血管舒缩症状、精神神经系统症状和一些躯体症状,绝经多年后逐渐出现泌尿生殖道萎缩性变化、代谢改变和心血管疾病、骨质疏松及认知功能下降等退行性变化或疾病。因其持续的时间长短、症状轻重不一,对女性身心带来诸多影响。

绝经前后诸证据其临床症状古籍中可散见于"脏躁""郁证""不寐""百合病""年老血崩""经断复来"等中。《景岳全书·妇人规》已载:"妇人于四旬外经期将断";《妇人良方》云:"况男子六十四岁而精绝,女子四十九岁而断精",提示绝经是女子自然的生理过程,肾精不足是其病机根本。《素问·上古天真论》亦云:"七七,任脉虚,太冲脉衰少,天癸竭,地道不通,故形坏而无子也。"亦说明了其病机在于肾气衰退,冲任亏虚。

蔡氏妇科在治疗绝经前后诸证方面崇尚扶正祛邪并举,以益肾健脾、平肝宁心为大法,注重调护脾胃,增加气血之源,使后天以养先天,减缓肾精衰退之势,缓冲脏腑阴阳失调。黄素英继承发扬蔡氏妇科流派治验同时传承创新,形成了自己独到的临床治疗特色。

黄素英认为绝经前后诸证的病位在肾,病机之本为肾阴不足。肾藏精,为先天之本,《医学正传》载:"月经全凭肾水施化,肾水既乏,则经血日以干涸。"指明肾水不足,冲任匮乏,月事干涸。《素问·阴阳应象大论》曰:"年四十,而阴气自半也,起居衰矣。"肾精的亏损以肾阴最先不足,而肝肾同源,肾阴、癸水的不足使水不涵木致肝火上炎,出现烦躁易怒;肾阴不足无以上济心火,致心火偏亢,心肾不交,而出现心悸失眠、多梦易醒;肾阴不足,阴虚火旺,虚热内扰,可出现潮热盗汗、口干咽燥、腰膝酸软、五心烦热等一系列绝经前后症状,故肾阴不足是其根本原因。黄素英认为绝经前后治疗首当滋肾养阴,调整阴阳,正所谓"阴平阳秘,精神乃治",同时需兼顾不同体质状况加减用药。

二、诊治经验

(一) 常法:重肝肾

补肾泻肝调周期:对绝经前后已出现相关症状,月经紊乱,要求来月经的患者,排除相关禁忌后,予补肾泻肝调周期治疗。即平时以六味地黄丸合逍遥丸、坎𤊽潜龙汤补肾泻肝加减治疗,经期以四物调冲汤育肾调冲治疗。平时以养阴补肾,清泻肝火为主,基本方为:生地、山药、山茱萸、牡丹皮、泽泻、茯苓、坎𤊽、白薇、煅牡蛎、炒当归、白芍、柴胡等,黄素英常予方中加入淫羊藿一味以平衡阴阳,达到阳中求阴之功。加减:若见因心阴、心血不足引起的悲伤欲哭、烦躁失眠者,加入甘麦大枣汤、百合、合欢皮、酸枣仁、茯神等养血益营安神,其中淮小麦需用至30 g,与甘草比例为(10∶1)方卓显其功;若因痰火扰心致心绪不宁者予半夏、陈皮、天南星、石菖蒲等开窍化痰;若时有心悸怔忡、多梦易醒者予丹参、柏子仁、远志、首乌藤、磁石等养心安神定悸;若五心烦热、暮热早凉者加入青蒿、鳖甲、地骨皮等滋阴退热。经期予四物调冲汤(当归、生地、赤芍、川芎、怀牛膝、制香附)加减治疗。

(二) 变法:求本源

对已有绝经相关症状,无来月经需求者,当以辨证求本为主。

(1) 绝经前后子宫内膜增厚、子宫肌瘤患者,切不可盲目滋阴补肾,以防引起子宫内膜病变,此时当以化瘀消坚、促绝经为主。黄素英常以化瘀消坚方(茯苓、桂枝、赤芍、牡丹皮、桃仁、皂角刺、鳖甲、石见穿、鬼箭羽)加减,合以紫草、苦参、寒水石、夏枯草化瘀散结,苦寒之药防变促绝经。合并潮热盗汗者,加入煅牡蛎、浮小麦、瘪桃干等增强收敛止汗之功;合并自汗畏风者常入玉屏风散益卫固表;合并烦躁失眠者,加入丹参、柴胡、郁金、白芍、合欢皮以疏肝解郁安神。

(2) 手术致绝经,术后出现潮热盗汗等围绝经期相关症状较明显者,需考虑手术后损伤胞脉、冲任气血而致肝肾亏虚,治疗仍以六味地黄丸合坎𤊽潜龙汤为主方补益肝肾,填精敛汗。合并有气虚不足者可予八珍汤合用兼以补气养血;合并虚火上炎、上热下寒者可予滋肾通关丸滋肾降火。

(三)培法：调阴阳

对于绝经前后诸证较明显，持续时间较长者，可予膏方滋阴补肾，培元固本。方常以六味地黄丸、二仙汤、百合地黄汤为主方平补阴阳；合逍遥散、甘麦大枣汤疏肝解郁，养心安神；玉屏风散、生脉饮益气固表，养阴生津。并酌加对症之品。因膏剂滋腻，虽功善固本，但需注意老年人脾胃虚弱，当尤需顾护脾胃，黄素英常于方中加入香砂养胃丸以增强脾胃运化之功。常以生晒参、西洋参气阴同补；加入血肉有情之龟甲胶、鹿角胶阴阳同调，陈阿胶补血滋阴。总原则为"调整阴阳、以平为期"。

三、医案举隅

案1

李某，女，49岁。

初诊(2020年5月23日)

主诉：烘热汗出半月。

病史：既往月经欠规则，4～7/30～50日，量中。末次月经4月22日，量中。1-0-1-1，顺产1次，宫外孕1次。半月来出现烘热汗出，烦躁易怒，寐浅易醒，醒后入睡困难，乏力，畏热，二便正常。(2020年2月11日)B超：子宫多发肌瘤可能(大者23 mm×19 mm×22 mm)，内膜厚5 mm。(2020年2月12日)LH 4.31 mIU/mL，FSH 18.31 mIU/mL，PRL 7.92 ng/mL，P 0.18 nmol/L，E_2 26 pg/mL，T 0.1 nmol/L，AMH 0.05 mg/L。脉细弦，舌红，苔薄。中医诊断：绝经前后诸证，证属肾虚肝郁。西医诊断：围绝经期综合征。治法：滋肾泻肝。

[处方]生地9 g，山药15 g，山茱萸9 g，牡丹皮9 g，泽泻9 g，茯苓12 g，坎炁1条，白薇15 g，碧桃干10 g，炒当归10 g，白芍10 g，柴胡6 g，淮小麦30 g，生甘草3 g，茯神30 g，五味子10 g，合欢皮30 g，百合30 g，煅牡蛎30 g，14剂。

二诊(2020年6月6日)

末次月经4月22日，量中。烘热汗出明显好转，烦躁、睡眠亦好转，乏力，多梦，二便正常。6月5日B超：内膜厚7 mm，子宫肌瘤可能(25 mm×20 mm×20 mm)，右卵巢表面囊性结构(16 mm×10 mm×13 mm)。脉细，舌红，苔薄腻，拟疏肝益肾法。

[处方]茯苓 10 g,炒白术 10 g,当归 10 g,炒白芍 10 g,柴胡 6 g,甘草 3 g,坎炁 1 条,白薇 15 g,炒党参 12 g,茯神 30 g,五味子 10 g,合欢皮 15 g,姜半夏 15 g,炒酸枣仁 12 g,夜交藤 30 g,淮小麦 30 g,14 剂。

三诊(2020 年 6 月 20 日)

末次月经 6 月 18 日,5 日净,量中,烘热汗出消失,夜寐好转,仍觉乏力,二便调,面部色斑。脉细弦,舌红,苔薄,拟育肾调冲,化瘀消斑。

[处方]当归 10 g,生地 9 g,赤芍 9 g,川芎 9 g,怀牛膝 9 g,制香附 9 g,黑大豆 30 g,赤小豆 15 g,丹参 20 g,益母草 20 g,坎炁 1 条,白薇 10 g,茯神 30 g,五味子 10 g,姜半夏 15 g,合欢皮 15 g,淫羊藿 12 g,生黄芪 30 g,14 剂。

【按】《素问·上古天真论》云:"女子……七七,任脉虚,太冲脉衰少,天癸竭,地道不通,故形坏而无子也。"本案患者处于七七之年,已出现烘热出汗、烦躁易怒等围绝经期症状,结合舌脉辨证属肾虚肝郁之证,予六味地黄丸合逍遥散益肾泻肝治疗,方中熟地黄、山茱萸、山药三药配伍,三阴并补,以滋肾阴,泽泻、牡丹皮、茯苓三药相合渗湿浊,清虚热,使补而不滞,滋而不腻,合逍遥散之归、芍、柴养血疏肝,坎炁、白薇、白芍、牡蛎为《重订通俗伤寒论》中半个坎炁潜龙汤,有滋阴潜阳之功效,二方相合对围绝经期肾阴不足引起的潮热盗汗之症具有较好的疗效,淮小麦、甘草、茯神、五味子、百合、合欢皮解郁清心。一诊后患者烘热汗出明显缓解;二诊改为逍遥丸合坎炁、白薇加减疏肝益肾,患者诸证均缓解;三诊正值经期,予四物调冲汤合坎炁、白薇育肾调冲治疗。后遵前法加减调治,随访患者诸证消失。

案 2

汪某,女,57 岁。

初诊(2021 年 5 月 9 日)

主诉:绝经 8 年,潮热出汗 1 年余。

病史:绝经 8 年,否认绝经后口服保健品及激素替代治疗史。1-0-1-1。2017 年 9 月因阴道少量出血 3 日,于外院行诊刮术,术后病理:子宫内膜炎。2020 年 4 月因 B 超检查提示"子宫内膜增厚"于外院行诊刮术,术后病理:子宫内膜息肉。2021 年 4 月 6 日复查 B 超:子宫内膜厚 4.6 mm。近 1 年来患者时潮热汗出,焦虑,感冒时发,咽中有痰,略之欠畅,无头晕、心慌等不适,面部散在暗褐色斑及皮疣,纳可,夜寐安,二便调,舌质红,苔腻,脉细。既往有肺结节、甲状腺结节病史。有高血压病史,血压 140/76 mmHg。中医诊断:绝经前后诸证,证属阴虚血瘀证。西医诊断:围绝经期综合征,子宫内膜息肉术后。治法:化瘀消坚。

[处方]茯苓 12 g,桂枝 3 g,赤芍 10 g,牡丹皮 10 g,桃仁 10 g,皂角刺 30 g,鳖甲 10 g,石见穿 15 g,鬼箭羽 20 g,黑大豆 30 g,赤小豆 15 g,丹参 20 g,火麻仁 15 g,生黄芪 30 g,防风 6 g,炒白术 10 g,磁石 30 g,马齿苋 30 g,大青叶 15 g,木贼草 15 g,姜半夏 6 g,14 剂。

二诊(2021 年 5 月 23 日)

服上方后,汗出略好转,仍有潮热,时焦虑,咯痰色白,量少,畏风易感冒,面部散在暗褐色斑及皮疣,纳可,夜寐安,二便调,舌质红,苔薄腻,脉细弦。拟从前法。

[处方]茯苓 12 g,桂枝 3 g,赤芍 10 g,牡丹皮 10 g,桃仁 10 g,皂角刺 30 g,鳖甲 10 g,石见穿 15 g,鬼箭羽 20 g,黑大豆 30 g,赤小豆 15 g,丹参 20 g,火麻仁 15 g,生黄芪 30 g,防风 6 g,炒白术 10 g,磁石 30 g,马齿苋 30 g,大青叶 15 g,木贼草 15 g,姜半夏 6 g,玉米须 15 g,佛手 10 g,煅牡蛎 30 g,14 剂。

三诊(2021 年 6 月 6 日)

口服上方后潮热出汗好转,焦虑较前略好转,畏风较前好转,面部散在暗褐色斑及皮疣,纳可,夜寐安,二便调。舌质红,苔薄,脉细。拟从前法。

[处方]生黄芪 30 g,防风 6 g,炒白术 10 g,半枝莲 20 g,贯众 9 g,黑大豆 30 g,赤小豆 15 g,丹参 20 g,垂盆草 30 g,五味子 10 g,熟大黄 10 g,火麻仁 10 g,马齿苋 30 g,木贼草 15 g,磁石 30 g,玉米须 15 g,香橼皮 6 g,14 剂。

四诊(2021 年 6 月 27 日)

口服上方后,潮热出汗几无,畏风好转,偶有焦虑,纳可,夜寐安,二便调。舌质红,苔腻,脉细弦。拟从前法。

[处方]生黄芪 30 g,防风 6 g,炒白术 10 g,半枝莲 20 g,贯众 9 g,黑大豆 30 g,赤小豆 15 g,丹参 20 g,垂盆草 30 g,五味子 10 g,熟大黄 10 g,火麻仁 10 g,马齿苋 30 g,木贼草 15 g,磁石 30 g,玉米须 15 g,香橼皮 6 g,橘叶 12 g,橘核 12 g,14 剂。

【按】患者为绝经后女性,虽以潮热汗出为主诉就诊,但据《内经》"治病必求于本",结合患者既往有子宫内膜息肉、甲状腺结节、乳腺结节、面部散在暗褐色斑及皮疣病史,患者乃为气滞血瘀之质,当以活血化瘀为治疗大法,因"人年四十而阴气自半也……年六十阴痿,气力大衰",患者已出现气阴不足之证,平素畏风易感冒,潮热出汗,治疗需祛邪为主兼以扶正,故黄素英以桂枝茯苓丸合玉屏风散为主方加减化瘀消坚,益卫固表,方中桂枝茯苓丸化瘀消癥,合以皂角刺辛温锐利直达病所,鬼箭羽、石见穿破积消癥,鳖甲软坚散结、滋阴潜阳兼退虚热,煅牡蛎软坚散结、收敛固涩,黄芪、白术、防风益卫固表,治疗方中虽未专用大队止汗之药而潮热盗汗自止。患者兼有皮疣,黄素英常用马齿苋、大青叶、木贼草等清热解毒去皮疣。

案 3

吴某,女,50 岁。

初诊(2021 年 1 月 28 日)

主诉:宫颈癌术后潮热出汗 2 月余。

病史:15 岁初潮,既往月经 5/23～24 日,量中,色红,无痛经。1 - 0 - 2 - 1。2020 年 10 月 27 日因"宫颈原位鳞状细胞癌"行"子宫根治性切除术＋左侧附件切除术＋盆腔淋巴结清扫术"。术后 1 月出现潮热汗出,乏力头晕,时有腹股沟酸胀不适,1 月 22 日复查 CT 提示左侧外阴囊肿,右腹股沟淋巴潴留囊肿,盆腔及盆底筋膜肿胀,盆壁筋膜水肿。刻下:潮热出汗,乏力,头晕,纳呆,时焦虑,夜寐易醒,二便调,舌质红,苔薄白,脉细。中医诊断:绝经前后诸证、虚劳,证属气血不足证。西医诊断:围绝经期综合征,宫颈癌术后。治法:补益气血。

[处方]党参 10 g,炒白术 10 g,茯苓 12 g,甘草 3 g,当归 9 g,生地 9 g,川芎 6 g,白芍 9 g,柴胡 6 g,潼蒺藜 15 g,白蒺藜 15 g,淮小麦 30 g,合欢皮 15 g,远志 6 g,炒谷芽 15 g,炒稻芽 15 g,14 剂。

二诊(2021 年 2 月 9 日)

服上方后,自觉乏力较前略好转,时头晕,烘热汗出,烦躁,胸闷心慌,纳可,夜寐安,二便调,舌质红,苔中根腻,脉细弱。拟从前法。

[处方]党参 10 g,炒白术 10 g,茯苓 12 g,甘草 3 g,当归 9 g,生地 9 g,川芎 6 g,白芍 9 g,柴胡 6 g,潼蒺藜 15 g,白蒺藜 15 g,淮小麦 30 g,合欢皮 15 g,远志 6 g,炒谷芽 15 g,炒稻芽 15 g,坎炁 1 条,磁石 30 g,灯心草 3 g,泽泻 10 g,淫羊藿 15 g,生黄芪 30 g,14 剂。

三诊(2021 年 2 月 25 日)

口服上方后乏力明显好转,偶烦躁,烘热汗出较前好转,仍有头晕,胸闷心慌,纳可,夜寐安,二便调。舌质红,苔薄,脉细。拟从前法。

[处方]生地 9 g,山药 15 g,山茱萸 9 g,牡丹皮 9 g,泽泻 9 g,茯苓 12 g,坎炁 1 条,白薇 15 g,瘪桃干 10 g,炒当归 10 g,柴胡 6 g,淮小麦 30 g,生甘草 3 g,磁石 30 g,灯心草 3 g,郁金 10 g,太子参 10 g,夜交藤 30 g,生黄芪 30 g,14 剂。

四诊(2021 年 3 月 11 日)

口服上方后,略有带下,烦躁略好转,时有烘热,汗出好转,头晕,胸闷减轻,纳可,夜寐安,二便调。舌质红,苔薄白,脉细软。拟从前法。

[处方]生地 9 g,山药 15 g,山茱萸 9 g,牡丹皮 9 g,泽泻 9 g,茯苓 12 g,坎炁 1 条,青蒿 10 g,瘪桃干 15 g,淮小麦 30 g,生甘草 3 g,郁金 10 g,制香附 10 g,磁石 30 g,潼蒺藜 15 g,白蒺藜 15 g,灯心草 3 g,太子参 15 g,炙黄芪 30 g,14 剂。

五诊(2021 年 3 月 25 日)

口服上方后烦躁、烘热汗出较前好转,时有头晕,胸闷缓解,纳可,夜寐安,二便调。舌质红,苔薄,脉细。拟从前法。

[处方]生地 9 g,山药 15 g,山茱萸 9 g,牡丹皮 9 g,泽泻 9 g,茯苓 12 g,坎炁 1 条,白薇 10 g,郁金 10 g,磁石 30 g,灯心草 3 g,炒党参 12 g,炙黄芪 30 g,茯神 30 g,合欢皮 15 g,煅牡蛎 30 g,制香附 10 g,14 剂。

六诊(2021 年 4 月 8 日)

药后烦躁、烘热汗出均较前明显好转,头晕偶作,精神紧张后易发,胸闷明显好转,纳可,夜寐欠佳,夜尿 2~3 次,二便调。舌质红,苔薄白,脉细。拟从前法。

[处方]生地 9 g,山药 15 g,山茱萸 9 g,牡丹皮 9 g,泽泻 9 g,茯苓 12 g,坎炁 1 条,白薇 10 g,瘪桃干 15 g,炒当归 10 g,柴胡 6 g,淮小麦 30 g,生甘草 3 g,潼蒺藜 15 g,白蒺藜 15 g,茯神 30 g,炒酸枣仁 12 g,夜交藤 30 g,桑螵蛸 15 g,海螵蛸 15 g,14 剂。

【按】患者本已处于围绝经期,月经尚正常,因肿瘤切除全子宫及左附件术后出现诸多围绝经期症状,且合并气虚,为气阴两虚之证,治疗总法为益气养阴。根据患者术后情况需分阶段治之,黄素英认为术后气虚为主虽有阴虚,但仍先予八珍汤培补正气为主,以增强患者体质及抗病能力。经过两诊,患者气虚症状明显改善后再予滋阴补肾,固涩止汗,以六味地黄丸加坎炁、白薇以增强养阴益肾之功,瘪桃干止汗,柴胡、潼白蒺藜、淮小麦、甘草疏肝养安神,桑海螵蛸固精缩尿,再经三诊患者诸证均缓解。

第七节 带 下 病

一、病证概述

带下病是指带下量明显增多或减少,色、质、气味发生异常,或伴有全身或局部症状者。带下明显增多者称为带下过多,带下明显减少者称为带下过少。在某些生理性情况下(妇女在月经期前后、排卵期、妊娠期)出现的带下量增多或绝经前后白带减少而无其他不适者均为生理现象,不作病论。

带下病是妇科临床的常见病、多发病。带下过多常涉及西医学各类阴道炎、宫颈炎、盆腔炎性疾病及生殖器良性肿瘤;带下过少常与西医学的卵巢早衰、双侧卵巢切除术后、盆腔放射治疗后、围绝经期综合征、席汉综合征等引起的阴道分泌物过少有关。

带下病最早见于《内经》,《素问·骨空论》曰:"任脉为病……女子带下瘕聚。"带下过多古籍中称为"下白物""流秽物""白沃""赤白沥"等。其病机历代医家俱有论述,如在金元时期刘完素《素问玄机原病式·附带下》中有云:"故下部任脉湿热甚者,津液涌而溢,已为带下。"《万氏妇人科·卷之一》曰:"带下之病,妇女多有之。赤者属热,兼虚兼火治之;白带属湿,兼虚兼痰治之。年久不止者,以和脾胃为主,兼升提。大抵瘦人多火,肥人多痰,要知此候。"

海派中医蔡氏妇科流派在带下病治疗方面亦具有丰富的经验及特色,临床辨治崇尚通涩兼用,分清虚实。黄素英将蔡氏妇科带下病辨治的学术特色与自己多年临证经验相融合,进一步传承创新,形成其诊治带下病的独特学术经验与特色,取得较好临床疗效。

黄素英认为带下病的病位在肝、脾、肾,病因多为湿热。临证中传承蔡氏妇科虚实论治,推崇清代《傅青主女科》中"脾气之虚,肝气之郁,湿气之侵,热气之逼,安得不成带下之病哉"之论述。黄素英认为湿之产生无外内湿、外湿。外湿多指经期产后摄生不甚,感受湿邪,损伤带脉,引起带下增多。内湿的产生多与脏腑功能失调有关,一因脾虚运化失职,水湿代谢失常流注带脉所致;一因肝经郁热,疏泄失常,壅于下焦所致。临证中根据正邪虚实变化,止带同时不忘健脾疏肝。黄素英在HPV感染治疗中亦常用上法加减,同时予清热解毒杀虫之药,亦获良功,具体分述如下。

二、诊治经验

(一)健脾益气

健脾益气:带下病辨证为脾虚者,治以健脾益气为主。具体治法:以四君子汤加减。气虚明显者辅以黄芪增加升提之力,带下色白量多者可加入山药、白果、焦薏苡仁健脾利湿止带,续断、菟丝子补肾填精止带,煅牡蛎、赤石脂收涩止带,若带下色黄者常加入椿根皮、鸡冠花清热解毒、燥湿止带,若带下气秽者加知母、黄柏清热燥湿。

(二)清热利湿

清热利湿:辨证属肝经郁热者,治以清肝泻火,利湿止带。常以龙胆泻肝汤加减。下焦湿热较重,带下色黄稠者,常加入知母、黄柏、椿根皮、土茯苓、半枝莲等;若伴腰酸、下腹隐痛者需考虑与瘀热所致慢性盆腔炎症相关,常加入续断、鱼腥草、败酱草、红藤、蒲公英等补肾清瘀消痈之品;伴外阴瘙痒者加入白鲜皮、地肤子、贯众、白头翁以杀虫止痒。因大剂清利湿热之药恐伤脾胃,黄素英临证中常辅以焦山楂、焦神曲以固护脾胃。

(三)分期调治

主要为分年龄与分期调治。刘河间云:"妇人童幼天癸未行之间,皆属少阴,天癸既行,皆以厥阴论之,天癸既绝,乃属太阴经也。"黄素英认为带下病的发病年龄不同,病机倾向亦有所不同。生育年龄妇女带下病多以肝经湿热常见,而老年女性因天癸渐竭,则多以脾肾不足为主,临证中需有所侧重。另年轻女性带下异常时与月经经期、周期异常合并存在,黄素英在临证中亦常与育肾调冲法合用。具体用法:经后期清热利湿或健脾益气为主,辅以蔡氏妇科育肾通络之法,治带同时调经;经前期清热利湿或健脾益气,辅以蔡氏妇科育肾培元之法,一般经周期调治后带止经调。

(四)HPV感染治疗经验

宫颈HPV感染据其临床症状属于中医"带下病""五色带"范畴,《诸病源候论》有云:"带下病者,由劳伤血气,损伤冲脉任脉,致令其血与秽液相兼带而下也。"西医学认为高危型 HPV 持续感染是促使子宫颈癌发生的最主要因素,99.7％的子宫颈癌中都能发现高危型 HPV 感染,目前如何阻断 HPV 持续感染是医学界普遍关注的难题。有研究认为,脾虚湿盛证、肾虚夹湿证是持续高危型 HPV 感染最常见的临床证型之一。黄素英认为,HPV 感染主要与人体正气亏虚、感染湿热邪毒有关。增强患者抗病能力为治疗之重,正所谓"正气存内,邪不可干"。治疗 HPV 感染引起的带下异常时,黄素英常采用分期论治:非经期药用四君子汤健脾益气,兼清利湿热。重用黄芪 30 g 补气升提托疮祛毒,椿根皮、鱼腥草、半枝莲清热解毒,土茯苓、贯众、地肤子、白鲜皮杀虫止痒,续断、黑大豆活血补肾。经期以四物汤养血活血,同时仍不忘清利湿热,辅以生黄芪、半枝莲、贯众益气清利;蒲黄、五灵脂、败酱草增加活血解毒排瘀之功。黄素英常用治疗 HPV 感染的药物组合主要有黄芪、黑大豆、贯众、半枝莲、土茯苓。本药组有益气化瘀解毒之意。《本草新编》言:"贯众有祛诸毒,理金疮恶毒……更破癥瘕……毒未至,可以预防;已至,可以善解;毒已成,可以速祛。"土茯苓一味,《本草正义》言:"利湿去热,能入络,搜剔湿热之蕴毒。"同时现代药理研究表明:黄芪具有抗病毒及调节免疫功能,并对干扰素系统有激活作用,在淋巴细胞中可诱生 γ-干扰素,从而使患者不易反复遭受病毒侵害,使机体免疫状态改善。半枝莲有解热、抗肿瘤、免疫调节、抗病毒、抗致突变等作用。而黑豆中含有被称为"抗癌元素之王"的硒,它能参与强性抗癌氨基酸谷胱甘肽及其谷胱甘肽过氧化物酶的组成,同时协同维生素 E 抗氧化、延缓衰老、解毒、防癌抗癌、预防心脏病等。与目前西药以增强局部或全身免疫力、抗病毒的治疗思路不谋而合。

三、医案举隅

案 1

张某,女,56 岁。

初诊(2020 年 9 月 10 日)

主诉:带下量多 3 年。

病史:绝经 7 年,否认绝经后阴道流血流液,否认口服保健品及激素替代治疗史。1-0-0-1。近 3 年患者无明显诱因出现带下量多,色黄,有异味,偶有少量血丝,无外阴瘙痒,偶有腹胀,无腰酸、腹痛等不适。2019 年外院检查宫颈 TCT、HPV 均无异常。刻下:时有乏力,腰酸痛,关节及双下肢疼痛,纳寐可,二便调。舌质红,苔腻,脉细。既往史:2000 年因胆囊炎行胆囊切除术;2014 年因"乳腺癌"行手术及化疗,目前未口服药物治疗,定期复查未复发;2019 年因"子宫内膜增厚"行宫腔镜检查,术后病理良性病变。中医诊断:带下病,证属脾虚湿热下注。西医诊断:老年性阴道炎。治法:健脾利湿。

[处方]党参 10 g,白术 10 g,茯苓 10 g,甘草 3 g,椿根皮 12 g,鸡冠花 12 g,猪苓 10 g,茵陈 15 g,泽泻 10 g,车前子 15 g,生石膏 20 g,石菖蒲 10 g,焦薏苡仁 20 g,赤石脂 12 g,煅牡蛎 30 g,生黄芪 30 g,荷叶 30 g,川断 15 g,14 剂。

二诊(2020 年 9 月 24 日)

口服上方后带下减少,略有异味,自觉外阴颗粒状增生,小腹略胀,无外阴瘙痒,无带下血丝等不适,乏力及腰酸痛好转,关节及下肢疼痛较前好转,纳寐可,二便调,舌质红,苔薄腻,脉细。继拟从前法,原方加减。

[处方]党参 10 g,白术 10 g,茯苓 10 g,甘草 3 g,椿根皮 12 g,鸡冠花 12 g,猪苓 10 g,茵陈 15 g,车前子 15 g,生石膏 20 g,石菖蒲 10 g,焦薏苡仁 20 g,赤石脂 12 g,煅牡蛎 30 g,生黄芪 30 g,荷叶 30 g,川断 15 g,土茯苓 30 g,泽泻 10 g,14 剂。

三诊(2020 年 10 月 22 日)

口服上方后,现带下量明显减少,偶稍有异味,时有阴痒,纳寐可,二便调。舌质红,苔薄白,脉细。继从前法,原方加减。

[处方]党参 10 g,白术 10 g,茯苓 10 g,甘草 3 g,椿根皮 12 g,鸡冠花 12 g,猪苓 10 g,茵陈 15 g,泽泻 10 g,车前子 15 g,石菖蒲 10 g,白芥子 6 g,焦薏苡仁 20 g,赤石脂 12 g,煅牡蛎 30 g,生黄芪 30 g,荷叶 30 g,川断 15 g,制天南星 10 g,枳壳 10 g,14 剂。

随访:上方继续加减巩固治疗,五诊后患者带下量多及诸证均好转。

【按】带下病主要病因为湿邪,其辨治需详分虚实。蔡氏妇科认为带下病虽系湿邪为患,但肝、脾、肾功能失常又是其发病内在条件。该患者为老年女性,天癸已绝,其带下量多,色黄,伴有乏力、腰酸等证,结合其舌脉,为脾肾不足、脾虚夹有湿热之象。故治疗以健脾清利为主。方以四君子汤加减,方中党参、白术、茯苓、甘草健脾益气以固本,焦薏苡仁健脾利湿,续断、黄芪、煅牡蛎、赤石脂补肾益气收涩止带,椿根皮、鸡冠花清热解毒、燥湿止带;猪苓、茵陈、泽泻、车前子清热利湿,使湿邪从小便而去,石膏一味不仅可清热泻火,《用药心法》中谓其有"缓益脾气"之功,荷叶、石菖蒲醒脾开胃利湿,共奏健脾清利、燥湿止带之效。一诊患者带下即减少,五诊后患者带下量少,诸症均减,后继以前法加减巩固治疗。

案 2

周某,女,31 岁。

初诊(2020 年 12 月 10 日)

主诉:带下量多半年余。

病史:既往月经 7/35~36 日,量中,色红,血块(一),无腰酸、腹痛等不适。0 - 0 - 0 - 0,工具避孕。近半年来无明显诱因出现带下量多,色黄,略有外阴瘙痒,无腰酸、腹痛等不适。2020 年 8 月外院就诊,因宫颈息肉行摘除术,术前检查宫颈高危型 HPV:51(+)、59(+),宫颈 TCT:未见异常。末次月经 12 月 3 日,7 日净,量中,血块(+),痛经(+),经前 3 日阴道少量咖啡色流血。前次月经 11 月 7 日,7 日净,量如常,经前 3 日少量阴道咖啡色流血。现值经将净,平素胃脘不适,每于经前嗜食辛辣,时呃逆,腹胀,夜寐易醒,大便干燥,2~3 日 1 行。舌质红,苔薄白,脉细弦。中医诊断:带下病,证属脾虚湿热下注。西医诊断:宫颈 HPV 感染。治法:健脾利湿。

[处方]党参 10 g,白术 10 g,茯苓 10 g,甘草 3 g,椿根皮 12 g,鸡血藤 15 g,鱼腥草 20 g,土茯苓 30 g,生黄芪 30 g,半枝莲 20 g,黑大豆 30 g,贯众 9 g,火麻仁 20 g,玉米须 15 g,佛手 10 g,炒谷麦芽(各)15 g,14 剂。

二诊(2020 年 12 月 26 日)

末次月经 12 月 3 日,7 日净,经前少量出血 3 日,经前乳胀,偶外阴略瘙痒,带下量较前减少,胃脘不适较前好转,胃纳欠佳,大便 2~3 日 1 次,质干,易疲乏,夜寐易醒。舌质红,苔薄,脉细弦。治法:从前法。

[处方]党参 10 g,白术 10 g,茯苓 10 g,甘草 3 g,椿根皮 12 g,鸡血藤 15 g,鱼腥草 20 g,土茯苓 30 g,生黄芪 30 g,半枝莲 20 g,黑大豆 30 g,贯众 9 g,火麻仁 20 g,玉米须 15 g,佛手 10 g,炒谷麦芽 15 g,芦荟 0.1 g,炒延胡索 12 g,制没药 6 g,鸡冠花 12 g,川断 12 g,14 剂。

三诊(2021 年 1 月 9 日)

末次月经 1 月 6 日,无经前出血,经前乳胀略好转,经前带下量多,伴外阴略瘙痒,大便每日 1~2 行,胃纳欠佳,午后胃脘胀满,时腰酸,夜寐欠佳,舌质红,苔薄白,脉细滑。治法:从前法。

[处方]党参 10 g,白术 10 g,茯苓 10 g,甘草 3 g,椿根皮 12 g,鸡冠花 12 g,鱼腥草 20 g,生黄芪 30 g,半枝莲 20 g,黑大豆 30 g,贯众 9 g,芦荟 0.1 g,火麻仁 20 g,焦楂曲(各)15 g,大腹皮 15 g,佛手 10 g,川断 12 g,14 剂。

四诊(2021 年 1 月 23 日)

末次月经 1 月 6 日,7 日净,量中,血块(一),痛经(十),得温痛减,伴畏寒乏力,经前腰酸。值经前期,带下量中,色淡黄,纳可,大便 1~2 日一行,夜寐可,易醒,舌尖红,苔薄白,脉细数。治法:从前法。

[处方]党参 10 g,白术 10 g,茯苓 10 g,甘草 3 g,椿根皮 12 g,鸡冠花 12 g,鱼腥草 20 g,生黄芪 30 g,半枝莲 20 g,黑大豆 30 g,贯众 9 g,芦荟 0.1 g,火麻仁 20 g,焦楂曲(各)15 g,大腹皮 15 g,佛手 10 g,川断 12 g,香橼 6 g,木香 5 g,益母草 20 g,地肤子 10 g,14 剂。

五诊(2021 年 2 月 6 日)

末次月经 2 月 4 日,量少,无经前出血,血块(一),第 1 日痛经(十),经前腰酸、乏力较前好转。刻下时值经期,下腹隐痛,矢气较多,大便不成形,每日 2~3 次,泄后下腹痛减,急躁,夜寐欠安,舌红,苔薄,脉细滑。治法:益气健脾清利。

[处方]党参 10 g,白术 10 g,茯苓 10 g,甘草 3 g,椿根皮 12 g,鸡冠花 12 g,鱼腥草 20 g,生黄芪 30 g,半枝莲 20 g,黑大豆 30 g,贯众 9 g,芦荟 0.1 g,夜交藤 30 g,炒酸枣仁 12 g,焦楂曲(各)15 g,大腹皮 15 g,14 剂。

六诊(2021 年 2 月 20 日)

末次月经 2 月 4 日,8 日净,量中,痛经(十),经后外阴瘙痒,带下色黄,急躁易怒,大便先干后稀,入睡困难,舌质红,苔薄,脉细数。拟从前法。

[处方]生黄芪 30 g,半枝莲 20 g,黑大豆 30 g,贯众 9 g,土茯苓 30 g,鱼腥草 20 g,炒党参 12 g,苍术 10 g,芦荟 0.1 g,蒲公英 30 g,玉米须 15 g,炒谷芽15 g,炒麦芽 15 g,姜半夏 15 g,北秫米 30 g,14 剂。

七诊(2021 年 3 月 6 日)

末次月经 2 月 4 日,7 日净,量中,痛经较前缓解,经前大便稀溏,带下量多,色黄,伴外阴瘙痒。刻下:下腹坠胀痛,伴腰酸乳胀,纳可寐安。舌质红,苔薄,脉细。时值经前,拟益育肾调冲。

[处方]当归 9 g,川芎 9 g,生地 9 g,白芍 9 g,炒延胡索 15 g,生蒲黄 10 g,五灵脂 10 g,制没药 6 g,生黄芪 30 g,半枝莲 20 g,黑大豆 30 g,白鲜皮

15 g,蛇床子 10 g,败酱草 30 g,川断 12 g,杜仲 10 g,苏木 10 g,炒白术 10 g,14 剂。

八诊(2021 年 3 月 20 日)

末次月经 3 月 13 日,7 日净,量中,无痛经,带下色黄,伴瘙痒,大便干,2 日一行,纳可寐安。舌尖红,苔薄腻,脉细。拟育肾通络。

[处方]茯苓 12 g,生地 9 g,牛膝 9 g,路路通 9 g,丁香 3 g,制黄精 9 g,麦冬 10 g,淫羊藿 15 g,降香 3 g,石楠叶 15 g,椿根皮 12 g,鸡冠花 12 g,鱼腥草 20 g,生黄芪 30 g,半枝莲 20 g,贯众 9 g,黑大豆 30 g,芦荟 0.1 g,火麻仁 10 g,14 剂。

九诊(2021 年 4 月 1 日)

末次月经 3 月 13 日,量中,时觉疲乏(经前及经期),经前嗜食辛辣。刻下:带下量多,色黄,外阴略瘙痒,易疲乏,时有牙龈肿痛,面部散在痤疮,烦躁,大便稀,每日 2 次,纳可寐安。舌红,苔薄,脉细。外院 3 月 31 日复查 HPV51 (一)、59(一)。拟从前法。

[处方]党参 10 g,白术 10 g,茯苓 10 g,甘草 3 g,椿根皮 12 g,鸡冠花 12 g,鱼腥草 20 g,生黄芪 30 g,地肤子 10 g,白鲜皮 15 g,白果 10 g,14 剂。

【按】持续高危型 HPV 感染与宫颈癌发生有密切关系,黄素英认为正气亏虚,感受湿热毒邪为其病机。本患者素体脾虚,运化功能失调,致呃逆、腹胀;脾虚致水湿内停,加之嗜食辛辣,致湿热邪毒客于胞宫胞络,导致任脉损伤、带脉不固,出现带下色黄,外阴瘙痒;病久热毒瘀结于子门,致宫颈息肉、HPV 感染;脾虚统摄无权,热迫胞络,出现经前淋漓。治以健脾清利为大法。非经期药用四君子汤加黄芪健脾益气,固护正气。椿根皮、鱼腥草、半枝莲清解下焦郁热,土茯苓、贯众、地肤子、白鲜皮杀虫止痒,续断、黑大豆活血补肾,鸡冠花收敛止血止带。因患者经前淋漓,故经期以四物汤加蒲黄、五灵脂、没药活血化瘀,同时辅以半枝莲、败酱草清热解毒,贯众、蛇床子、白鲜皮杀虫止痒。经过近 4 个月治疗,患者 HPV 转阴,经前淋漓好转。

案 3

包某,女,52 岁。

初诊(2020 年 4 月 7 日)

主诉:反复阴道刺痛 2 年余。

病史：月经初潮 14 岁，平素月经 5～7/27～30 日，量中，痛经（一）。末次月经 3 月 25 日，量中，1－0－0－1。2012 年因宫颈癌行"全子宫切除术"，术后每年定期复查阴道镜，2019 年 9 月 14 日外院阴道镜病理示① 右侧顶角舌状物：游离鳞状上皮；② 右侧顶角组织：黏膜慢性炎；③ 阴道左侧壁：黏膜慢性炎。HPV 其他 12 型（＋）。近 2 年来患者自觉阴道刺痛，伴外阴瘙痒，腰酸，带下量中，色白，时有异味，无小腹疼痛等不适，平素时有胃胀，急躁，胃纳可，夜寐欠佳，二便调。舌质红，苔薄白，脉弦数。中医诊断：带下病，证属肝经瘀热证。西医诊断：阴道炎，HPV 感染。治法：清肝泻火。

［处方]龙胆草 5 g，焦栀子 10 g，黄芩 10 g，柴胡 6 g，贯众 15 g，生地 10 g，车前子草（各）15 g，泽泻 10 g，当归 10 g，通草 10 g，生蒲黄 10 g，丹参 15 g，白鲜皮 15 g，生黄芪 30 g，川断 15 g，桑寄生 15 g，半枝莲 20 g，生山楂 15 g，佛手 10 g，14 剂。

二诊（2020 年 4 月 24 日）

口服上方后，现患者阴道刺痛显减，小腹略胀，无外阴瘙痒及白带增多等不适，急躁较前好转，小便灼热，性生活后小便略痛可自行缓解，无尿频尿急，大便干，每日 1 次，量少，纳寐尚可，舌质偏红，苔薄，脉弦。拟从前法。

［处方]龙胆草 9 g，焦栀子 10 g，黄芩 10 g，柴胡 6 g，生地 10 g，车前子草（各）15 g，泽泻 10 g，通草 10 g，当归 10 g，生甘草 5 g，知母 12 g，黄柏 12 g，大腹皮 15 g，火麻仁 20 g，半枝莲 20 g，川断 10 g，焦山楂 15 g，焦神曲 15 g，败酱草 30 g，14 剂。

三诊（2020 年 5 月 7 日）

口服上方后，患者阴道刺痛好转，小便灼热感较前缓解，仍感大便少，腹胀，4 月 23 日复查 HPV（－），LCT 示良性反应性改变。舌质红，苔薄，脉细弦。继予从前法。

［处方]龙胆草 9 g，焦栀子 10 g，黄芩 10 g，柴胡 6 g，生地 10 g，车前子草（各）15 g，泽泻 10 g，通草 10 g，当归 10 g，生甘草 5 g，知母 12 g，黄柏 12 g，大腹皮 15 g，火麻仁 20 g，半枝莲 20 g，川断 10 g，焦山楂 15 g，焦神曲 15 g，败酱草 30 g，枳壳 10 g，枳实 10 g，乌药 10 g，黑大豆 30 g，赤小豆 15 g，丹参 20 g，14 剂。

【按】阴道炎、HPV 感染根据其临床症状多归属于"带下病"范畴。历代医家多认为湿邪为本病病机，病位多责之肝、脾，正如《妇人秘传》载："七情过极，肝气横逆,木强土弱,脾失健运,因而带下绵绵,色黄或赤。"本案患者平素急躁,阴道刺痛、外阴瘙痒伴带下异味,其病位在肝经,结合其舌脉,辨证属肝经湿热证,方以龙胆泻肝汤清利湿热。方中龙胆草既泻肝胆实火又清肝胆湿热,黄芩、栀子清热燥湿,佐车前子、泽泻使湿热从水道而去,生地滋补肝肾之阴,柴胡调达肝气,白鲜皮、半枝莲、贯众杀虫止痒,患者宫颈癌术后,年过半百,正气渐亏,故加生黄芪、川断、桑寄生益气补肾以扶正固本。初诊后患者阴道刺痛偶发,脉转弦无数,但小腹胀,小便灼热,考虑湿热虽自小便而下,但余热仍未清,复以原方加减,增加知母、黄柏清下焦湿热之品,败酱草清热解毒,凉血祛瘀。三诊诸症俱减,HPV复查转阴,继以前法加减巩固治疗。

第八节　胎漏、胎动不安

一、病证概述

胎漏是指妊娠期间阴道少量流血,时下时止,或淋漓不断,而无腰酸腹痛,亦称"胞漏"或"漏胎"等。胎动不安是指妊娠期间出现腰酸腹痛或小腹下坠,或伴有少量阴道流血。主要病机是冲任损伤、胎元不固。隋代巢元方《诸病源候论》提出"其母有疾以动胎"和"胎有不牢固以病母"这两类因素。

胎漏、胎动不安分为四个证型:肾虚证、气血虚弱证、血热证、跌扑伤胎证(血瘀证),临床以肾虚证多见,近年来研究提示,血热证亦为主要证型。治疗原则是安胎。针对患者的不同情况采用固肾、益气养血、滋阴清热等法施治,经过治疗,出血迅速控制,腹痛消失,多能继续妊娠。若出血量继续增多,腰酸腹痛加剧,出现堕胎或小产,又当急以去胎益母,按堕胎、小产处理。对有外伤史、他病史、服药史者,应在诊察胎儿状况的基础上确定安胎还是去胎的原则。孕早期血 HCG 上升不理想者注意补肾养血,益气温阳;E_2 上升不理想者加入血肉有情之品。孕 10 周后反复漏红,注意排除宫颈赘生物,合并湿热者酌加清化湿热药味。临证中还应针对患者免疫状态处理:对于抗磷脂抗体阳性者,加用养血活血之药;对于封闭抗体低下者,酌加益肾温阳之剂;对于 ABO 血型抗体过高者,宜清热化湿,养血安胎,适时复查血型抗体水平,监护整个妊娠期。

胎漏、胎动不安相当于西医的"先兆流产"。先兆流产的病因包括胚胎因素、母体因素、父亲因素和环境因素等。先兆流产西医治疗上卧床休息,禁性生活,必要时给予对胎儿危害小的镇静剂。黄体功能不全者可肌内注射黄体酮注射液,口服维生素 E 保胎治疗;甲状腺功能减退者可口服小剂量甲状腺片。经治疗 2 周,若阴道流血停止,B 超检查提示胚胎存活,可继续妊娠。若临床症状加重,B 超检查发现胚胎发育不良,HCG 持续不升或下降,表明流产不可避免,应终止妊娠。此外,应重视心理治疗,使其情绪安定,增强信心。

蔡氏妇科认为胎漏、胎动不安病由母体和胎元两方面原因,治疗崇尚固肾养血,清热安胎,临床上以脾肾虚衰为多,治疗以安胎为主,拟固肾、调气养血、清热等法。蔡小荪安胎以茯苓、白术、子芩、桑寄生、杜仲为常用药。对于脾气虚衰证,偏于气虚,营血不足者,治当益气养营,以固胎元。基本方:炒潞党、炒白术、炒归身、条芩炭、生地炭、砂仁(后下)、白芍、阿胶(烊冲)、炒川断、陈皮、茯苓等。对于气虚而脾阳衰惫证,治当益气健脾,摄血安胎。基本方:炒潞党、炒白术、淮山药、茯苓、陈皮、条芩炭、炒杜仲、升麻炭、仙鹤草等。对于肾虚证,治当补肾益任以固系胞胎。基本方:炒杜仲、川断、桑寄生、菟丝子、生地炭、海螵蛸、条芩、陈阿胶(烊冲)、苎麻根、炒潞党、炒白术等。对于气滞火盛,胞脉受损证,治当清热止血,安胎。基本方:生地炭、淮山药、地榆炭、淡子芩、墨旱莲、川柏炭、桑寄生、陈阿胶(烊冲)、苎麻根等。

黄素英将蔡氏妇科流派理论与多年临证经验相融汇,进一步传承创新,形成其诊治胎漏、胎动不安的学术经验与特色,取得良好临床疗效。黄素英认为临床上以脾肾虚衰证者居多,治疗以固肾健脾安胎为主,并根据不同情况辅以清热、养血等。黄素英尤其重视对患者生活调摄的指导及心理疏导,对"一月堕胎"者,尤其注重保胎。

二、诊治经验

(一) 固肾健脾安胎为主

肾主生殖,肾虚冲任不固,胎失所系。《傅青主女科》云:"胞胎之系,通于心与肾,而不通于脾,补肾可也,何故补脾? 然脾为后天,脾非先天之气不能化,肾非后天之气不能生,补肾而不补脾,则肾之精何以遽生也? 是补后天之脾,正所以补先天之肾也;补先后二天之脾与肾,正所以固胞胎之气与血。"黄素英常用固肾健脾安胎为主,并根据不同情况辅以清热、养血、理气等。常用基础方:桑寄生 10 g,杜仲 12 g,川断 10 g,菟丝子 10 g,苎麻根 10 g,砂仁(后下)3 g,炒白术

10 g,黄芩 10 g,党参 12 g,南瓜蒂 15 g,白芍 12 g,生甘草 3 g。桑寄生感桑精之气而生,根不入土,自具土性之足而敷荣。一者伏于土中,俨若子居母腹;二者寄于枝上,居然胎系母胞。桑寄生之寄生于桑枝上,吸天阳与桑树之水气而生长,犹胎在子宫吸母之精气而生之理相同。二物夺天地造化之神功,故能资养气血于无形之处,而取效倍于他药也。只此二物就足以养胎儿,使之日长无虑。杜仲补先天之水火,而其多丝尤能系维而不坠。川断补肝肾、止血安胎;菟丝子入肝、肾、脾经,平补肝肾、安胎;苎麻根、黄芩清热止血安胎;砂仁理气安胎;白术健脾安胎;党参益气健脾;南瓜蒂取类比象安胎;芍药甘草汤出自《伤寒论》,白芍养血敛阴,甘草益气补中、清热解毒、缓急止痛、调和药性。现代药理研究白芍有抗炎、免疫调节、镇静、耐缺氧等作用;甘草有盐皮质激素和糖皮质激素样作用,能镇静、保肝、解毒、抗炎、抗过敏、增强非特异免疫功能等。蔡氏妇科认为其有防止排异的作用,故常用其安胎。

(二) 辨证加减

临床上黄素英常根据辨证予以加减,如肾阴虚者,加女贞子、墨旱莲、黄柏、知母等;血热者加生地、地榆等;肝郁气滞者,加苏梗、柴胡、香橼皮、佛手等;血瘀者,加小剂量丹参等,若患者已用阿司匹林、肝素等抗血小板聚集药,则不用活血药;若有春梦者,加黄连、黄柏。

(三) 注重生活调摄及心理疏导

黄素英亦认为胎漏、胎动不安病由母体和胎元两方面原因。胎元方面:若胎元不固,胎气不坚,易致胎漏、胎动不安。《景岳全书·妇人规》指出:"父气薄弱,胎有不能全受而血之漏者。"所以黄素英十分重视女方的基础体温及男方的精子质量。尤其对于有不良妊娠史的患者,黄素英建议女方基础体温双相佳后再试孕,孕前予以培补脾肾,常用蔡氏育肾调周法进行调理。若男方精子质量欠佳,建议男方同时治疗。母体方面:母体素虚,肾气不足,或因房劳不节,耗损肾精,或由气血虚弱,或因邪热动胎,或七情失宜,或跌扑损伤,或受孕后兼患他疾,均可导致冲任之气不固,胎气受损,以致胎漏、胎动不安。所以黄素英常对患者反复交代,特别是基础体温较好,有可能怀孕前就交代患者注意事项,唯恐患者因不注意而发生"一月堕胎"。生活调摄有:禁性生活;不宜食热性食物,如桂圆、荔枝、榴莲等;不宜食薏苡仁、赤豆等下利的食物;手不做上举的动作,如晒衣服、放行李等;脚不做下蹲的动作,如蹲地上擦地等;走楼梯不能跨两级等。

临证时黄素英常用同理心、暗示疗法与患者沟通,配合药物治疗,让患者减少焦虑,稳定情绪,增强对疾病治疗的信心。明代万全《广嗣纪要》云:"女子贵平心定意。"《傅青主女科》曰:"夫养胎半系于肾水,然非肝血相助,则肾水实有独力难支之势。故保胎必滋肾水,而肝血断不可不顾。使肝气不郁,则肝之气不闭,而肝之血必旺,自然灌溉胞胎,合肾水而并协养胎之力。"可见心情对于孕期女性尤其重要。

三、医案举隅

案 1

李某,女,37 岁。

初诊(2021 年 8 月 28 日)

主诉:结婚 1 年余未孕,发现子宫肌瘤 1 月。

病史:既往月经规则,初潮 13 岁,经期 7 日,周期 30 日,量中,色红,痛经(-)。末次月经 8 月 19 日,6 日净,量中,无痛经。已婚,0-0-0-0。今年 8 月 1 日体检发现子宫肌瘤及左侧卵巢囊肿,乳腺多发结节(大者 5 mm×6 mm)。8 月 21 日性激素:LH 10.6 mIU/mL,FSH 10.4 mIU/mL,E_2 276 pg/mL,PRL 18.1 ng/mL,P 1.9 ng/mL,T 1.6 ng/dL。8 月 25 日经净后复查 B 超:宫腔内中高回声区(息肉? 其他待排,最大者 13 mm×7 mm×6 mm),子宫实质性占位,子宫肌瘤可能(大小 54 mm×52 mm×50 mm)。有慢性肾炎病史 7 年,少量尿蛋白,2014 年底起至 2020 年底口服小苏打片,后未服药;否认既往其他重大疾病史。刻下:胃纳可,二便调,夜寐安。脉细,舌红体胖,苔薄。中医诊断:不孕症,证属宿瘀内结,脾肾两虚。西医诊断:不孕症。治法:时值经后,依据育肾调周法,育肾通络,化瘀散结。

[处方]茯苓 12 g,生地 10 g,路路通 10 g,降香 3 g,皂角刺 30 g,制黄精 12 g,淫羊藿 12 g,牛膝 10 g,石见穿 15 g,鬼箭羽 20 g,芡实 10 g,金樱子 10 g,7 剂。

二诊(2021 年 9 月 4 日)

末次月经 8 月 19 日,9 月 1 日起基础体温上升,刻下:胃纳可,二便调,夜寐尚可,时有胸闷。脉细,舌红,苔薄。拟育肾培元。

[处方]茯苓 12 g,生地 10 g,仙茅 10 g,淫羊藿 10 g,巴戟天 10 g,肉苁蓉 10 g,鹿角霜 10 g,紫石英 30 g,山茱萸 10 g,苎麻根 12 g,芡实 10 g,龟甲 10 g,炒白术 10 g,14 剂。

三诊(2021 年 9 月 18 日)

末次月经 9 月 18 日,量多,少量血块,无腹痛。上月基础体温双相,高温相 17 日。经前乳胀,二便调,夜寐欠安,夜间醒 1～2 次。脉细弱,舌胖体红,苔薄。拟化瘀散结。经净后服。

[处方]桂枝 3 g,茯苓 12 g,赤芍 10 g,牡丹皮 10 g,桃仁 10 g,皂角刺 30 g,鳖甲 10 g,石见穿 15 g,鬼箭羽 20 g,车前子 15 g,水蛭 6 g,橘叶核(各)12 g,芡实 10 g,金樱子 15 g,蒲公英 30 g,7 剂。

四诊(2021 年 9 月 28 日)

末次月经 9 月 18 日,7 日净,量多,少量血块,无腹痛,无腰酸。刻下:胃纳可,二便调,夜寐安。脉细弦,舌红,苔薄。拟育肾培元。

[处方]茯苓 12 g,生地 10 g,仙茅 10 g,淫羊藿 10 g,巴戟天 10 g,肉苁蓉 10 g,鹿角霜 10 g,紫石英 30 g,山茱萸 10 g,河车粉 6 g,知母 12 g,黄柏 12 g,芡实 10 g,金樱子 15 g,苎麻根 12 g,蒲公英 30 g,14 剂。

交代其孕后注意事项。

五诊(2021 年 10 月 26 日)

末次月经 9 月 18 日,7 日净,10 月 23 日血 HCG 5 203.7 mIU/mL,10 月 25 日血 HCG 12 142.0 mIU/mL,P＞127.2 nmol/L。B 超:宫内早孕,浆膜下肌瘤 47 mm×48 mm×45 mm。昨日少量出血 1 次,色褐,指甲盖大小,1 小时后已停,无腹痛,无明显腰酸。刻下:胃纳可,二便调,夜寐安。脉细滑,舌红,苔薄。拟育肾安固。

[处方]桑寄生 10 g,杜仲 12 g,川断 10 g,苎麻根 10 g,砂仁 3 g,炒白术 10 g,黄芩 10 g,党参 12 g,菟丝子 10 g,南瓜蒂 15 g,白芍 12 g,生甘草 3 g,地榆炭 10 g,墨旱莲 20 g,14 剂。

六诊(2021 年 11 月 6 日)

目前孕 7 周＋1 日,药后无不适,无阴道出血,无腹痛,无明显腰酸,晨起略恶心。11 月 4 日 B 超:早孕(胚芽长约 11 mm,见胎心),宫腔积液可能(孕囊旁见不规则弱回声,最大前后径约 10 mm),子宫实质性占位(子宫多发性肌瘤可能,大者 54 mm×55 mm×45 mm)。脉细滑数,舌偏红,苔薄。拟育肾安固。

[处方]桑寄生10 g,杜仲12 g,川断10 g,苎麻根10 g,砂仁3 g,炒白术10 g,黄芩10 g,党参12 g,菟丝子10 g,南瓜蒂15 g,怀山药15 g,姜竹茹6 g,芡实15 g,金樱子15 g,丹参6 g,14剂。

另:地屈孕酮2盒,10 mg,每8小时1次,口服。

七诊(2021年11月20日)

目前孕9周+1日,恶心好转,无阴道出血,无腹痛,无明显腰酸,孕酮渐低。11月5日P 37.8 nmol/L,11月19日P 26.6 nmol/L。11月18日B超:早孕(胚芽长21 mm,见胎心),宫腔少量积血可能(条状弱回声区,最大前后径约9 mm),子宫实质性占位(子宫多发性肌瘤可能,大者位于后壁57 mm×53 mm×51 mm,外突>50%)。脉细弦,舌尖红,苔薄。拟育肾安固。

[处方]桑寄生10 g,杜仲12 g,川断10 g,苎麻根10 g,砂仁3 g,炒白术10 g,黄芩10 g,党参12 g,菟丝子10 g,南瓜蒂15 g,白芍12 g,生甘草3 g,姜竹茹6 g,14剂。

八诊(2021年12月4日)

目前孕11周+1日,偶有恶心,无阴道出血,无腹痛,无明显腰酸,孕酮上升,宫腔积血消失。12月2日P 94.9 nmol/L。12月2日B超:子宫实质性占位(子宫肌瘤可能,宫底部见一外突低回声,56 mm×57 mm×58 mm),早孕(胚芽长约42 mm,见原始心管搏动)。脉细滑,舌红,苔薄。拟育肾安固。

[处方]桑寄生10 g,杜仲12 g,川断10 g,苎麻根10 g,砂仁3 g,炒白术10 g,黄芩10 g,党参12 g,菟丝子10 g,南瓜蒂15 g,白芍12 g,生甘草3 g,姜竹茹6 g,姜半夏6 g,芡实15 g,金樱子15 g,14剂。

随访:目前胎儿发育良好。

【按】该患者兼有不孕、癥瘕、慢性肾炎,黄素英予育肾调周法2个月经周期即孕,孕后出血。黄素英认为该患者素体肾气不足,而肾为冲任之本,脾为气血生化之源,予以中药固肾健脾安胎,地榆炭清热止血、墨旱莲养阴止血,服药后无阴道出血。后B超见少量宫腔积液,考虑患者宿瘀内结,予小剂量丹参活血化瘀,芡实、金樱子补肾固精。并予西药地屈孕酮保胎。当患者出现孕酮渐低、宫腔积血时,黄素英嘱其不要放弃,继续随访,患者得到黄素英的支持后亦坚定信心。之后复查宫腔积血消失,孕酮较前上升,黄素英嘱其继续随访,保持好心态。

案 2

查某,女,39 岁。

初诊(2021 年 7 月 31 日)

主诉:停经 53 日,腹胀腰酸 2 周余。

病史:既往月经规则,初潮 13 岁,经期 4 日,周期 30 日,量中,色红,痛经(一)。末次月经 6 月 8 日,4 日净,量中,无痛经。已婚,0-0-1-0(孕 11 周胎停)。月经逾期未转,自测尿 HCG 阳性,腹胀腰酸 2 周余,无阴道出血,伴恶心。7 月 14 日血 HCG 14 410 mIU/mL,P 49.8 nmol/L。B 超:宫内早孕,见卵黄囊。有甲状腺功能减退病史,口服左甲状腺素钠片。否认既往其他重大疾病史。刻下:恶心,胃纳一般,大便欠畅,一日一行,小便调,夜寐安,近期鼻炎发作,易生气。脉细滑,舌红,苔薄。中医诊断:胎动不安,证属脾肾两虚。西医诊断:先兆流产。治法:育肾安固。

[处方]桑寄生 10 g,杜仲 12 g,川断 10 g,苎麻根 10 g,砂仁 3 g,炒白术 10 g,黄芩 10 g,党参 12 g,菟丝子 10 g,南瓜蒂 15 g,白芍 12 g,生甘草 3 g,姜竹茹 6 g,姜半夏 6 g,火麻仁 20 g,辛夷 6 g,苏梗 10 g,柴胡 6 g,14 剂。

另嘱口服地屈孕酮 10 mg,每日 2 次。交代其孕期注意事项。

二诊(2021 年 8 月 14 日)

服药后腹胀腰酸好转,恶心仍有,伴乏力嗜睡,偶有干咳,胃纳一般,大便一日一行,小便调,夜寐安。目前口服左甲状腺素钠片 1 又 3/4 粒,每日 1 次。脉细滑数,舌红,苔薄。拟从前法。

[处方]桑寄生 10 g,杜仲 12 g,川断 10 g,苎麻根 10 g,砂仁 3 g,炒白术 10 g,黄芩 15 g,党参 12 g,菟丝子 10 g,南瓜蒂 15 g,白芍 12 g,生甘草 3 g,姜竹茹 6 g,姜半夏 6 g,火麻仁 20 g,生麦芽 15 g,陈皮 5 g,五味子 6 g,14 剂。

三诊(2021 年 8 月 29 日)

8 月 18 日外院腹部 B 超:早孕,有胎心,顶臀径 33.9 mm,子宫肌瘤 18 mm×15 mm×15 mm。检查有早搏,无心慌,多梦,恶心,胃胀,无腹胀腰酸,胃纳一般,二便调,夜寐安。脉细滑,舌尖红,苔薄。拟从前法。

[处方]桑寄生 10 g,杜仲 12 g,川断 10 g,苎麻根 10 g,砂仁 3 g,炒白术 10 g,黄芩 15 g,党参 12 g,菟丝子 10 g,南瓜蒂 15 g,白芍 12 g,生甘草 3 g,姜竹茹 6 g,姜半夏 6 g,火麻仁 20 g,生麦芽 15 g,茶树根 30 g,14 剂。

随访：目前已孕 5 月余,胎儿发育正常。

【按】本案用固肾健脾安胎法治疗,情况稳定,现逾 5 月,待产中。桑寄生、杜仲、川断、菟丝子补肝肾、安胎;苎麻根、黄芩清热止血安胎;砂仁理气安胎;白术健脾安胎,党参益气健脾,生麦芽健胃;南瓜蒂取类比象安胎;芍药甘草汤防排异安胎。全方温而不燥、滋而不腻。

第九节 产 后 病

一、病证概述

产后病是指产妇在新产后及产褥期内发生的与分娩或产褥有关的疾病。临床常见的产后病有产后恶露不绝、产后小便不通、产后发热、产后身痛、产后腹痛、产后汗症、产后缺乳等。西医学上亦指出产褥期疾病包括产妇各系统恢复时期出现的所有潜在病变,如产褥生殖道感染、泌尿道感染、乳腺炎、晚期产后出血等。产后病是妇科常见病之一。若治疗及时得当,多能痊愈且预后良好;若贻误病情,严重时可危及产妇生命。

东汉张仲景《金匮要略》就已记载有"妇人产后病脉证并治"的专篇。历代医家将产后常见病和危急重症,概括为"三冲""三急""三病"。三冲:《张氏医通·妇人门》曰:"败血上冲有三……大抵冲心者,十难救一;冲胃者,五死五生;冲肺者,十全一二。"三急:《张氏医通·妇人门》曰:"产后诸病,唯呕吐、盗汗、泄泻为急,三者并见必危。"三病:《金匮要略·妇人产后病脉证并治》曰:"新产妇人有三病,一者病痉,二者病郁冒,三者大便难。"产后病的发病机制主要概括为四个方面:亡血伤津、元气受损、瘀血内阻、外感六淫或饮食房劳所致。

海派中医蔡氏妇科流派在治疗产后病方面颇有经验。根据产后病"多瘀多虚"的病机特点,本着"勿拘于产后,亦勿忘于产后"的原则,主张"产后宜温",按照四诊八纲进行详细辨证施治,常采用补气养血、扶正祛邪、活血化瘀等治法,在临床上取得满意疗效。黄素英秉承流派的学术思想,传承创新,对本病更有其独到见解。

其一,新产后多气血不足,治疗以补益为主。产妇分娩时用力或因产创损伤,失血耗气,气血俱去,诚多虚证,且易感外邪。明代朱丹溪曰:"产后有病,先固气血,故产后以大补气血为主。虽有杂证,以末治之。"黄素英认为治疗应以温补为宜,益气补血。气为血帅,血为气母。补气才能生血。处方重用黄芪,用量常达 30 g 以上。黄芪性温味甘,取其补气固表兼能扶阳之功效。

其二,注意顾护脾胃。妇人经、孕、产、乳都以血为用。《胎产秘书·产后总论》有云:"凡病起于血气之衰,脾胃之虚,况产妇气血脾胃之虚弱,有甚焉者。"脾胃为气血生化之源,为后天之本。脾胃强健,则气血旺盛。比如产后缺乳,调养脾胃,不通其乳而乳自增。故黄素英重视脾胃气血,临证常用健脾益气养血法。处方以补中益气丸、四君子汤等方剂作为基础,不忘健脾和胃。黄素英时常嘱咐产妇勿过食肥甘厚腻,以免损伤胃气,复碍脾胃运化,耗伤气血。

其三,用药平和,不宜峻猛。虽然产后病以虚证居多,补虚扶正为治疗的重要方法,但在分辨正虚与邪实主次关系上,或以扶正为主,兼以祛邪。《景岳全书·妇人规》中提到:"凡产后气血俱去,诚多虚证,然有虚者,有不虚者,有全实者。凡此三者,但当随证随人,辨其虚实,以常法治疗,不得执有诚心,概行大补,以助其邪。"黄素英一般不用峻补或过于滋腻的药品,而以平补、清补为主。泄实邪时不忘扶正,不过用破气破血、攻痰逐水之品。

其四,重视产后调护。产后调护对于预防产后诸病的发生有着重要意义。《诸病源候论·产后内极八病候》曰:"一者害食,二者害气,三者害冷,四者害劳,五者害房,六者害妊,七者害眼。"此为"产后七害",应避之。跟师门诊曾有一例,一患者产褥期洗头,用吹风机大风吹头发,外感风寒湿邪。此后该患者头痛畏风,持续数月,后前来求诊。黄素英常以此病例作为警示,提醒产妇注意摄生。

二、诊治经验

(一) 产后身痛

产后身痛是指产妇在产褥期内,出现肢体或关节酸楚、疼痛、麻木、重着者。俗称"产后风",又称"产后痹证"。《傅青主女科》指出:"产后因虚致瘀,经络多阻滞,则筋牵脉引,骨节不利。"黄素英认为病因是产后营血亏虚,风寒湿邪入侵机体,导致经络阻滞或失养,出现疼痛等症。临证方选黄芪、当归合用,取当归补血汤之意,补气生血;加桂枝、片姜黄温通经络;羌活、独活祛风散寒;杜仲、鸡血藤补肾强健筋骨。

（二）产后汗证

产后汗证包括产后自汗和产后盗汗。产后自汗指产妇于产后出现涔涔汗出，持续不止。产后盗汗指产妇寐中汗出湿衣，醒来即止。自汗属气虚，盗汗属阴虚。但阴阳互损，故亦可各有阴阳之征。《诸病源候论·妇人产后病诸候》记载："虚汗不止者，由阴气虚而阳气加之，里虚表实。血为阴，产则伤血，是为阴气虚也；气为阳，其气实者，阳加于阴，故冷汗出。"黄素英治疗以补虚敛汗为主，多以桂枝汤为基础方。桂枝汤解肌发表，调和营卫。黄素英喜用桑叶。桑叶，味苦性寒，润肺敛汗，有止汗之功，尤其对盗汗的止汗作用更为显著。

（三）产后恶露不绝

产后恶露不绝是指产后血性恶露持续 10 日以上，仍淋漓不尽。主要病因病机为冲任失固，气血运行失常。《胎产心法》有云："由于产时损其气血，虚损不足，不能收摄，或恶血不尽，则好血难安，相并而下，日久不止。"黄素英认为本病临床上以气虚夹瘀型多见，治法：补气止血。临证常用当归补血汤合生化汤加减化裁，以黄芪、当归、川芎益气养血，气行则血行；益母草祛瘀生新而不留瘀；桃仁、肉苁蓉润肠通便；更加败酱草清热解毒，防治热邪瘀滞。

（四）产后缺乳

产后缺乳是指哺乳期内，产妇乳汁甚少或无乳可下。常因产妇气血亏虚导致乳汁生化不足或肝郁气滞、痰浊阻滞导致乳络不畅引起。《三因极一病证方论》记载："产妇有两种乳脉不行，有气血盛而壅闭不行者，有血少气弱涩而不行者，虚当补之，盛当疏之。"黄素英用药从这两方面入手，常以涌泉散、逍遥散为基础方辨证加减，黄芪、当归、白芍补益气血；另予漏芦、通草、王不留行、炮穿山甲、皂角刺等品加强通乳功效。

（五）产后小便不通

产后小便不通指新产后产妇发生排尿困难，小便点滴而下，甚则闭塞不通，小腹胀急疼痛。又称"产后癃闭"。黄素英认为该病因膀胱气化失司所致，与肺、脾、肾三脏均关系密切。《沈氏女科辑要》曰："中州清阳之气下陷，反致膀胱窒塞不通,即所谓州都之气化不行者。"气虚则水道不利。黄素英临证喜用补中益气汤为基础方,补气升阳,温煦气化;加茯苓、猪苓、车前子等品,利水渗湿通淋。

三、医案举隅

案 **1**

郭某,女,32 岁。

初诊(2019 年 7 月 16 日)

主诉:产后关节疼痛 2 周。

病史:2019 年 6 月 4 日顺产一子。近 2 周出现畏风寒、骨关节痛、腰酸腰痛、后背痛伴发冷等症状。目前哺乳中,乳汁量足。既往月经量少,初潮 12 岁,经期 2~3 日,周期 30~32 日,色红,无痛经。产后尚未行经。1-0-1-1,2015 年曾行人工流产手术。刻下:疲劳,情绪焦虑,口干,耳鸣,动则汗出,偶有咳嗽咽痒,痰白。纳可,大便日行 1 次,夜寐安。舌红苔白有齿印,脉细弱。中医诊断:产后身痛,证属风寒证。西医诊断:产后关节痛。治法:益气固表,祛寒通络。

[处方]生黄芪 30 g,防风 6 g,炒白术 10 g,羌活 5 g,独活 5 g,片姜黄 6 g,忍冬藤 15 g,寻骨风 15 g,当归 10 g,鸡血藤 15 g,石菖蒲 10 g,五味子 6 g,桂枝 9 g,川石斛 15 g,14 剂。

二诊(2019 年 8 月 1 日)

药后症同前,畏风恶寒,关节疼痛,后背冷痛稍有缓解,焦虑情绪好转,汗出,口干,咳嗽仍有,遇风寒加重。舌红苔薄,脉细。治法:益气通络。

[处方]生黄芪 30 g,防风 6 g,炒白术 10 g,羌活 10 g,独活 10 g,片姜黄 6 g,忍冬藤 15 g,寻骨风 15 g,当归 10 g,鸡血藤 15 g,石菖蒲 10 g,五味子 6 g,桂枝 9 g,川石斛 15 g,鹿角霜 20 g,熟附片 6 g,路路通 10 g,漏芦 10 g,王不留行 10 g,皂角刺 15 g,糯稻根 15 g,桑叶 30 g,14 剂。

三诊(2019 年 8 月 20 日)

患者汗出明显好转,关节疼痛减轻,偶有腰酸腰痛。纳可,便寐调。舌红苔薄白,脉细。拟从前法治疗。

[处方]生黄芪 30 g,防风 6 g,炒白术 10 g,羌活 10 g,独活 10 g,片姜黄 6 g,川断 12 g,补骨脂 12 g,当归 10 g,鸡血藤 15 g,石菖蒲 10 g,五味子 6 g,桂枝 9 g,

川石斛 15 g,鹿角霜 20 g,熟附片 6 g,路路通 10 g,漏芦 10 g,王不留行 10 g,皂角刺 15 g,糯稻根 15 g,桑叶 30 g,14 剂。

随访:患者坚持续服中药治疗 1 月,全部症状均消失,病愈。

【按】《经效产宝》对产后身痛的病因描述有:"产伤动血气,风邪乘之。"本病案患者顺产后气血不足,百脉空虚,风寒实邪乘机入侵体内。经脉关节失去濡养,气滞血瘀,故见周身关节疼痛;肺卫不固,外感实邪,故咳嗽有痰。黄素英取玉屏风散(黄芪、防风、白术)之意,益气固表;当归、鸡血藤养血活血,旨在补益扶正;羌活、独活、寻骨风、忍冬藤等品可祛风除湿,通络止痛,用以祛除实邪。全方兼顾扶正和祛邪。二诊后,因患者病情虚中有实,复杂变化,其症状未明显改善。黄素英遂增加羌活、独活用量,发挥其祛风寒实邪之功效。另予鹿角霜、熟附片、川断、补骨脂等品温肾助阳;桑叶、糯稻根固腠理,闭毛窍,止汗出;王不留行、路路通、漏芦等品通乳,使乳汁充沛。患者诸症终除。

案 2

黄某,女,30 岁。

初诊(2019 年 4 月 23 日)

主诉:产后 2 月余,汗出多 1 月。

病史:2019 年 1 月 29 日顺产一子。近 1 月来汗出严重,动则大汗淋漓,湿透衣物。夜间亦有汗出,情绪低落,口干。目前哺乳中,乳汁量足。既往月经规律,初潮 13 岁,经期 7 日,周期 28 日,经量少,色红,无瘀,无痛经。1-0-0-1。带下多,纳可,二便调,夜寐欠安。舌红苔薄,脉细。中医诊断:产后汗证,证属气虚证。西医诊断:产后汗出。治法:益气调摄。

[处方]生黄芪 30 g,防风 6 g,炒白术 10 g,桂枝 3 g,白芍 15 g,生甘草 3 g,大枣 10 g,生姜 3 g,煅牡蛎 30 g,赤石脂 10 g,禹余粮 15 g,五味子 6 g,桑叶 30 g,生地 10 g,益智仁 10 g,石榴皮 6 g,7 剂。

二诊(2019 年 4 月 30 日)

汗出减少,余诸症皆有好转。畏风寒,纳呆,二便调,夜寐欠安。舌红苔白,脉细。治法:益气通络。

[处方]生黄芪 30 g,防风 6 g,炒白术 10 g,桂枝 3 g,白芍 15 g,生甘草 3 g,大枣 10 g,生姜 3 g,煅牡蛎 30 g,赤石脂 10 g,禹余粮 15 g,漏芦 10 g,桑叶 30 g,生地 10 g,益智仁 10 g,鹿角霜 10 g,柴胡 6 g,淮小麦 30 g,通草 10 g,当归 10 g,补

骨脂 12 g,14 剂。

三诊(2019 年 5 月 14 日)

偶有汗出,足跟痛,腰酸。纳呆,二便调,夜寐欠安。舌暗红苔薄腻,脉细。拟从前法治疗。

[处方]生黄芪 30 g,防风 6 g,炒白术 10 g,桂枝 3 g,白芍 15 g,生甘草 3 g,大枣 10 g,生姜 3 g,煅牡蛎 30 g,赤石脂 10 g,禹余粮 15 g,五味子 6 g,桑叶 30 g,生地 10 g,益智仁 10 g,石榴皮 6 g,地骨皮 10 g,焦山楂 15 g,神曲 15 g,补骨脂 12 g,川断 12 g,泽泻 10 g,14 剂。

随访:患者续服中药治疗 2 周,未出现汗出,症情基本痊愈。

【按】本案患者生产时耗伤气血,产后腠理虚疏,阳虚则气不固,阴虚则迫汗外出,故自汗持续不止。黄素英运用玉屏风散(黄芪、防风、白术)合桂枝汤(桂枝、白芍、生甘草、大枣、生姜)加减,解肌固表,调和营卫。生地养阴生津,桑叶润肺敛汗。更添加赤石脂、禹余粮、五味子、煅牡蛎等品加强收敛功效。全方用药明晰。二诊后患者汗出即减。黄素英续以此法巩固治疗,用药略有加减,增川断、补骨脂、鹿角霜等温肾之品,肺肾合调;同时不忘谨防收敛过度而导致回乳,另予漏芦、通草通经活络,补虚通乳。

案 3

苏某,女,31 岁。

初诊(2018 年 6 月 5 日)

主诉:产后 9 月余,反复漏尿 5 个月。

病史:2017 年 8 月顺产一女(产钳助产)。产后子宫轻度脱垂,膀胱轻度脱垂,阴道前后壁膨出。既往月经规律,初潮 14 岁,经期 5～6 日,周期 28～30 日。1-0-1-1,2015 年自然流产,现避孕。产后 7 月已转经。末次月经 5 月 21 日,6 日净,经量中,有瘀,轻微痛经,腰酸,经前乳胀。刻下:胃纳欠佳,餐后腹胀,偶有恶心,大便欠畅,日行一次,睡眠差,尿频,夜尿每夜 2～3 次,无尿急尿痛,漏尿反复出现,排卵期尤甚。乏力,胸闷,口干明显,易头晕,舌尖麻,畏寒,下肢冷。5 月 9 日外院查尿常规:未见明显异常。舌红苔薄,脉细数。中医诊断:产后阴挺、遗溺,证属中气下陷证。西医诊断:产后子宫脱垂,尿失禁。治法:升提中气。

[处方]生黄芪 50 g,炒党参 12 g,炒白术 10 g,炒当归 10 g,升麻 5 g,柴胡 6 g,陈皮 6 g,生甘草 3 g,焦山楂 15 g,神曲 15 g,枳壳 30 g,川断 30 g,桑螵蛸

15 g,海螵蛸 15 g,益智仁 10 g,补骨脂 15 g,金樱子 15 g,覆盆子 15 g,潼蒺藜 15 g,白蒺藜 15 g,14 剂。

二诊(2018 年 7 月 10 日)

诸症好转,漏尿次数减少,畏寒,小腹、腰部冷,易汗出,夜间亦有汗出,乏力,少气懒言,纳可,大便调,仍有夜尿 3 次,夜寐欠安。舌红苔薄,脉细。治法:补中益气。

[处方]生黄芪 50 g,炒党参 12 g,炒白术 10 g,炒当归 10 g,升麻 5 g,柴胡 6 g,陈皮 6 g,生甘草 3 g,焦山楂 15 g,神曲 15 g,枳壳 30 g,川断 30 g,桑螵蛸 15 g,海螵蛸 15 g,益智仁 10 g,补骨脂 15 g,金樱子 15 g,覆盆子 15 g,潼蒺藜 15 g,白蒺藜 15 g,煅牡蛎 30 g,肉桂 3 g,瘪桃干 15 g,14 剂。

三诊(2018 年 8 月 7 日)

偶有漏尿,小腹、阴道无坠胀感,汗出好转,仍有畏寒。夜尿次数减少。动则气短,时感焦虑,纳可,大便调,夜寐欠安。舌红苔薄脉细。拟从前法治疗。

[处方]生黄芪 50 g,炒党参 12 g,炒白术 10 g,炒当归 10 g,升麻 5 g,柴胡 6 g,陈皮 6 g,生甘草 3 g,焦山楂 15 g,神曲 15 g,枳壳 30 g,川断 30 g,桑螵蛸 15 g,海螵蛸 15 g,益智仁 10 g,补骨脂 15 g,金樱子 15 g,覆盆子 15 g,潼蒺藜 15 g,白蒺藜 15 g,煅牡蛎 30 g,肉桂 3 g,瘪桃干 15 g,桑叶 30 g,芡实 10 g,合欢皮 30 g,远志 6 g,益母草 20 g,14 剂。

随访:患者自诉三诊后无漏尿。

【按】阴挺是指子宫从正常位置沿阴道下降,宫颈外口达坐骨棘水平以下,甚至子宫全部脱出阴道口以外,类似于西医的"子宫脱垂"。本案患者分娩时难产,产程时间过长,用力过度,耗伤气血,损伤经络。最终产后出现子宫下垂、膀胱脱垂、阴道膨出等症状;又因产后素体虚弱,中气下陷,膀胱失约,而反复漏尿。黄素英治疗本病经验:一是补气升提,以补中益气汤为基础,重用君药黄芪达 50 g,以求大补元气。二是益肾健固。因肾开窍于二阴,二便不禁即为肾败。取金樱子、覆盆子、桑螵蛸、益智仁等品固肾缩尿。现代研究发现:方中药物枳壳,既能调节肠胃功能利胆,又能兴奋子宫收缩。黄素英还嘱咐患者应避免操劳负重;坚持每日多做提肛训练,一缩一松交替进行,加强盆底肌肉群反应和收缩功能。调养适当,脏腑气血和调,则诸症均消。

案 4

胡某,女,41 岁。

初诊(2019 年 11 月 23 日)

主诉:分娩后 51 日,乳汁少。

病史:2019 年 10 月 3 日剖腹产一子。哺乳中,自觉乳胀,但乳汁分泌量少,质稠,乳汁中伴有细小颗粒状沙石。孕期曾有子痫,目前血压正常。既往月经规律,初潮 14 岁,经期 2～3 日,周期 30 日,经量少,色红,无痛经。产后尚未行经。1-0-0-1。刻下乏力、情绪焦虑、纳呆,夜寐欠佳,大便秘结,需外用开塞露药物,维持日行 1 次。舌红苔薄,脉细。中医诊断:产后缺乳,证属肝郁气滞证。西医诊断:产后乳腺炎。治法:疏肝通络。

[处方]炒当归 10 g,炒白芍 10 g,柴胡 6 g,茯苓 12 g,炒白术 10 g,生甘草 3 g,焦栀子 10 g,牡丹皮 10 g,南北沙参(各)15 g,麦冬 12 g,玄参 30 g,丹参 20 g,路路通 10 g,皂角刺 15 g,制香附 10 g,蒲公英 30 g,橘叶核(各)12 g,王不留行 10 g,火麻仁 15 g,牡丹皮 10 g,生麦芽 30 g,7 剂。

二诊(2020 年 3 月 10 日)

药后症情减轻,但乳汁仍黏稠,便如羊屎,疲惫头晕。舌红苔腻,脉细弦,治法:疏肝理气。

[处方]柴胡 6 g,生甘草 3 g,枳壳 10 g,白芍 10 g,川芎 6 g,制香附 10 g,南北沙参(各)30 g,麦冬 30 g,蒲公英 30 g,炒当归 10 g,生地 15 g,茯神 30 g,玄参 30 g,火麻仁 10 g,橘叶核(各)12 g,生山楂 30 g,丹参 20 g,皂角刺 30 g,炙鸡内金 15 g,煅牡蛎 30 g,水蛭 3 g,14 剂。

三诊(2020 年 5 月 26 日)

乳汁增多(每日有 2 200 mL),仍质稠,排乳欠畅。乳胀,4 月 25 日双乳疼痛,休息后缓解。产后月经来潮:5 月 25 日,2 日净,经量少,色暗红,无痛经。乏力,纳可,大便调,夜寐尚安。舌红苔腻,脉细。拟从前法治疗。

[处方]柴胡 6 g,生甘草 3 g,枳壳 10 g,白芍 10 g,川芎 6 g,制香附 10 g,南北沙参(各)30 g,麦冬 30 g,蒲公英 30 g,炒当归 10 g,生地 15 g,茯神 30 g,玄参 30 g,火麻仁 10 g,橘核 12 g,生山楂 30 g,丹参 20 g,皂角刺 30 g,炙鸡内金 15 g,陈皮 6 g,水蛭 3 g,浙贝母 10 g,路路通 10 g,金银花 10 g,砂仁 3 g,生麦芽 60 g,14 剂。

四诊(2020 年 6 月 16 日)

诸症减轻,排乳通畅,颗粒状沙石排出,乳汁量可。纳可,二便调,夜寐安。舌红苔薄腻,脉细弦。拟从前法治疗。

[处方]柴胡6g,生甘草3g,枳壳10g,白芍10g,川芎6g,制香附10g,南北沙参(各)30g,麦冬30g,炒当归10g,生地15g,玄参30g,火麻仁10g,路路通15g,生山楂30g,橘叶核(各)12g,通草15g,丹参20g,皂角刺30g,炙鸡内金30g,陈皮6g,浙贝母10g,橘络15g,14剂。

随访:后患者乳汁分泌正常。月经周期恢复后,回乳顺利,无异常。

【按】《傅青主女科》曰:"产后郁结,乳汁不通。"本案患者产后为七情所伤,肝气郁结,气机不畅,乳络受阻,乳汁不能正常排出。不通则痛,乳房胀硬疼痛。气滞血瘀,乳汁量少而浓稠,甚至有沙石颗粒分泌。黄素英认为乳汁分泌依赖肝气疏泄,肝气调达,则络通乳增,故采用疏肝通络法治疗;乳头属足厥阴肝经,乳房属足阳明胃经,肝脾相互为用,故治疗还要兼顾调和脾胃。处方中以丹栀逍遥散为基础,疏肝解郁,健脾清热。佐路路通、王不留行化瘀通络;橘叶、橘核、香附疏肝理气;南北沙参、麦冬、玄参养胃生津;生麦芽入于肝、胆经,其生发之气能疏解肝郁。乳络不通者,可加量使用。故黄素英将处方中生麦芽用量由30g增至60g,意在疏肝通乳。炙鸡内金消食化积力强,可排尿路结石、胆结石。黄素英取类比象,用炙鸡内金治疗乳汁淤积,患者乳汁中沙石逐步排出。患者首诊后症情改善,遂立即停药,未巩固治疗。此后数月来症情反复。后发生乳痈征兆,只得再次向黄素英求治。方中增加金银花、浙贝母等品清热解毒、散结消痈。黄素英始终切中病机,对症用药,故疗效如鼓应桴。

第十节 不 孕 症

一、病证概述

不孕症是妇科常见病、疑难病。世界卫生组织(WHO)界定婚后未避孕,有正常性生活,同居1年而未受孕,为不孕症。我国不孕症发病率为7%～10%,且发病率呈上升趋势。不孕因素可能在女方、男方或男女双方。女性不孕因素以排卵障碍和输卵管因素居多。

中医历代医家重视对不孕的研究。《周易》记载"妇三岁不孕",首先提出了不孕病名。《针灸甲乙经·妇人杂病》云:"女子绝子,衃血在内不下,关元主之",率先提出了瘀血不孕的病机。《备急千金要方》中提出了"全不产"和"断绪"的病名,将不孕进行了原发性和继发性的分类,并把不孕原因归属于夫妻各方,有重要的学术和社会价值。《傅青主女科》中强调从肝肾论治不孕,创制了养精种玉汤、温胞饮、开郁种玉汤等。

海派中医蔡氏妇科流派治疗不孕症多循"育肾调周"理论。蔡氏妇科第七代代表性传承人蔡小荪在继承蔡氏妇科先辈的学术思想基础上,结合多年临证实践,于 20 世纪 70 年代初创立蔡氏妇科流派育肾调周理论。提出月经周期四期生理特点和调治妇科疾病的思路,认为肾气、天癸、冲任作为生殖轴内环境处于平衡状态,这种平衡状态应与大自然的阴阳相对应,即天人相应、阴阳和合。提出:"女子月经以肾气为主导,受天癸调节,又在肝藏血调血、脾统血化血、心主血、肺布血的协同作用下,冲任气血相资,胞宫出现虚而盛、而满、而溢、而虚的月经周期,并随着阴阳消长、气血盈亏而出现月经期、经后期、经间期、经前期。"月经期(经水来潮至净):胞宫气血由满溢泻渐至空虚,肾气、天癸作用相对消减。凡经期、经量、经色及经味异常,均可在此期调治。常用疏调、通下、固摄诸法。经后期(经净至排卵前):胞宫气血由虚至盈,肾气渐复渐盛,从阴阳论是阴长之时。此期是调经、种子、消癥的基础阶段,当补则补,当泻则泻,随其从而治之。经间(排卵期):肾气充盛,是阴阳转化、阴极生阳、阳气发动、阴精施泄的种子时期,若交接合时有受孕可能。治疗以促进阴阳转化为宗旨。经前期(排卵后到经潮前):肾气实而均衡,阳盛阴长,气血充盈,治疗以维持肾气均衡为原则,又是调治月经前后诸疾及经期诸疾的关键时期。在具体治疗中,将四期生理和妇科诸疾病理特点有机结合,制定出不同的周期调治法,并创立一系列自拟方剂。如治疗不孕症之"育肾助孕周期调治法"。

黄素英在继承蔡氏妇科学术思想的基础上,结合多年临证实践,对本病诊疗形成了个人的学术特色。其总体的诊治思路可概况为"三分阶段,整体调治"。

(一)孕前阶段调经为先,未病先防

不孕症病因复杂,证候各异,治法亦各有不同。黄素英认为不孕症常为多因素、多环节的综合病证,因此不孕症的治疗不能只重一方一法,而应立足不同阶段,整体综合治疗。患者初诊时应综合分析病情,并且判断是否需要区分阶段,先行孕前调治。例如不孕症患者伴有明显的月经失调或者经检查明确有输卵管不通、子宫内膜异位症、子宫肌瘤,或者曾有生化妊娠、胚胎停育、复发性流产等不良孕产史者等,往往建议患者先进行孕前阶段的调治。在孕前阶段,预先治疗

一般在2~3个月经周期左右,此阶段的治疗重点为调整月经周期,尽量去除或控制孕育的不利因素。

孕前调经主要有三法:一是补肾填精。《素问·上古天真论》曰:"女子七岁,肾气盛,齿更发长。二七而天癸至,任脉通,太冲脉盛,月事以时下,故有子。"又有"肾主生殖""经水出诸肾"之说,可见肾、月经及孕育的密切关系。常用方为六味地黄丸加减或蔡氏育肾助孕周期系列方加减。二是健脾益气。脾胃为后天之本,气血生化之源,血为月经的物质基础;脾统血,脾气健运,则血循常道,血旺经调。常用方为归脾汤加减、四君子汤加减。三是疏肝理气。肝主疏泄功能与月经正常来潮关系密切,且女子不孕,因社会压力,多有情志不舒。因此在治疗不孕症中十分重视疏肝理气以调经。常用方为逍遥散加减。喜用郁金、香附、佛手、乌药等理气之品。

黄素英认为通过孕前调经,调整肾-天癸-冲任-胞宫轴功能,可以为孕育做好准备。此外,对输卵管性不孕、子宫内膜异位症不孕等,通过在此期预先治疗,病证结合,针对病因加以调治,尽量去除或控制孕育的不利因素,有助于提高受孕机会。

(二)备孕阶段育肾助孕,整体调治

1. 育肾助孕,周期调治　育肾助孕、周期调治是黄素英治疗不孕症的核心思路。月经以肾气为主导,受天癸调节,在肝藏血调血、脾统血化血的共同作用下,冲任气血相资,随着阴阳消长,胞宫气血盈亏转变,分别出现月经期、经后期、经间期及经前期的变化。所以调经助孕之道,要详审月经周期规律,顺应不同时期阴阳气血变化的特点,进行调治。

经后期胞宫气血由虚渐盈,乃阴长之时,治以育肾通络,基本方组成有茯苓、生地、路路通、降香、淫羊藿、制黄精、怀牛膝等。经间期是阴阳转化之时,经前期胞宫气血渐趋满盈、阴长阳盛之时,治以育肾培元,基本方组成有茯苓、生地、淫羊藿、仙茅、巴戟天、肉苁蓉、鹿角霜等。这样通过育肾助孕,周期调治,以助孕育。

2. 以病为纲,灵活加减　临床上除了常规辨证外,有时患者的临床表现并不明显,或者无证可辨,此时黄素英常参考实验室检查或西医诊断,病证合参,灵活治疗。

3. 个体方案,整体调治　黄素英认为不孕症治疗的重点是"人",而不是

"病",因此应该结合患者的具体情况,因人而异,制定个体方案,整体调治,以期取效。个体方案的制定主要包括详问病情、辅助检查、综合评估、制定方案、宣教指导、情绪疏导、复诊治疗、孕后保胎等多个环节和流程。

临床诊疗中不孕症患者许多病史涉及隐私,治疗时间一般较长,通过有技巧地柔声详问,能问清许多关键信息,为临床诊疗提供依据,并且有助于建立良好的医患关系,医患信任能提高患者的依从性,从而提高疗效。宣教指导比如指导其测量基础体温,建议选择在排卵日同房以提高受孕机会;对部分有孕早期自然流产史的患者,嘱其尽早验孕,以便及早发现,及时治疗;对一些比较肥胖的排卵障碍性不孕患者,嘱其健康饮食、科学锻炼以控制体重,促进恢复自发排卵;对部分比较紧张焦虑的患者,进行心理疏导,使患者恢复平和心态,从而有助孕育。制定个体方案,进行整体综合调治,既是中医个性化精准诊疗的体现,也蕴含了中医人文关怀的内涵。

(三) 孕后阶段补肾安胎,养治结合

不孕症的诊疗是以最终获得健康婴儿为目标的,因此对治疗后顺利怀孕的患者多采用孕后保胎治疗,尤其是有不良孕产史的患者,建议保胎至怀孕 3 个月或超过前次流产至少 2 周时间为宜。孕后保胎主要包括养治两方面,一是生活调摄,如嘱患者怀孕 3 个月内禁止同房,忌食桂圆、芒果等热性食物,注意休息,不能过分劳累及伸举用力等。二是中药补肾安胎治疗,基本方为党参、白术、黄芩、砂仁、桑寄生、菟丝子、续断、杜仲、南瓜蒂、苎麻根等。

二、诊治经验

(一) 排卵障碍性不孕症

排卵障碍性不孕症是一种涉及多种原因的常见病症,主要表现为卵泡发育、卵母细胞成熟和排卵功能多方面异常,是引发不孕症的重要原因之一。黄素英认为本病的基本病机在于肾虚。肾主生殖,肾精(阴)是卵子发育成熟所需的基本物质,肾气(阳)是排卵的内在动力。肾精是肾气的物质基础,肾气是肾精的功能体现。若肾精不足,肾气亏损,则肾所主的生殖功能会发生异常而致不孕。

肾中阴阳的消长变化也会体现在月经周期的动态节律变化中。在月经四期中,肾中阴阳有所偏盛。经后期肾阴由虚渐盛,是阴长之时;经间期是阴阳转化之时;经前期是肾阳渐充、阳盛之时;经期冲任疏泄,阴阳相对俱虚。因此育肾助

孕要顺应肾中阴阳在月经周期各时期的盛衰变化而调之,谨察阴阳之所在,分周期调治。

临证常用育肾助孕、周期调治法治疗本病。经后期予育肾通络法。育肾通络方基本方药物组成有:茯苓、生地、路路通、降香、淫羊藿、制黄精、怀牛膝、皂角刺等。经前期予育肾培元法。育肾培元方基本方药物组成有:茯苓、生地、熟地、淫羊藿、巴戟天、鹿角霜、肉苁蓉等。续服此方至月经来潮。

临证时需结合具体情况进行辨证加减。育肾通络方:形体肥胖者酌加黄芪 30 g、石菖蒲 10 g、白芥子 6 g、川芎 10 g 等,皂角刺可酌增至 30 g;少腹隐痛、带下稍多者酌加大血藤 15 g、苏败酱 30 g、椿根皮 12 g 等;崩漏者酌加墨旱莲 12 g、煅牡蛎 30 g、仙鹤草 12 g 等;神疲乏力者酌加党参 12 g、黄芪 30 g 等。育肾培元方:基础体温改善欠佳者酌加紫河车粉 6 g 等;面瘰时作或有热相者酌加知母 12 g、黄柏 12 g 等;崩漏者酌加墨旱莲 12 g、煅牡蛎 30 g、仙鹤草 12 g 等。

(二)输卵管阻塞性不孕症

输卵管阻塞性不孕症是由于各种原因引起的输卵管阻塞,从而影响精子与卵子的结合,或者受精卵运送至宫腔,而导致育龄期的女性不能受孕。引起输卵管阻塞的原因较多,其中炎症感染和手术操作极易使输卵管黏膜受损,进而纤毛消失,蠕动障碍,以及阻塞或与周围组织粘连,影响输卵管的通畅性功能。目前,该病的发病率呈上升趋势,不仅严重影响女性的身心健康,同时还会引发各类社会问题,为越来越多的人所重视与关注。西医学常采用各种物理及手术方式进行治疗,但总体疗效并不理想。

中医学认为,不孕症的病机大体上可分为肾虚、肝郁、痰湿、血瘀四大类。输卵管不通型不孕是不孕症的一个重要的分支,本病多因经期摄生不慎、子宫内膜异位症、盆腔炎或堕胎小产、金属利器进入胞宫,引邪毒内侵,致气血失调,瘀血内停,冲任受阻,胞脉不通,运卵不畅,引起不孕,故瘀血为其主要病机。清代陈士铎《石室秘录》指出:"任督之间,倘有癥瘕之症,则精不能施,因外有所障也。"明确地指出了有形之邪可以阻碍精子通过胞络,进而影响其受孕。朱丹溪曰:"阴阳交媾,胎孕乃凝,所藏之处,名曰子宫,一系在下,上有两歧,中分为二,形如合钵,一达于左,一达于右。"所谓"两歧"相当于输卵管,也可以认为胞脉两歧阻塞,多为瘀血、湿热、痰浊之类,临床上通常用理气活血、清利湿热、化除痰浊等法以通利络脉,可改善输卵管阻塞。

　　黄素英认为,肾主生殖,诸症不孕皆当责之于肾,肾气充盛是孕育胎儿的根本,因此本病的病机之本是肾气亏虚。《素问·上古天真论》云:"肾气盛……天癸至,任脉通,太冲脉盛,月事以时下,故有子。"文中也提到了肾气充盛是种子受孕的必要条件。然输卵管不通,是因瘀阻络道不通所导致,故本病的病机之标为瘀阻络道。此处所说的"瘀",并非单纯指瘀血,还包括气滞、痰湿阻滞等。黄素英强调,治疗此病必须要洞察其病因病机之根本所在,切勿一味滋补,或一味攻伐,而要标本兼顾,方能奏效。黄素英在通瘀治疗过程中,遣方用药见解独到,常用黄芪、瞿麦、细辛、降香等药物。黄素英认为,黄芪可加强补气的力量,以推动肠蠕动,促进纤毛的蠕动,进而推动受精卵在输卵管内的运行;瞿麦亦可促进肠蠕动,从而可以起到解除输卵管粘连的功效;细辛、降香二药均性辛温,用于此处取其辛散之力,可增加生地黄、黄精的灵动性,进一步发挥药效。

　　治疗本病,黄素英的诊治经验如下。

　　1. 补肾为主,通瘀为辅,兼顾调经　　黄素英在输卵管不通型不孕症的治疗方面,根据其肾气亏虚、瘀阻络道之病机特点,采用育肾通瘀为其治疗大法。黄素英认为,此类患者主要病因虽为输卵管不通,但经水顺调仍是女子受孕的先决条件,故在治疗上,选用周期疗法,以顺应女子月事规律用药。女子经后期(经净至排卵期前),胞宫气血由虚至盈,肾气渐充,为阴长阳消之时,是调经、种子、消癥、通络的准备阶段,此时采用育肾通络的方法,补益肾气,疏通络道,同时促进排卵;经前期(排卵期至经水来潮),此时为氤氲期,肾气充盛,阴阳转化,为种子最佳时机,随之阳气渐生,逐渐达到阴长阳盛、气血充盈的关键时期,故本周期选用育肾培元的方法,改善宫腔环境,以助摄精成孕。

　　基础方药如下:经后期(经净至排卵期前)运用育肾通管方,经前期(排卵期至经水来潮)运用育肾培元方的周期疗法进行治疗。育肾通管方:茯苓、生地黄、路路通、降香、皂角刺、月季花、地龙、瞿麦、细辛、淫羊藿、黄精、怀牛膝、王不留行等。方中茯苓、生地黄和中补益脾肾,滋阴养血兴阳;路路通能通十二经;皂角刺辛温锐利,直达病所,托毒排脓,活血消痈散结;月季花活血调经,疏肝解郁;地龙、瞿麦、王不留行活血通经,黄素英认为瞿麦有促进肠蠕动,从而可以解除输卵管粘连的功效;降香、细辛散寒温阳通窍;淫羊藿补肝肾,助阳益精;黄精滋养肾精,补益脾气;怀牛膝下行活血通经,补肝肾。全方配伍,共奏育肾通管之功效。育肾培元方:茯苓、生地黄、仙茅、淫羊藿、巴戟天、肉苁蓉、鹿角霜、紫石英、山茱萸等。方中茯苓入肾利水,补脾和中;生地黄养血滋阴,益肾填精兴阳;仙茅、淫羊藿、巴戟天、肉苁蓉补肝肾,助阳益精;鹿角霜温肾助阳,益精补血;紫石英暖宫助孕;山茱萸补益肝肾。方中大量温补肾阳药物中加入少量补阴药,正如《景岳全书》中所言:"善补阳者,必欲阴中求阳,则阳得阴助而生化无穷;善补阴者,必欲阳中求阴,阴得阳升而泉源不竭。"全方配伍,共奏育肾培元之功效。

配伍特色如下:炮穿山甲,《医学衷中参西录》载:"穿山甲,味淡性平,气腥而窜,其走窜之性,无微不至,故能宣通脏腑,贯通经络,透达关窍,凡血凝血聚为病,皆能开之。"黄素英经常将炮穿山甲与育肾通管方相配伍,以助其通络之力,疗效显著。紫河车,为血肉有情之品,善补肾阳、益精血,为滋补强壮之要药,黄素英喜用紫河车配伍育肾培元方,助其育肾填精,使冲任充盛,经水顺调而利于种子。

2. 重视情志疏导,提倡中西合璧　《傅青主女科·种子》言:"其郁而不能成胎者以肝木不舒,必下克脾土而致塞……带脉之气既塞,则胞胎之门必闭,精即到门,亦不得其门而入矣,其奈之何哉?"指出肝气郁结、情志不舒亦可导致不孕。黄素英认为,大多不孕症患者,均有屡次试孕失败之经历,加之久为疾病所苦,不得宣泄,导致肝气郁结,同样会增加其不孕的概率,故临床中十分关注患者情志状态,及时予以心理疏导,同时方中配伍疏肝解郁的药物,如柴胡、郁金、淮小麦等,舒畅气机,调其情志,助其受孕。

此外,随着社会飞速发展,人们观念不断更新,越来越多的人群追求并倡导短平快式的生活方式,就连怀孕这一社会问题,也被套用在其中。黄素英临床上有些求嗣的病例,这些患者备孕时间不长,但因为检查发现了输卵管通而欠畅,或是一侧完全阻塞另一侧通畅,更有甚者,仅仅是由于工作时间过于紧张,而断然放弃了自然怀孕的机会,直接去选择自认为更加方便快捷的辅助生殖技术,然而并非每位患者都能如愿,甚至有些人尝试六七次都以失败告终。患者屡试屡败,不仅身体受到损害,情志也受到严重的影响,进而失去信心。黄素英每每遇到此类患者,均会耐心分析讲解,将辅助生殖技术与自然受孕加以对比,并举用成功案例,帮助患者重拾信心。

3. 重视固护胎元,同时警惕并排除宫外孕可能　黄素英临床中通过治疗受孕者颇多,然并不会因为成功受孕而结束治疗,黄素英认为诸多不孕症患者在治疗前均有不同程度虚损,故受孕后仍需固护安胎至孕 3 个月,为其保驾护航,以助胎儿顺利成长。

此外,输卵管不通型不孕症患者受孕后,不能马上排除其宫外孕可能,黄素英常建议监测血β-HCG及孕酮指标,同时反复叮嘱孕妇服药期间仔细观察是否有下腹疼痛、阴道出血等情况,如有异常,需及时就医。

(三) 中药助孕辅助生殖

体外受精-胚胎移植(IVF-ET)是指将卵子和精子在体外进行培养,形成受精卵,发育成胚胎后再移植入母体子宫内受孕的过程。这一技术为人类生殖的自我调节开创了新纪元。经过数十年的快速发展,该技术已广泛应用于临床,并取得显著成就,近年来更是不断取得突破,随着第二代、第三代试管婴儿技术的运用,为众多不孕家庭解决了生育难题。但是IVF-ET技术还存在一些难点,有些患者反复失败,这些为中医药辅治IVF-ET提供了契机。

黄素英临证运用蔡氏育肾助孕三步法助孕辅助生殖,取得满意疗效。其具体经验如下。

第一步,备孕期——育肾周期疗法。月经期当理气调经,药用四物调冲汤(炒当归、炒白芍、川芎、地黄、制香附、牛膝)加减;经后期需提升卵子质量,药用育肾通络方(茯苓、地黄、路路通、降香、皂角刺、制黄精、淫羊藿、细辛、仙茅、怀牛膝、车前子)加减;排卵期及黄体期应健助黄体,使子宫内膜接近自然妊娠植入期的状态,药用育肾培元方(茯苓、地黄、仙茅、淫羊藿、巴戟天、肉苁蓉、鹿角胶霜、紫石英、山茱萸)加减。

第二步,植入前——补气安养(助IVF成功)。IVF植入前子宫环境应该适应胚胎的种植生长,此时胃气当降,脾气当升,脾胃之气和则胎气亦安,气盛则孕卵着床发育有力,阴阳气血达到平和状态则胎儿易健固。怀孕者容易肝气太过而引动肝火致胎漏,因此主张在IVF植入前应补益脾气,柔肝泻火,以安养为主,予中药7剂以助植入成功,药用党参、茯苓、白术、杜仲、川断、桑寄生、苏梗、苎麻根、柴胡、白芍、黄芩等。

第三步,植入后——健肾安和。孕后仍当健肾固胎,肾气充盛则冲任二脉系胞有力,胎气得肾气滋养而益健。常用的保胎药有茯苓、桑寄生、川断、杜仲、苎麻根、炒白术、黄芩、苏梗、砂仁等。一般服药至孕3月。如患者有流产史,不论是难免流产、习惯性流产或者IVF-ET受孕后流产,均至少需服药至相应流产孕周后1月。

育肾助孕三步法对各种原因造成多次IVF失败的患者(卵巢储备功能低下、多囊卵巢综合征、排卵障碍、着床障碍、习惯性流产等)均适用。第一步针对排卵障碍而引起IVF取卵失败、配对失败;第二步针对着床障碍、生化妊娠;第三步针对胎停、习惯性流产等。该法可帮助患者通过治疗达到提高 IVF 妊娠率及活产率的目的。

三、医案举隅

案 1

刘某,女,33 岁。

初诊(2019 年 9 月 7 日)

主诉:未避孕 1 年半未孕。

病史:既往月经欠规则,经期 7 日,周期 1~3 月,量中。0-0-0-0。结婚 1 年半,未避孕未孕。2019 年 9 月 5 日查血内分泌:FSH 6.85 mIU/mL,LH 19.6 mIU/mL,E_2 137 pmol/L,T 1.2 nmol/L。末次月经 9 月 4 日。前次月经 6 月 4 日。曾行 B 超监测排卵示无排卵。B 超提示多囊卵巢征象。舌红,苔薄,脉细。中医诊断:不孕症,证属肾虚痰湿。西医诊断:排卵障碍性不孕症(多囊卵巢综合征不孕)。治法:育肾通络,兼化痰湿。嘱经净后服。

[处方]茯苓 12 g,生地 9 g,路路通 9 g,降香 3 g,淫羊藿 10 g,制黄精 12 g,怀牛膝 9 g,皂角刺 30 g,白芥子 6 g,石菖蒲 10 g,生黄芪 30 g,炒白术 10 g,10 剂。

二诊(2019 年 9 月 18 日)

末次月经 9 月 4 日,7 日净,量中,稍有血块,色暗,药后无不适,基础体温未升,带下透明见拉丝状。舌红,苔薄,脉细数。拟育肾培元。

[处方]茯苓 12 g,生地 9 g,熟地 9 g,淫羊藿 10 g,巴戟天 9 g,鹿角霜 9 g,肉苁蓉 9 g,女贞子 9 g,锁阳 10 g,河车粉 6 g,车前子 15 g,龟甲 10 g,炒白术 10 g,菟丝子 15 g,14 剂。

三诊(2019 年 10 月 10 日)

末次月经 10 月 4 日,量中,色红,稍有痛经,经行乳胀,纳可,二便调,夜寐易醒。舌暗,苔白,脉细。拟育肾通络,经净后服。

[处方]茯苓 12 g,生地 9 g,路路通 9 g,降香 3 g,淫羊藿 10 g,制黄精 12 g,怀牛膝 9 g,皂角刺 30 g,珍珠母 30 g,橘核 12 g,菟丝子 15 g,石菖蒲 10 g,白芥子 10 g,薏苡仁 20 g,大血藤 15 g,败酱草 30 g,7 剂。

四诊(2019 年 10 月 17 日)

药后基础体温未升,乳房稍有胀痛,夜寐好转。舌红,苔薄,脉细。拟育肾培元。

[处方]茯苓 12 g,生地 9 g,熟地 9 g,淫羊藿 10 g,巴戟天 9 g,鹿角霜 9 g,肉苁蓉 9 g,女贞子 9 g,锁阳 10 g,河车粉 6 g,炒党参 12 g,龟甲 10 g,橘核 12 g,苎麻根 12 g,菟丝子 12 g,12 剂。

五诊(2019 年 10 月 30 日)

药后基础体温上升 12 日,自测尿 HCG 阴性。嗳气,腹胀矢气,带下偏黄,夜寐安。舌红,苔薄,脉细略滑。拟育肾通络。嘱经净后服。

[处方]茯苓 12 g,生地 9 g,路路通 9 g,降香 3 g,淫羊藿 10 g,制黄精 12 g,怀牛膝 9 g,皂角刺 30 g,车前子 15 g,川芎 10 g,白芥子 3 g,炒白术 10 g,7 剂。

六诊(2019 年 11 月 16 日)

末次月经 11 月 3 日,量中。时届中期,基础体温未升。舌红,苔薄,脉细。拟育肾培元。

[处方]茯苓 12 g,生地 9 g,熟地 9 g,淫羊藿 10 g,巴戟天 9 g,鹿角霜 9 g,肉苁蓉 9 g,女贞子 9 g,锁阳 10 g,河车粉 6 g,龟甲 10 g,苎麻根 12 g,菟丝子 15 g,续断 12 g,杜仲 12 g,14 剂。

随访:2019 年 12 月 19 日来诉,末次月经 11 月 3 日,停经 46 日,12 月 3 日血 β- HCG 103.72 mIU/mL。12 月 5 日血 β- HCG 276.76 mIU/mL。后随访至孕 3 月,B 超示宫内妊娠,胚胎发育正常。

【按】本案患者未避孕 1 年半未孕,属于中医不孕症范畴。又查血内分泌提示 LH/FSH 比值升高,B 超监测示无排卵,多囊卵巢征象,属于西医多囊卵巢综合征不孕。黄素英治疗遵循育肾助孕、周期调治的基本思路,经后期予育肾通络,经前期予育肾培元。考虑病证合参,多囊卵巢综合征不孕的病机根本在于肾虚痰湿,故在育肾通络方中酌加白芥子、石菖蒲等化痰湿之品,在育肾培元方中酌加河车粉等温肾助阳之品,以助排卵,有"益火之源,以消阴翳"及"病痰饮者,当以温药和之"之意。

案 2

陆某,女,29 岁。

初诊(2019 年 12 月 31 日)

主诉:结婚 1 年,有正常性生活,未避孕未孕。

病史:既往月经规则,13 岁初潮,经期 5～6 日,周期 30 日,量中,色暗红,有血块。已婚,0 - 0 - 0 - 0,目前未避孕。末次月经 12 月 29 日,量中,色黯红,有血块,无痛经。2019 年 7 月,检查发现双侧输卵管通而不畅。刻下:胃纳可,二便调,夜寐安,带下量多,色黄。舌红苔薄,脉细数。中医诊断:不孕症,证属肾虚,湿热瘀阻胞络。西医诊断:原发性不孕。治法:患者正值经期,治拟育肾通络。

[处方]茯苓 12 g,生地黄 10 g,路路通 10 g,降香 3 g,皂角刺 30 g,月季花 9 g,地龙 9 g,瞿麦 10 g,细辛 1 g,淫羊藿 12 g,黄精 12 g,怀牛膝 10 g,王不留行 10 g,炮穿山甲 6 g,石楠叶 15 g,椿根皮 12 g,车前子 15 g,鸡冠花 12 g,鱼腥草 15 g,10 剂。

二诊(2020 年 1 月 11 日)

经治带下量减少,仍色黄,余无所苦。舌红苔薄,脉细。刻下排卵期将近,拟育肾培元。

[处方]茯苓 12 g,生地黄 10 g,仙茅 10 g,淫羊藿 10 g,巴戟天 10 g,肉苁蓉 10 g,鹿角霜 10 g,紫石英 30 g,山茱萸 10 g,河车粉 6 g,龟甲 10 g,椿根皮 12 g,鸡冠花 12 g,鱼腥草 15 g,14 剂。

三诊(2020 年 11 月 17 日)

患者因产后 45 日体虚就诊,方知患者于二诊后即怀孕成功,并于 2020 年 10 月 4 日顺产一体健婴儿。

【按】此例患者,结婚 1 年,未避孕未受孕,符合不孕症诊断。双侧输卵管通而不畅,月经有血块排出,说明体内有瘀血。双侧输卵管通而不畅,带下量多,色黄,故辨下焦湿热,瘀阻胞络。方选育肾通管方加育肾培元方周期疗法,方中石楠叶益肾通络;龟甲滋补肾阴,固冲任;椿根皮、鸡冠花、鱼腥草三药配伍清热燥湿止带。患者因产后调理,才知仅 1 个月经周期的治疗,即顺利怀孕,疗效确切。

案 3

钱某,女,33 岁。

初诊(2019 年 8 月 22 日)

主诉:婚后一年半,输卵管通而不畅,求嗣。

病史:既往月经规则,初潮 14 岁,经期 5 日,周期 27 日,中度痛经。已婚,0-0-0-0,目前未避孕。据云婚后半年发现双侧输卵管通而不畅。2018 年 10 月开始行 IVF-ET,移植 3 次均因胚胎质量不满意未成功。拟 2019 年 10 月再行 IVF-ET。血糖正常,有胰岛素抵抗,男方精子正常。末次月经 8 月 18 日,量多有瘀,6日净,中度痛经。刻下:大便干,每日一行。舌红苔薄,脉细。中医诊断:不孕症,证属肾虚,瘀阻胞络。西医诊断:原发性不孕。治法:育肾通络。

[处方]茯苓12 g,生地黄10 g,路路通10 g,降香3 g,皂角刺30 g,月季花9 g,地龙9 g,瞿麦10 g,细辛1 g,淫羊藿12 g,黄精12 g,怀牛膝10 g,土不留行10 g,车前子15 g,石楠叶15 g,丹参20 g,炮穿山甲6 g,炒当归10 g,白芍10 g,玄参30 g,火麻仁20 g,7剂。

二诊(2019年8月28日)

药后大便转畅,基础体温未升,纳可,寐安。舌红苔薄,脉细弦。刻下:排卵期将近,拟育肾培元。

[处方]茯苓12 g,生地黄10 g,仙茅10 g,淫羊藿10 g,巴戟天10 g,肉苁蓉10 g,鹿角霜10 g,紫石英30 g,山茱萸10 g,河车粉6 g,玄参30 g,火麻仁20 g,龟甲10 g,艾叶3 g,延胡索12 g,14剂。

三诊(2019年9月12日)

时近经期,基础体温已上升7日,下腹隐痛。舌红苔薄,脉细弦,继拟育肾通络。

[处方]茯苓12 g,生地黄10 g,路路通10 g,降香3 g,皂角刺30 g,月季花9 g,地龙9 g,瞿麦10 g,细辛1 g,淫羊藿12 g,黄精12 g,怀牛膝10 g,王不留行10 g,车前子15 g,石楠叶15 g,玄参30 g,火麻仁20 g,仙茅10 g,炮穿山甲6 g,10剂。经净后服。

四诊(2019年9月26日)

末次月经9月16日,量中较前偏少,轻微痛经,腰酸。舌红苔薄,脉细弦。近排卵期,继拟育肾培元。

[处方]茯苓12 g,生地黄10 g,仙茅10 g,淫羊藿10 g,巴戟天10 g,肉苁蓉10 g,鹿角霜10 g,紫石英30 g,山茱萸10 g,河车粉6 g,火麻仁20 g,玄参30 g,知母12 g,黄柏12 g,龟甲10 g,苎麻根12 g,14剂。

五诊(2019年10月10日)

近日带下偏黄,大便干,腰酸,余无殊。舌红苔薄,脉细弦,经期将届,继拟育肾通络,经后服。

[处方]茯苓12 g,生地黄10 g,路路通10 g,降香3 g,皂角刺30 g,月季花9 g,地龙9 g,瞿麦10 g,细辛1 g,淫羊藿12 g,黄精12 g,怀牛膝10 g,王不留行10 g,车前子15 g,石楠叶15 g,玄参30 g,火麻仁20 g,仙茅10 g,炮穿山甲6 g,杜仲12 g,红藤15 g,败酱草30 g,10剂。

六诊(2019 年 11 月 7 日)

末次月经 10 月 13 日,量中,6 日净,色红,少瘀,痛经显减。基础体温上升 9 日。大便干结,2 日一行,腰酸好转。舌红苔薄,脉细弦。经期将届,继拟育肾通络,防止其受孕,嘱其经后服。

[处方]茯苓 12 g,生地黄 10 g,路路通 10 g,降香 3 g,皂角刺 30 g,月季花 9 g,地龙 9 g,瞿麦 10 g,细辛 1 g,淫羊藿 12 g,黄精 12 g,怀牛膝 10 g,王不留行 10 g,炮穿山甲 6 g,车前子 15 g,麦冬 12 g,黄精 12 g,火麻仁 20 g,石楠叶 15 g,10 剂。

七诊(2019 年 11 月 12 日)

昨日自测尿 HCG 阳性,血 HCG 870.5 mIU/mL。刻下：便干,纳差,余无所苦。舌红苔薄,脉细滑,拟育肾安固。

[处方]党参 12 g,白术 10 g,黄芩 10 g,砂仁 3 g,桑寄生 10 g,菟丝子 10 g,续断 12 g,杜仲 12 g,南瓜蒂 15 g,苎麻根 10 g,白芍 12 g,甘草 3 g,火麻仁 20 g,玄参 30 g,柴胡 6 g,14 剂。

八诊(2019 年 11 月 28 日)

刻下：恶心,纳差,大便干,寐安,纳可。B 超：孕囊 28 mm×17 mm×22 mm,可见胚芽,胎心可见。宫内早孕,约 7 周。舌红苔薄,脉细滑数,继从前法。

[处方]党参 12 g,白术 10 g,黄芩 10 g,砂仁 3 g,桑寄生 10 g,菟丝子 10 g,续断 12 g,杜仲 12 g,南瓜蒂 15 g,苎麻根 10 g,白芍 12 g,甘草 3 g,火麻仁 20 g,玄参 30 g,姜竹茹 6 g,14 剂。

【按】患者婚后半年时间即发现双侧输卵管通而不畅,故行 IVF - ET,然而 3 次全因胚胎质量不好,均未成功。患者既往月经规律,基础体温有双相,说明其排卵正常,虽输卵管不畅,但尚通,可以中药调理的同时尝试自然受孕。同样予育肾通管方＋育肾培元方周期疗法。患者有胰岛素抵抗,经现代临床研究发现,胰岛素抵抗的病机以痰湿、瘀血、气虚为多见,与本病治疗原则相符。初诊为经后期,予育肾通管方育肾通络;月经有瘀,加丹参活血通络;大便干,加玄参、火麻仁润肠通便;方中当归、白芍既养血活血,又润肠通便;经前期加延胡索、艾叶暖宫止痛;知母、黄柏佐制育肾培元方热性;四诊时取苎麻根安胎之效,改善宫腔环境,以备随时受孕;杜仲、黄精补益肾气,治疗腰酸;六诊时经期将至,但考虑患者一般情况较好,基础体温上升已 9 日,不能排除受孕可能,故予育肾通管方加减,并嘱其经后服用。七诊时患者自测尿 HCG 阳性,血 HCG 870.5 mIU/mL,故予中药保胎治疗。八诊时 B 超可见胚芽、胎心,宫内早孕,约 7 周,继从前法保胎治疗。

案 4

徐某,女,32 岁。

初诊(2018 年 11 月 17 日)

主诉:婚后正常性生活,不避孕 2 年未孕。

病史:既往月经规则,经期 6 日,周期 28 日,量中,无痛经。已婚,0 - 0 - 0 - 0,男方正常,目前未避孕。2018 年 6 月起行人工授精,均未成功,检查发现胰岛素抵抗,未服药。2018 年 5 月 18 日检查发现双侧输卵管通而不畅。末次月经 2020 年 11 月 13 日,量中,无痛经。平素畏寒,易感冒,夏季汗多。刻下:乏力,寐浅,纳呆,便软,日行 2 次。舌红苔薄有齿印,脉细数。中医诊断:不孕症,证属肾气不足。西医诊断:原发性不孕。治法:育肾通络。

[处方]茯苓 12 g,生地黄 10 g,路路通 10 g,降香 3 g,皂角刺 30 g,月季花 9 g,地龙 9 g,瞿麦 10 g,细辛 1 g,淫羊藿 12 g,黄精 12 g,怀牛膝 10 g,王不留行 10 g,炮穿山甲 6 g,生黄芪 30 g,防风 6 g,炒白术 10 g,合欢皮 30 g,菟丝子 15 g,制半夏 10 g,北秫米 30 g,柴胡 6 g,白芍 10 g,淮小麦 30 g,8 剂。

二诊(2018 年 11 月 24 日)

药后腹胀便溏,日行 4~5 次。仍寐欠安,畏寒,纳呆。舌红苔薄,脉细。排卵期将至,拟育肾培元。

[处方]茯苓 12 g,生地黄 10 g,仙茅 10 g,淫羊藿 10 g,巴戟天 10 g,肉苁蓉 10 g,鹿角霜 10 g,紫石英 30 g,山茱萸 10 g,河车粉 6 g,知母 12 g,黄柏 12 g,炒白术 10 g,怀山药 15 g,黄芪 10 g,防风 6 g,生龙齿 15 g,14 剂。

三诊(2018 年 12 月 11 日)

末次月经 12 月 9 日,量中。基础体温双相。便软,日行 3~5 次,畏寒,寐浅,纳转佳。舌红苔薄,脉细。时值经期,继拟育肾通络。

[处方]茯苓 12 g,生地黄 10 g,路路通 10 g,降香 3 g,皂角刺 30 g,月季花 9 g,地龙 9 g,瞿麦 10 g,细辛 1 g,淫羊藿 12 g,黄精 12 g,怀牛膝 10 g,王不留行 10 g,炮穿山甲 6 g,生黄芪 30 g,防风 6 g,炒白术 10 g,怀山药 15 g,桂枝 3 g,制半夏 10 g,北秫米 30 g,柴胡 6 g,白芍 10 g,炒当归 10 g,8 剂。

四诊(2018 年 12 月 22 日)

药后寐安。畏寒有减,时有皮肤痒,便软,日行 3～4 次。舌红苔薄,边有齿印,脉细,排卵期将至,继拟育肾培元。

[处方]茯苓 12 g,生地黄 10 g,仙茅 10 g,淫羊藿 10 g,巴戟天 10 g,肉苁蓉 10 g,鹿角霜 10 g,紫石英 30 g,山茱萸 10 g,南沙参 15 g,北沙参 15 g,桑白皮 15 g,徐长卿 15 g,生黄芪 30 g,防风 6 g,炒白术 10 g,怀山药 15 g,菟丝子 15 g,14 剂。

五诊(2020 年 10 月 20 日)

因产后 1 年调理就诊,诉四诊后即受孕成功,并于 2019 年 10 月顺产一体健婴儿。

【按】患者婚后 2 年未避孕未孕,符合不孕症诊断。检查发现输卵管通而不畅,但其月经规律,基础体温双相,考虑排卵尚可,黄素英认为其可以尝试自然怀孕。予育肾通管方加育肾培元方周期治疗。患者同样有胰岛素抵抗病史,病机以痰湿、瘀血、气虚多见,与本病治则方向相同。患者乏力,易感冒,汗多,舌有齿印,为气虚卫外不固之象,予玉屏风散益气固表止汗;失眠同时伴有胃纳欠佳,黄素英常用半夏秫米汤和胃化浊,安神;患者几次人工授精失败,情绪受扰,肝气郁结,故予柴胡、白芍疏肝解郁;方中淮小麦取甘麦大枣汤之意,可增加疏肝解郁之功;皮肤干燥瘙痒,黄素英认为肺主皮毛,予润肺之南北沙参、桑白皮,加徐长卿祛风止痒。四诊过后,患者自然受孕成功。

黄素英治疗输卵管不通型不孕症的周期疗法疗效显著,屡试屡效,可重复性强,值得临床广泛推广。

案 5

肖某,女,31 岁。

初诊(2018 年 11 月 13 日)

主诉:IVF 失败 5 次。

病史:婚后 2 次人工流产,双侧输卵管通而不畅,IVF 5 次均未着床,现存囊胚 2 枚,求诊于黄素英,以备再次 IVF。月经史:初潮 12 岁,月经经期 5 日,周期 30 日,量中,夹小血块,无痛经,腰酸,乳胀。生育史:0 - 0 - 2 - 0。刻下:神疲乏力,烦躁上火,面部痤疮散发,牙龈红肿。末次月经 10 月 30 日,5 日净。外院血内分泌检查正常,舌尖红苔薄白,脉细数。中医诊断:不孕症,证属肝郁肾亏。西医诊断：继发性不孕。治法：育肾通络，疏肝清解。

[处方]育肾通络方加味。茯苓12 g,地黄10 g,路路通10 g,降香3 g,皂角刺30 g,制黄精12 g,淫羊藿12 g,细辛1 g,仙茅10 g,怀牛膝10 g,车前子15 g,生黄芪30 g,知柏(各)12 g,柴胡6 g,生龙齿15 g,续断12 g,7剂。

二诊(2018年12月5日)

末次月经11月27日,5日净,量中,色红,有少许血块,第二日痛经,腰酸,乳胀,易外感,疲乏,纳可,大便2日一行,寐安。舌尖红苔薄白,脉细。治法：育肾培元。

[处方]育肾培元方加味。茯苓12 g,地黄10 g,仙茅10 g,淫羊藿10 g,巴戟天10 g,肉苁蓉10 g,鹿角霜10 g,紫石英30 g,山茱萸10 g,紫河车粉6 g,知柏(各)12 g,菟丝子15 g,苎麻根12 g,火麻仁10 g,生黄芪30 g,防风6 g,炒白术10 g,贯众9 g,黑大豆30 g,14剂。

三诊(2019年2月28日)

末次月经2月22日,5日净,量中,色红。准备于3月6日移植胚胎。纳可,寐安,大便2日一行。舌红苔薄白,脉细。治法：补气安养。

[处方]党参12 g,黄芩10 g,炒白术10 g,柴胡6 g,白芍10 g,甘草3 g,火麻仁20 g,苎麻根12 g,桑寄生15 g,川断12 g,杜仲12 g,菟丝子15 g,南瓜蒂15 g,黄芪30 g,防风6 g,7剂。

四诊(2019年5月23日)

IVF-ET后孕13周+6日,出现少量阴道出血。末次月经2月22日。患者于2019年3月6日移植囊胚2枚,3月19日查血β-HCG为194.7 mIU/mL。2019年5月10日B超检查示宫腔内见1个胎儿,心率为161次/分,左后壁胎盘,厚15 mm,位置较低,越过宫口11 mm,右侧子宫动脉血流阻力偏高。刻下：有不规则宫缩,伴见阴道少量出血,未服西药,无腹痛,稍腹胀,宫缩时加重,易做春梦,伴不规则宫缩,寐尚安,纳可,二便正常。舌红苔薄白,脉细滑。治法：健肾安和,滋阴降火。

[处方]保胎方加味。党参12 g,炒白术10 g,黄芩10 g,砂仁3 g,桑寄生10 g,菟丝子10 g,续断12 g,盐杜仲12 g,南瓜蒂15 g,苎麻根10 g,川连6 g,川柏10 g,女贞子10 g,墨旱莲20 g,柴胡6 g,白芍10 g,荷蒂10 g,7剂。

服药后阴道出血止,随访胎儿正常。

案6

周某,女,37岁。

初诊(2018年12月29日)

主诉:未避孕未孕1年,IVF失败1次。

病史:外院B超检查示左卵巢囊肿20 mm×12 mm×18 mm。血激素:LH为2.09 mIU/mL,FSH为7.32 mIU/mL,T为0.16 nmol/L。输卵管造影示两侧通而极不畅。患者求子心切,故考虑IVF,本月月初配对成功2枚胚胎,移植后未着床,目前准备重新取卵。平素月经尚规则,月经初潮13岁,月经经期6日,周期29日,量中,色红,第1日痛经明显,需服止痛药,夹小血块,腰膝酸软,四肢不温。生育史:已婚,0-0-0-0。末次月经12月10日,6日净。前次月经11月8日。纳可,二便正常,夜寐安。舌红苔薄白,脉细。中医诊断:不孕症,证属肾虚血瘀。西医诊断:原发性不孕症。治法:育肾通络。

[处方]育肾通络方加味。茯苓12 g,地黄10 g,路路通10 g,降香3 g,皂角刺30 g,制黄精12 g,淫羊藿12 g,细辛1 g,仙茅10 g,怀牛膝10 g,车前子15 g,王不留行10 g,石楠叶15 g,桂枝3 g,火麻仁20 g,7剂。

二诊(2019年1月10日)

因月初取卵使用激素后月经提前至12月29日,6日净,量多,色红,少许血块,无痛经,无腰酸乳胀,纳可,二便正常,寐安。舌红苔薄白,脉细。治法:育肾培元。

[处方]育肾培元方加味。茯苓12 g,地黄10 g,仙茅10 g,淫羊藿10 g,巴戟天10 g,肉苁蓉10 g,鹿角霜10 g,紫石英30 g,山茱萸10 g,紫河车粉6 g,知柏(各)12 g,火麻仁20 g,14剂。

三诊(2019年3月19日)

月经3月3日~3月8日,量中,色红,无血块,有痛经。3月16日取卵4个,成功配成4枚优质胚胎。基础体温未上升,余无不适,纳可,大便偏干,寐安。舌红苔薄白,脉细。治法:育肾培元。

[处方]以1月10日方续服14剂。

四诊(2019年5月21日)

5月12日移植2枚胚胎,目前使用黄体酮保胎,乳胀,无腹痛,无阴道出血,基础体温高温相,寐安,纳可,大便干,有习惯性便秘史。舌红苔薄白,脉细滑。治法:健肾安和。

[处方]以保胎方加味。党参12 g,炒白术10 g,黄芩10 g,砂仁3 g,桑寄生10 g,菟丝子10 g,续断12 g,盐杜仲12 g,南瓜蒂15 g,苎麻根10 g,白芍10 g,甘草3 g,火麻仁20 g,7剂。

五诊(2019 年 7 月 18 日)

5 月 12 日 IVF-ET 失败。准备于 7 月 20 日再次移植。末次月经 6 月 29 日,6 日净。寐安,纳可,大便三四日一行。舌红苔薄白,脉细滑。治法:补气安养。

[处方]党参 12 g,黄芩 10 g,炒白术 10 g,柴胡 6 g,白芍 10 g,甘草 3 g,火麻仁 20 g,苎麻根 12 g,桑寄生 15 g,川断 12 g,杜仲 12 g,菟丝子 15 g,南瓜蒂 15 g,14 剂。

六诊(2019 年 8 月 1 日)

7 月 20 日移植 2 枚冻胚。第 8 日查血 β-HCG 为 73.1 mIU/mL,P 为 13.1 ng/mL。目前无阴道出血,无腹痛。移植后肌内注射黄体酮过敏,面部瘙痒,稍浮肿,大便有改善。舌偏红苔薄白,脉细滑。治法:健肾安和。

[处方]以保胎方加味。党参 12 g,炒白术 10 g,黄芩 10 g,砂仁 3 g,桑寄生 10 g,菟丝子 10 g,续断 12 g,盐杜仲 12 g,南瓜蒂 15 g,苎麻根 10 g,白芍 10 g,甘草 3 g,火麻仁 20 g,白鲜皮 15 g,14 剂。

七诊(2019 年 8 月 29 日)

孕 38 日,今日查血 β-HCG>50 000 mIU/mL,P 为 36.6 ng/mL。8 月 22 日因少量阴道出血于急诊肌内注射 40 mg 黄体酮。8 月 27 日 B 超显示宫腔内见胚芽。刻下:无阴道出血,无腹痛,嗳气,纳差,恶心干呕,大便 2 日一行。舌红苔薄白,脉细滑。治法:健肾安和。

[处方]以保胎方加味。党参 12 g,炒白术 10 g,黄芩 10 g,砂仁 3 g,桑寄生 10 g,菟丝子 10 g,续断 12 g,盐杜仲 12 g,南瓜蒂 15 g,苎麻根 10 g,姜半夏 6 g,姜竹茹 6 g,白芍 10 g,甘草 3 g,火麻仁 20 g,苏梗 15 g,仙鹤草 15 g,14 剂。

密切随访,母胎正常。

【按】中医认为,肾藏精,主生殖,肾为天癸之源、冲任之本、气血之根、五脏阴阳之本,人体之生长、发育、衰老,妇人之经、带、胎、产,都以肾气为主导。《素问·上古天真论》曰:"女子七岁,肾气盛,齿更发长;二七而天癸至,任脉通,太冲脉盛,月事以时下。"月经的初潮以肾气盛为前提,以天癸至为标志,继而冲、任二脉通盛,胞宫藏泻有度。黄素英认为育肾当先别阴阳,月经由阴阳消长转化,呈循环的圆运动节律特征,行经重阳必阴,排出经血,经后期阴长阳消,经间期重阴必阳,排出卵子,经前期阳长阴消,进入下个行经期形成新的周期。因此在月经周期调治中,经后期育肾通络方中生地、黄精养血滋阴、益肾填精;茯苓入肾利水、健脾和中;路路通能通十二经,配伍丁香入肾壮阳、利水通络;淫羊藿、石楠叶补肾助阳;降香辛温,行血破滞。经间期及经前期育肾培元方温肾助阳,方中仙茅、淫羊藿补肝肾、助阳益精;鹿角霜性温,益气补肾、生精助阳;巴戟天温肾助阳;紫石英温宫助孕;紫河车为血肉有情之品,益肾填精;山茱萸滋肾养阴。效景岳"阴中求阳""阳中求阴"之法,即便在经间期由阴转阳、需助阳促变的关键时刻,育肾培元方也以淫羊藿、巴戟天、鹿角霜、紫石英、肉苁蓉诸助阳药,配伍熟地、女贞子、怀牛膝、制黄精等滋阴药,旨在阴实而阳充。植入前后以党参健脾益气,升阳助孕;柴胡柔肝泻火;白术、黄芩益气健脾,清热安胎;菟丝子、杜仲、桑寄生、续断补肾安胎;苎麻根、南瓜蒂清热安胎;砂仁理气化湿、和胃安胎;白芍、甘草养血敛阴,缓急止痛;姜半夏、姜竹茹、苏梗和胃止呕;仙鹤草止血安胎;火麻仁润肠通便。诸药合用,健肾安和,以保住来之不易的胎儿。

案5患者试管婴儿移植反复失败5次,仅存有囊胚2枚,通过蔡氏育肾助孕三步法调治后移植着床成功,孕13周＋6日,因少量阴道出血再次就诊,诉有不规则宫缩,详细询问病史,发现宫缩于春梦后发生。黄素英认为孕期相火偏旺,宜滋阴降火,予保胎方育肾安胎,佐以川连清君火,黄柏降相火,女贞子、墨旱莲滋阴补肾止血,荷蒂清热保胎,以护母胎平安,终使胎孕有惊无险,健康发育。案6患者首次取卵只配对成2枚胚胎,移植失败后通过蔡氏育肾助孕三步法调治,重新取卵,成功配成4枚优质胚胎,并于第三次移植后成功,胚胎发育趋势良好。由此可见,蔡氏育肾助孕三步法主要通过提高胚胎质量(取卵配对成功)及提高子宫内膜与植入胚泡同步性(着床成功),达到提高IVF妊娠率及活产率的目的,对于多次IVF失败患者有着良好的临床疗效和推广意义。

第十一节　子宫内膜异位症

一、病证概述

子宫内膜异位症(endometriosis,EMT)是指具有激素活性的子宫内膜组织,因为遗传易感性、激素失调和免疫易感性的原因,在子宫腔外存活并生长扩散的一种具有侵袭、种植、转移等类似恶性肿瘤生长特征的良性疾病。该病虽属于一种良性疾病,但其部分临床表现与恶性肿瘤特征较为相似,如远处转移、反复发作等,且有学者提出该病可能为某些恶性肿瘤的前期病变表现,但目前临床尚未清晰其发病机制,多认为与子宫内膜种植、体腔上皮化生、血管形成、机体免疫功能紊乱、雌激素水平升高、遗传等因素密切相关。

关于子宫内膜异位症的诊断,生育期女性有继发性痛经且进行性加重、不孕或慢性盆腔痛,妇科检查扪及子宫相连的囊性包块或盆腔内有触痛型结节,即可初步诊断,B超是诊断卵巢异位囊肿和膀胱、结直肠子宫内膜异位症的重要方法,但临床腹腔镜检查是确诊盆腔内膜异位症的标准方法,病理检查阴性不能排除内膜异位症诊断。CA125多用于重度子宫内膜异位症和疑有深部异位病灶者,不能作为独立的诊断依据,但有助于检测病情变化、评估疗效和预测复发。子宫内膜异位症是妇科较常见疾病,在育龄期女性发病率达10%左右。其临床常见疼痛(痛经、性交痛、慢性盆腔痛)、盆腔结节和包块、不孕或侵袭其他器官时伴随的特殊表现,如侵袭肾、膀胱、输尿管,甚至是肺等。西医治疗手段有手术治疗和药物疗法。手术治疗包括腹腔镜手术、开腹手术,主要目的是切除病灶,恢复解剖结构。药物治疗可抑制卵巢功能,阻止子宫内膜异位症的生长,减少子宫内膜异位症病灶的活性以及减少粘连的形成。选择药物主要分为口服避孕药、高效孕激素、雄激素衍生物以及GnRHa等。目前西医治疗子宫内膜异位症存在手术治疗或假孕、假绝经疗法停药后易复发,且用药期间不能妊娠,GnRHa类似物治疗的副作用较大,助孕技术受孕率低等问题。中医药在本病治疗方面已经逐渐显示其优势,可以改善患者的临床症状,减轻患者的痛苦,并且可以提高不孕症患者的妊娠率。

中医古籍文献中无子宫内膜异位症之病名。根据临床症状归属于"痛经""月经失调""癥瘕""不孕"等范畴。虽然无子宫内膜异位症之名,但有很多相关症状的记载。例如《灵枢·水胀》曰:"石瘕生于胞中,寒气客于子门,子门闭塞,气不得通,恶血当泻不泻,衃以留止……月事不以时下,皆生于女子,可导而下。"对石瘕的病因病机、临床证候、治则有初步的认识,类似于子宫内膜异位症。隋《诸病源候论》云:"令人腰痛,不可俯仰,横骨下有积气,牢如石,少腹里急苦痛,背脊疼,深达腰腹下挛,阴里若生风冷,子门擗,月水不时,乍来乍不来,此病令人无子。"与子宫内膜异位症临床症状部分相似。《景岳全书·妇人规·血癥》曰:"瘀血留滞作癥,惟妇人有之。其证则或由经期,或由产后,凡内伤生冷,或外受风寒,或郁怒伤肝,气逆而血留,或忧思伤脾,气虚而血滞,或积劳积弱,气弱而不行,总由血动之时,余血未尽,而一有所逆,则留滞日久而渐以成癥矣。"说明了血癥形成的病因病机:有经期、产后,寒凝血瘀;或肝郁气滞血瘀,或思虑或劳倦伤脾,脾虚化源不足,气虚血瘀。

黄素英是海派中医蔡氏妇科代表性传承人,继承了蔡氏妇科流派周期理论,并结合多年临证经验,进一步传承创新,形成其诊治子宫内膜异位症的学术经验与特色,取得良好临床疗效。

黄素英根据本病的临床表现和病理,认为本病形成的关键病机为瘀血阻滞冲任胞宫。子宫内膜异位症为具有活力的子宫内膜在性激素的影响下种植于非宫腔的位置,继而产生"离经之血"。《血证论》有曰:"既然是离经之血,虽清血、鲜血,亦是瘀血。"产生离经之血主要由于经行产后调摄失宜,感受外邪,与血相搏,或内伤七情,气机郁结,或体虚过劳,房事多产,导致经血不循常道,离经而行,阻滞胞脉、胞络,瘀积下焦,导致"不通而痛",发为痛经;瘀血内阻,精、卵不能相合则可导致不孕;旧瘀不去,新血不得归经,则月经量多如注,或经期延长;瘀血内结,郁而化热,故经前发热;瘀血停蓄下焦,久则积而成癥,瘀久易化热,与下焦湿邪等凝聚胶结,则缠绵难愈。故瘀血阻滞胞宫、冲任为本病主要病因病机。继发性和渐进性痛经、下腹痛和性交痛、月经失调、不孕等为主要临床症状。临床辨证可分为气滞血瘀、寒凝血瘀、瘀热互结、痰瘀互结、气虚血瘀、肾虚血瘀等证型。

二、诊治经验

(一) 从瘀论治,化瘀为要

黄素英认为瘀血既是引起子宫内膜异位症的症状和体征的主要致病因素,又是本病发生发展的病理基础,瘀血阻滞胞宫、冲任为本病主要病因病机,因此治疗本病以化瘀为主要治疗大法。根据患者临床症状和所处月经不同阶段,非经期常采用化瘀消癥法,常用药物有赤芍、牡丹皮、桃仁、石见穿、鬼箭羽、水蛭等;经行腹痛时采用化瘀止痛法,常用药物有炒当归、川芎、白芍、生蒲黄、五灵脂、三棱、莪术、没药、血竭、益母草等;经行月经过多患者采用化瘀止崩法,常用药物有生蒲黄、花蕊石、仙鹤草、丹参、三七、大黄炭等。

(二) 顺应周期,分期调治

黄素英在辨证施治中始终紧扣"血瘀"这一病理特征,同时顺应女性月经周期,根据月经周期不同生理特点,并结合患者是否有生育要求,进行分期治疗。无生育要求者,则分为经期、非经期两期进行治疗。经期以化瘀止痛或化瘀止崩为主,非经期以化瘀消癥为主。

经行腹痛患者经期以化瘀止痛为主,运用化瘀止痛方加减治疗。化瘀止痛方药物组成:炒当归、白芍、丹参、川芎、生地、制香附、怀牛膝、延胡索、制没药、生蒲黄、五灵脂、血竭。方中四物汤养血活血,调经止痛;失笑散(生蒲黄、五灵脂)通利血脉,散结止痛;丹参祛瘀生新;怀牛膝活血通经,引血下行;制香附理气调经止痛;延胡索、制没药理气活血,化瘀止痛;血竭散瘀生新,活血止痛。全方共奏活血化瘀、调经止痛之功。

经行月经过多或崩漏患者经期以化瘀止崩为主,常用化瘀止崩方加减治疗。药物组成:炒党参、生黄芪、生蒲黄、花蕊石、生地炭、炮姜炭、牡丹皮炭、生牡蛎、墨旱莲、仙鹤草。方中重用黄芪,本品甘温,善入脾胃,为补中益气要药,并可补气以摄血,党参既可补气,又能补血,与黄芪同用,加强补气摄血之功;生蒲黄、花蕊石化瘀止血,起到"求因止血"之用;生地炭、牡丹皮炭清热凉血止血;炮姜炭温阳止血,并可佐制生地炭、牡丹皮炭之凉性;墨旱莲、仙鹤草补虚止血;生牡蛎固涩止血。全方共奏益气化瘀止血之功。

非经期则以化瘀消癥瘕为主,常用化瘀消癥方加减治疗。药物组成:茯苓、桂枝、赤芍、牡丹皮、桃仁、皂角刺、炙鳖甲、石见穿、鬼箭羽、地鳖虫。化瘀消癥方为桂枝茯苓方加味。桂枝茯苓方活血化瘀消癥;皂角刺辛温锐利,溃肿散结,直达病所;石见穿、鬼箭羽活血消癥;炙鳖甲软坚散结;地鳖虫破血逐瘀;身体强壮或患病初期可用水蛭破血消癥。全方共奏活血化瘀、破瘀消癥之功。

若有生育要求则分为经后期、经前期、经期三期进行治疗。经后期育肾通络、参以化瘀,以育肾通络方合化瘀消癥方为主;患者排卵期有同房,则经前期以育肾培元为主;经期治疗同前。

(三)明确病因,病证结合

本病治疗在分期论治的同时应结合辨证加减用药,如经行腹痛寒证明显者,酌加温经之品如艾叶、吴茱萸、桂枝、小茴香等;经行腹胀明显,加乌药、木香、苏木、青陈皮等;经前乳胀,或情志抑郁、烦躁易怒者,加柴胡、白芍、郁金或淮小麦、生甘草;伴有经行头痛者,酌加白蒺藜、蔓荆子、白芷、天麻等;伴有神疲乏力者,可加黄芪、党参健脾益气;伴有腰膝酸软者,加杜仲、川断、狗脊等;肛门坠胀疼痛明显者,加黄芪、升麻、柴胡、鸡血藤、槟榔、木香等;兼有湿热表现,酌加清热解毒利湿之品如红藤、败酱草等;伴有发热者,可加牡丹皮、赤芍等。如出血过多而兼气虚者,可酌加人参。

（四）善用生蒲黄、花蕊石

子宫内膜异位症的主要病因病机为瘀血阻滞胞宫冲任，因此治疗时黄素英以活血化瘀为大法，其中尤其善于使用生蒲黄、花蕊石两味活血药。

1. 生蒲黄　蒲黄，味甘，性平，入肝、心包经。《神农本草经》曰："主心腹膀胱寒热，利小便，止血，消瘀血。久服轻身益气力。"说明蒲黄既有止血作用，又有活血化瘀之效。一般认为生蒲黄化瘀为主，蒲黄炭止血为主。如《本草汇言》曰："蒲黄，血分行止之药也，主诸家失血。至于治血之方，血之上者可清，血之下者可利，血之滞者可行，血之行者可止。凡生用则性凉，行血则血消；炒用则味涩，调血而兼止也。"《大明本草》曰："破血消肿者，生用之；补血止血者，须炒用。"但是黄素英传承蔡氏妇科蔡小荪的学术观点，认为生蒲黄止血之力更强。认为蒲黄制成炭，在炮制方面必须存性，若成焦炭，难免折损药效。从临床实践来看，生蒲黄的止血作用胜于蒲黄炭。有相关药理实验研究表明，用于妇科止血，生蒲黄的"活血消瘀"与"止血"作用是相辅相成的，其生用止血效果优于炒炭后的止血效果。因此，黄素英治疗子宫内膜异位症痛经或月经过多时均使用生蒲黄。黄素英对于生蒲黄的用量也很有研究，一般治疗痛经，10～12 g即可以起到化瘀止痛的作用，但如果月经量过多，甚至崩漏的患者，则需重用生蒲黄，一般20～30 g，甚则可以用到60 g。

2. 花蕊石　花蕊石，味酸涩平，入肝经，具有化瘀止血之功。《本草纲目》曰："治一切失血，伤损内漏，目翳。"《本草从新》曰："酸涩气平，专入肝经血分，能化瘀血为水，止金疮出血，下死胎胞衣。"花蕊石主要用作止血，既可止内之血，又能止外伤之血，李时珍认为花蕊石气味涩而酸，其功专于止血，又能下死胎，落胞衣，效与赤石脂相近。《十药神书》的花蕊石散（花蕊石、硫黄），治五内崩损，为著名止血剂。黄素英认为花蕊石既然能"下死胎胞衣"，则能化"离经之血"，因此治疗子宫内膜异位症月经过多时常用花蕊石，与蒲黄、三七等化瘀止血药同用。一般用量为20 g左右。

三、医案举隅

案 1

邵某，女，47 岁。

初诊（2017 年 11 月 27 日）

主诉：月经量多 5 年余，伴经行腹痛。

患者发现子宫内膜异位症 10 年,月经周期规律,25 日一行,7~8 日净,量多如注,色红,多血块,痛经明显,影响正常工作,喜温喜按,腰酸,末次月经 11 月 20 日,至今未净。平素易疲乏,易上火,口腔溃疡,贫血貌,易腹胀,纳可,夜寐安,二便正常。舌红苔薄白,脉细。生育史:已婚,1-0-1-1,剖腹产,2002 年人工流产 1 次,目前避孕。既往曾放左炔诺孕酮宫内释放系统(曼月乐环)。中医诊断:月经过多,证属宿瘀内结。西医诊断:子宫内膜异位症。治法:化瘀散结。

[处方]炒党参 12 g,生黄芪 30 g,生蒲黄 30 g,花蕊石 15 g,生地炭 30 g,炮姜炭 3 g,阿胶 6 g,牡丹皮炭 10 g,玉蝴蝶 10 g,生牡蛎 30 g,墨旱莲 20 g,仙鹤草 15 g,14 剂。

二诊(2017 年 12 月 25 日)

11 月 30 日药后 3 日阴道出血止,末次月经 12 月 22 日,量中,痛经好转,小腹坠感,腰酸,面部色斑,纳可寐安,二便正常。舌红苔薄白,脉细。治法:化瘀散结。

[处方]茯苓 12 g,桂枝 10 g,赤芍 10 g,牡丹皮 10 g,桃仁 10 g,皂角刺 30 g,醋鳖甲 10 g,石见穿 15 g,鬼箭羽 20 g,乌药 10 g,生黄芪 30 g,升麻 5 g,柴胡 6 g,寒水石 15 g,半枝莲 15 g,煅牡蛎 30 g,续断 10 g,知柏(各)10 g,黑大豆 30 g,赤小豆 15 g,丹参 20 g,14 剂。

三诊(2018 年 1 月 18 日)

末次月经 1 月 15 日,量多,稍痛经,小血块,腰酸,疲劳好转,面色较前改善,口腔溃疡未作,纳可寐尚安,二便正常。舌红苔薄白,脉细。治法:化瘀调摄。

[处方]守 12 月 25 日方。

四诊(2019 年 1 月 15 日)

患者停药 1 年,症状稳定,末次月经 1 月 11 日,前次月经 2018 年 12 月 6 日无明显诱因下月经量多持续 6 日量未减,遂于某医院就诊,服用氨甲环酸片 5 日后出血止。刻下:月经量仍多,未有减少之势,故又就诊于黄素英,烦躁潮热,纳可寐差,二便正常。舌红苔薄白,脉细滑数。治法:益气化瘀调摄。

[处方]炒党参 12 g,生黄芪 30 g,炒当归 10 g,生蒲黄 30 g,花蕊石 20 g,女贞子 10 g,墨旱莲 20 g,煅牡蛎 30 g,仙鹤草 20 g,槟榔 15 g,赤芍 10 g,续断 15 g,杜仲 15 g,泽泻 10 g,生地炭 30 g,14 剂。

五诊(2019 年 2 月 19 日)

1 月 15 日就诊药后 3 日阴道出血止,末次月经 2 月 11 日,7 日净,量中,月经第 4 日有内膜样血块脱落,痛经好转,小腹坠感,腰酸,潮热烦躁,纳可寐欠安,二便正常。舌红苔薄白,脉细。治法:化瘀散结。

[处方]茯苓 12 g,桂枝 10 g,赤芍 10 g,牡丹皮 10 g,桃仁 10 g,皂角刺 30 g,醋鳖甲 10 g,石见穿 15 g,鬼箭羽 20 g,寒水石 15 g,紫草 15 g,续断 12 g,杜仲 12 g,败酱草 30 g,红藤 15 g,苦参 6 g,合欢皮 30 g,14 剂。

随访:患者按上方中药继续调治 3 个月,月经周期 27 日一行,痛经明显改善,量中,贫血纠正,故停药,嘱随访,忌口生冷寒凉,注意保暖。

【按】本案患者为"离经之血"瘀阻胞脉,新血不得归经,则经血过多。月经过多,导致气随血脱,气血亏虚,故治疗以益气养血、化瘀止血为主。因有形之血不能速生,无形之气所当急固,故方中重用黄芪益气固脱,党参健脾益气,配伍阿胶养血止血;重用生蒲黄、花蕊石化瘀止血;生地炭、牡丹皮炭清热凉血止血;炮姜炭温阳止血;墨旱莲、仙鹤草补虚止血;生牡蛎固涩止血。全方寒温同用,通涩并举,祛瘀生新,取瘀血去则血自归经之意。血止后则治病求本,以化瘀消癥方加减治疗。化瘀消癥方由桂枝茯苓丸化裁而来,桂枝茯苓丸化瘀消癥,鳖甲、牡蛎、石见穿、鬼箭羽、半枝莲软坚散结,化瘀消癥;黑大豆、赤小豆、丹参化瘀消斑;患者值更年期,月经量多,淋漓不净,则加紫草、寒水石凉血止血,促其绝经;瘀久则化热,加败酱草、红藤、苦参清热化瘀;伴有口腔溃疡等阴虚火旺症状,则加知母、黄柏清热滋阴,降虚火;续断、杜仲补益肾精,调摄冲任。按此调理 2 月后月经正常故而停药,停药后 1 年又发崩漏,按原方案治疗,补气血,清瘀血,扶正巩固,补肾调冲,肾气足,气血旺盛,血液按经循行,崩漏自愈。

案 2

郁某,女,35 岁。

初诊(2014 年 12 月 16 日)

主诉:经期肛门坠胀疼痛 1 年余。

病史:14 岁月经初潮,经期 5 日,周期 28 日,量中,血块(+),痛经(-)。1-0-0-1,2008 年足月顺产。1 年前无诱因出现经前及经期肛门坠胀疼痛,进行性加重,2 个月前于外院就诊,妇科检查:外阴(-)阴道:畅;宫颈:下唇糜烂,无举痛;宫体:后位,常大,后壁、下壁右侧触痛结界;附件(-)。CA125、B 超(具体不详),诊断为:子宫内膜异位症。曾予妇科千金胶囊、止痛化癥胶囊后未明显缓解,建议放置左炔诺孕酮宫内释放系统(曼月乐环)治疗,患者拒绝。末次月经 12 月 5

日,5日净,量色质如常,肛门坠胀疼痛难忍,不能行走,牵及腰部酸痛、疲乏,冷汗淋漓。刻下:平素易紧张焦虑,偶有疲乏,余无不适主诉,纳寐可,大便每日2~3次,便稀溏。既往有乳腺增生病史,无饮食寒凉、久处湿地等生活史,否认高血压、心脏病等内科疾病,否认肝炎及肺结核病史。舌质红,苔中根腻,脉弦紧。中医诊断:癥瘕,证属宿瘀内结。西医诊断:子宫内膜异位症。治法:化瘀消癥。

[处方]茯苓12 g,桂枝3 g,赤芍10 g,牡丹皮10 g,桃仁10 g,醋鳖甲10 g,石见穿15 g,鬼箭羽20 g,皂角刺30 g,柴胡6 g,白芍10 g,淮小麦30 g,槟榔10 g,山慈姑10 g,橘叶12 g,橘核12 g,王不留行10 g,14剂。

二诊(2015 年 1 月 6 日)

末次月经12月5日,刻下:经事将近,肛门坠胀疼痛,伴腰酸、乳胀,纳可,夜寐安,大便略稀。舌质红,边有齿痕,苔白腻,脉细。拟温通化瘀调冲。

[处方]炒当归10 g,生地10 g,赤芍10 g,川芎10 g,怀牛膝10 g,制香附10 g,炒延胡索12 g,槟榔15 g,乌药10 g,柴胡6 g,青皮5 g,陈皮5 g,14剂。

三诊(2015 年 2 月 10 日)

末次月经2月3日,5日净,量中,药后肛门坠胀疼痛较前减轻,腰酸、乳胀较前略好转,大便略稀。舌质红,苔腻,脉细数。治法:化瘀散结。

[处方]茯苓12 g,桂枝3 g,赤芍10 g,牡丹皮10 g,桃仁10 g,醋鳖甲10 g,石见穿15 g,鬼箭羽20 g,皂角刺30 g,苍术10 g,橘叶12 g,橘核12 g,郁金10 g,柴胡6 g,白芍10 g,王不留行10 g,制香附10 g,14剂。

四诊(2015 年 2 月 16 日)

末次月经2月3日,量中。刻下:时有疲乏,纳可,寐安,二便调,舌质红,苔薄,脉细。治法:化瘀调冲。

[处方]炒当归10 g,生地10 g,赤芍10 g,川芎10 g,怀牛膝10 g,制香附10 g,炒延胡索12 g,槟榔15 g,乌药10 g,柴胡6 g,青皮5 g,陈皮5 g,郁金10 g,橘叶12 g,橘核12 g,升麻5 g,12剂。

如此周期调治,第九诊时肛门坠胀疼痛已除。

九诊(2015 年 8 月 25 日)

末次月经7月28日,5日净,量中,小血块,经行肛门坠胀疼痛消失,无小腹坠胀,乏力好转,纳可,夜寐安,二便调。舌质淡,苔薄,脉细弦。治法:化瘀调冲。

[处方]炒当归10 g,生地10 g,赤芍10 g,川芎10 g,怀牛膝10 g,制香附10 g,升麻5 g,柴胡6 g,生黄芪30 g,炒党参12 g,槟榔15 g,炒延胡索12 g,制没

药 6 g,郁金 10 g,14 剂。

随访:2021 年 12 月 9 日患者因外院 B 超检查发现子宫内膜息肉,再次来我处就诊,追溯既往病史,患者自述曾于 2014—2015 年间因子宫内膜异位症(经期肛门坠胀疼痛不能行走)于我处就诊,经数次口服中药治疗后症状完全消失,后未再服药,至今未再发作。并提供近期 B 超及妇科检查情况。B 超(2021 年 12 月 3 日外院):子宫回声欠均匀,宫腔内中等回声区(7 mm×5 mm×3 mm)。妇科检查:外阴(一);阴道:畅;宫颈:轻度糜烂;宫体:中位,常大,无压痛;附件:双侧附件未及异常。

【按】子宫内膜异位症临床表现多样,有经行腹痛、月经量多、经行发热、经行吐衄、性交痛、不孕等,本患者主要的临床症状表现为肛门坠胀疼痛。中医认为肛门功能与五脏密切相关。《素问·五脏别论》曰:"魄门亦为五脏使,水谷不得久藏。"说明肛门的生理、病理与五脏密切相关。肛门坠胀一症,虽然病位在肛门,但其病变主要是由于肺气失于宣肃,脾气失于升清,肝失疏泄,肾失开阖,脏腑功能失调导致。黄素英认为本患者的肛门坠胀,其最根本的原因还是脾胃虚弱,中气不足,气机升降失调,治疗应从脾胃入手。该患者治疗仍以分期论治为主,经后期化瘀消癥,选用化瘀消癥方加减治疗,方中桂枝茯苓丸活血化瘀消癥,鳖甲软坚散结,石见穿、鬼箭羽活血化瘀,破血通经;皂角刺辛温锐利,直达病所;槟榔行气利水;山慈菇、王不留行散结消肿;柴胡、白芍、橘叶、橘核疏肝柔肝,行气散结。诸药相合,活血行气,化瘀散结消癥。经前及经期以控制症状减轻肛门坠胀疼痛为主,方以四物调冲汤(当归、生地、赤芍、川芎、怀牛膝、制香附)温通化瘀,调理冲任,延胡索活血行气止痛,槟榔行气导滞通便,加升麻、柴胡、生黄芪、炒党参健脾益气升提,中气得升,肛门坠胀感则减轻。如此周期调治,至九诊时患者宿瘀得除,经期肛门坠胀疼痛消失。

第十二节　子宫内膜增生症

一、病证概述

正常的子宫内膜,在增生早期,厚 0.1～0.2 cm,增生晚期厚 0.2～0.3 cm;分泌期,逐渐增厚,到分泌晚期,内膜可达 1 cm。在无排卵性的异常子宫出血中,由于反复无排卵周期,可发生子宫内膜增生症,使子宫内膜增厚,出血反复发作,属中医的"崩漏"范畴。增厚的子宫内膜,虽不像癥瘕一样是腹腔包块,但是增殖出的多余之物,也归于"癥瘕"范畴,治与癥瘕相同。子宫内膜增厚,多发生于多囊卵巢综合征、子宫腺肌病、子宫内膜异位症、围绝经期的无排卵周期,以围绝经期最为多见。临床表现为经乱无期、月经后期、闭经、月经过多、经期延长、月经淋漓不尽等,日久有子宫内膜病变甚至癌变的风险。

子宫内膜增生是妇科常见病,其与长期受雌激素刺激、缺乏孕激素有关,是发生在子宫内膜的一组增生性病变,以腺体病变为主,伴有少量间质病变,少数内膜增生可发展成子宫内膜癌。目前国内外妇产科临床及病理学诊断中应用最广泛的分类方法,是将子宫内膜增生分为4类,先根据结构分为单纯性和复杂性,再根据细胞学改变分为典型性和非典型性。单纯增生、复杂增生属良性病变,非典型增生属癌前病变。

超声检查是子宫内膜增生的初筛方法,如果发现子宫内膜增厚,可采用子宫内膜活检、诊刮或宫腔镜取材病理检查来确诊。对于不存在不典型细胞而内膜增厚时,西医多采用醋酸甲羟孕酮、左炔诺孕酮宫内缓释系统、口服避孕药、促排卵、胰岛素增敏剂、减重等治疗。

子宫内膜增生依据临床表现,中医多归属于"崩漏""癥瘕"等范畴。蔡氏妇科流派作为海派中医妇科流派的代表之一,形成了其独具特色的学术理论体系,治疗崩漏,具有重视气血、治病求本、调理冲任、用药轻灵等整体学术特色。

黄素英认为治疗子宫内膜增生症首先应明确诊断,对良性病变的子宫内膜增生症常采用中药治疗。黄素英认为其基本病机是肝失疏泄,血海蓄溢失常,气滞血瘀,冲任气血失调,阴阳转化不利,胞宫瘀阻,旧血蓄积,新血不生,经血非时暴下,淋漓不止,日久元气受损,行血无力,胞脉瘀滞,月经停闭不行或经乱无期。黄素英治疗伴有子宫内膜简单型增生过长的崩漏患者,将其归属于血瘀崩漏,提出治疗应通因通用,当以祛瘀为要,所以在出血期因势利导,化瘀调经。由于子宫内膜增厚亦属于"癥瘕"范畴,黄素英在非经期治以化瘀消癥,抑制子宫内膜的过度增生。

二、诊治经验

(一) 因势利导,化瘀调经

出血期间,黄素英多用四物调冲汤加味,药物如下:当归 10 g,川芎 10 g,生地 10 g,白芍 10 g,制香附 10 g,土牛膝 10 g,益母草 15 g,生蒲黄 30 g,花蕊石 15 g,天花粉 10 g,生黄芪 30 g。出血量多者,去川芎。黄素英常用生蒲黄、花蕊石等药,这些药物有较好的化瘀消膜止血作用。重用生蒲黄达 30 g,取其化瘀止血之功,活血化瘀兼能止血。传统中医药理论认为,蒲黄炒炭后性涩,止血作用加强,但黄素英通过临床实践运用认为生蒲黄止血效果明显优于蒲黄炭。《本草纲目》记载花蕊石:"其功专于止血,能使血化为水,酸以收之也。而又能下死胎,落胞衣,去恶血。"取其化瘀为水之意,而达化瘀消膜之功。通过重用化瘀消膜之品,务求瘀下,通因通用,治病求本,而达止血目的。天花粉清热生津、消肿排脓,现代以天花粉蛋白肌内注射,用于抗早孕、妊娠中期引产、过期流产及死胎、葡萄胎等,均有良效,黄素英也取其利下的作用因势利导。用大量的黄芪一者补气摄血,不致出血过多,二者补气升阳以扶正。

(二)非经期化瘀消癥

子宫内膜增生亦属于"癥瘕"范畴,非经期黄素英予化瘀消坚方治疗,即桂枝茯苓丸加皂角刺、鬼箭羽、鳖甲、石见穿,加强化瘀消癥力度,药物如下:茯苓 12 g,桂枝 3 g,赤芍 10 g,牡丹皮 10 g,桃仁 10 g,皂角刺 30 g,鬼箭羽 20 g,鳖甲 10 g,石见穿 15 g。桂枝茯苓丸出自《金匮要略》,历代医家多用其治疗妊娠癥瘕、胎死不下、催生、瘀血崩漏,蔡氏妇科常用本方治疗子宫肌瘤、卵巢囊肿等病症。黄素英在治疗子宫内膜增厚的患者时,若患者兼有子宫肌瘤、子宫腺肌病,年龄在 45 岁以上者,多加夏枯草、紫草、寒水石、苦参等 1～2 味大苦大寒之品抑制内膜、肌瘤的生长,促进其向绝经期过渡。

(三)育肾调周

对于崩漏者,血止后依据患者年龄给予不同治疗方案,青春期及育龄期女性以蔡氏育肾调周法调整月经周期,接近绝经期女性以化瘀消坚、促进绝经为主,临床疗效较好。

蔡氏妇科流派育肾调周理论认为月经以肾气为主导,受天癸调节,又在肝藏血调血、脾统血化血、心主血、肺布血的协同作用下,冲任气血相资,胞宫出现虚而盛、而满、而溢、而虚的周期变化,藏泻有度,并随着阴阳消长、气血盈亏而出现月经期、经后期、经间期、经前期。黄素英在血止后按序予育肾通络、育肾培元以重建月经周期以治本。

三、医案举隅

案 1

王某,女,51 岁。

初诊(2018 年 5 月 14 日)

主诉:月经淋漓不净 1 月余。

病史:既往月经尚准,经期 5 日,周期 30 日,量中,色红。已婚,1-0-0-1。末次月经 4 月 9 日,经行未净,服妇康片出血未停,B 超示子宫内膜厚 22 mm。去年因子宫内膜厚经行月余不净行诊刮术。否认既往重大疾病史。舌红,舌下静脉瘀血,苔薄,脉细滑数。中医诊断:崩漏,证属瘀血内阻、冲任失调。西医诊断:子宫内膜增生症。治法:化瘀调冲。

[处方]炒当归 10 g,白芍 10 g,制香附 10 g,怀牛膝 10 g,生蒲黄 30 g,花蕊石 15 g,血竭 3 g,益母草 30 g,乌药 10 g,陈皮 6 g,川断 12 g,杜仲 12 g,7 剂。

二诊(2018 年 5 月 21 日)

药后瘀下较多,5 日后经净。复查 B 超示内膜 6 mm。目前无不适主诉。

【按】该患者仅服 7 剂中药,22 mm 的内膜即脱落变为正常,淋漓不净的月经 5 日即止。患者年逾七七,冲任虚损,正如《素问·上古天真论》曰:"七七任脉虚,太冲脉衰少,天癸竭,地道不通,故形坏而无子也。"外加瘀血内阻,气血不畅,故月经淋漓不净。此期气血以下为顺,黄素英用四物调冲汤加减因势利导,化瘀调经。大剂量的生蒲黄活血止血,黄素英认为生蒲黄止血作用胜于蒲黄炭,除能缩宫止血,祛瘀生新,促使瘀血排出外,亦能止血定痛,对宫缩不良、腹痛阵阵的瘀血性出血等有良好的治疗作用,《本草纲目》记载:"花蕊石其功专于止血,能使血化为水,酸以收之也。而又能下死胎,落胞衣,去恶血。"两药合用,将内积的宿瘀一并打碎排出又不致量过多;益母草加量以增强活血祛瘀之效,血竭亦善活血化瘀。"气为血之帅",瘀血内阻,气行则血行,香附疏肝理气,肝气调和则血行通畅,乌药性辛温,辛行温通,行气温肾,疏散凝滞,陈皮辛、苦、温,理气健脾,燥湿化痰,三药合用使气行则血行;川断、杜仲补肝肾,调冲任。全方化瘀调冲使瘀下血止,疗效满意。

案 2

谢某,女,45 岁。

初诊(2019 年 10 月 26 日)

主诉:月经量多 1 年余。

病史:既往月经规则,经期 5 日,周期 25～30 日,量中,轻度痛经。已婚,1-0-2-1,剖腹产,目前避孕。1 年多来无明显诱因下出现月经量多,夹血块,轻度痛经。末次月经 10 月 20 日,6 日净,量多,因之前口服中药略减,血块减,稍有腹痛。2019 年 8 月体检 B 超有内膜厚伴实质样结构,口服黄体酮后复查仍有。2019 年 10 月 24 日外院 B 超:内膜不均伴实质样结构(经期第 5 日)(内膜厚 10 mm,不均,内高回声区 10 mm×8 mm×7 mm),子宫肌瘤合并子宫腺肌病可能(最大 22 mm×22 mm×23 mm)。胃纳可,二便调,夜寐安,乏力。轻度贫血史。否认既往重大疾病史。舌红,苔薄,脉细。中医诊断:癥瘕,证属气虚血瘀证。西医诊断:子宫内膜增生症,子宫内膜息肉可能。时值经后期。治法:化瘀散结兼益气。

[处方]桂枝 3 g,茯苓 12 g,赤芍 10 g,牡丹皮 10 g,桃仁 10 g,皂角刺 30 g,鳖甲 10 g,石见穿 15 g,鬼箭羽 20 g,水蛭 6 g,夏枯草 20 g,寒水石 15 g,半枝莲 20 g,生黄芪 30 g,14 剂。

另:地屈孕酮片 10 mg,每日 2 次,口服,10 日(11 月 3 日开始服药)。

二诊(2019 年 11 月 10 日)

时近经期,内膜增厚不均伴实质样结构,月经量多堪虞。刻下:胃纳可,二便调,夜寐欠安,乳房胀痛。舌红,苔薄,脉细数。拟化瘀调冲。

[处方]炒当归 10 g,白芍 10 g,生蒲黄 30 g,花蕊石 20 g,土牛膝 10 g,天花粉 15 g,川牛膝 10 g,生黄芪 30 g,生地 10 g,制香附 10 g,郁金 10 g,橘叶 12 g,橘核 12 g,12 剂。

随访:2019 年 11 月 23 日外院复查,当时值经期(11 月 18 日月经来潮,量较多,未净),阴超:子宫腺肌病合并小肌瘤可能,宫腔少量积液(内膜单层 3 mm,宫腔分离 3 mm)。提示内膜正常,实质样物消失。后随访 1 年内月经均正常。

【按】该患者 45 岁,近七七之年,肾气渐虚,素有癥瘕,经行血块,瘀血内结。8 月体检有子宫内膜增厚合并实质样物,予孕激素后半周期疗法后未见好转,10 月经期第 5 日子宫内膜不均 10 mm,伴实质样结构 10 mm×8 mm×7 mm。四诊合参,证属"气虚血瘀证"。气虚无力推动,加重血瘀,治以化瘀散结兼益气,方中以桂枝茯苓丸为基础方治瘀阻,皂角刺辛温锐利,直达病所，溃肿散结，鳖甲软坚散结，石见穿清热解毒、活血消肿，鬼箭羽、水蛭逐恶血，破瘀散结，夏枯草清热散结，寒水石、半枝莲清热解毒，促使绝经，黄芪益气助气血运行。地屈孕酮后半周期疗法。二诊经期将届，因月经量多，予四物汤去川芎活血养血，加生蒲黄30 g、花蕊石20 g化瘀下血；土牛膝、川牛膝活血化瘀，清热；天花粉清热消肿，排脓利下；气为血之帅，血为气之母，黄芪益气健脾，香附、郁金、橘叶、橘核行气；香附为"气病之总司，女科之主帅"，行气解郁，止痛，郁金性偏寒，行气化瘀止痛，清心解郁，两药合用，疏肝解郁，活血止痛。随访内膜变薄，实质样物消失，中西医结合疗效显著。中药益气活血贯穿始终，并予周期疗法，即非经期予蔡氏化瘀消坚方加味化瘀散结，经前经期四物调冲汤加味化瘀调冲止血。

案 3

诸某，女，35岁。

初诊（2010 年 10 月 15 日）

主诉：月经淋漓不净反复发作 3 年余。

病史：既往月经尚准，经期 4～5 日，周期 28 日，量偏少，色红，有血块。已婚未育。1995 年曾人工流产 1 次，2007 年 6 月孕 40 余日先兆流产，行清宫术。3 个月后经行淋漓，逾 2 旬不净，甚连至下次行经。化验血催乳素高，口服戊酸雌二醇片、溴隐亭 3 个月后，经行淋漓症状好转 3 个月，后又复发。2008 年曾在外院服中药治疗无效，2008 年 10 月在外院行子宫内膜息肉摘除术，术后好转 3 个月，后经行淋漓又作。近 1 年余每次月经淋漓 20 多日，经净 5 日后又行，出血量少，伴少腹酸痛，腰腿酸软。素感疲劳乏力，易感外邪，急躁易怒，记忆力减退，食纳尚可，夜难入眠，便调。B 超提示子宫内膜增厚，并发子宫肌瘤。曾行诊刮病理示：子宫内膜简单型增生过长。末次月经 10 月 13 日。否认既往重大疾病史。舌红有瘀斑苔薄，脉细滑。中医诊断：崩漏，证属瘀热内蕴证。西医诊断：子宫内膜增生症，异常子宫出血。治法：化瘀调摄。

[处方] 炒当归10 g，赤白芍（各）10 g，川芎10 g，川牛膝10 g，生蒲黄30 g，血竭3 g，花蕊石15 g，败酱草30 g，红藤15 g，川楝子10 g，牡丹皮10 g，鱼腥草15 g，鸭跖草15 g，天花粉10 g，女贞子10 g，墨旱莲20 g，7 剂。

二诊（2010 年 11 月 30 日）

前次月经 10 月 13 日，服药后月经淋漓于 11 月 1 日净。末次月经 11 月 9

日,经行 8 日净,净后 3 日又出血少许,7 日方净,时逾中期,基础体温未见明显上升,腰酸痛,下肢酸软,劳累乏力,情绪改善,四肢不温,夜寐欠安。舌红,苔薄,脉细。拟育肾培元。

[处方]茯苓 12 g,生地 10 g,仙茅 10 g,淫羊藿 12 g,巴戟天 10 g,肉苁蓉 10 g,鹿角霜 10 g,龟甲 10 g,女贞子 10 g,墨旱莲 20 g,败酱草 30 g,红藤 15 g,川楝子 10 g,杜仲 12 g,河车粉(吞)6 g,海螵蛸 12 g,10 剂。

三诊(2010 年 12 月 14 日)

末次月经 12 月 9 日,基础体温爬升,高温相短,经始 1～4 日量少,色鲜红,至昨日起量增,今日仍多。12 月 1 日 B 超提示子宫肌瘤 27 mm×38 mm×36 mm,子宫内膜增厚,左侧卵巢增大,左附件区小囊。刻下：腹胀,腰酸,乏力,怕冷。舌淡红、体胖,苔薄,脉细滑数。拟化瘀调冲。

[处方]炒当归 10 g,白芍 10 g,生蒲黄 30 g,血竭 3 g,花蕊石 15 g,生黄芪 30 g,熟地 10 g,川断 12 g,杜仲 12 g,青陈皮(各)5 g,5 剂。

四诊(2010 年 12 月 19 日)

末次月经 12 月 9 日,月经量多,夹大血块,曾下一如印泥样大瘀块,7 日净,轻度腹痛,腰酸,余无所苦。舌淡,苔白,脉细。拟育肾通络。

[处方]茯苓 12 g,生地 10 g,路路通 10 g,降香 3 g,皂角刺 30 g,淫羊藿 12 g,制黄精 12 g,生黄芪 30 g,当归 10 g,白芍 10 g,石楠叶 15 g,败酱草 30 g,红藤 15 g,7 剂。

患者自下瘀块后,经期恢复正常,7 日即净。周期调治 3 月,基础体温典型双相,周期、经期、经量均恢复正常,B 超检查子宫内膜厚度在正常范围内。

随访：6 个月后随访,月经一直正常。

【按】患者年已五七,病程 3 年有余,其间 2 次诊断性刮宫后仍月经淋漓不净,有子宫内膜增厚病史。初诊时正值经期,黄素英予四物调冲汤加味因势利导、化瘀调经。因患者病程长,瘀血久,又恐湿热之邪入侵,黄素英另予血竭活血化瘀、止痛止血,败酱草、红藤、牡丹皮、鱼腥草、鸭跖草、川楝子清热解毒、化瘀止痛,二至丸补益肝肾、滋阴止血。二诊时已逾中期,基础体温未见明显上升,予以育肾调周的方法育肾培元,服药后患者体温双相不典型。三诊时又值经期,再次予四物调冲汤加减因势利导、化瘀调经,后下大血块,月经 7 日即净。经净后黄素英再次予以育肾调周法治疗,患者月经恢复正常,基础体温双相,子宫内膜厚度正常。

第十三节　癥瘕（子宫肌瘤）

一、病证概述

子宫肌瘤是女性生殖系统最常见的良性肿瘤，多发生于 35～50 岁。据资料统计，35 岁以上妇女约 20％发生子宫肌瘤。子宫肌瘤的典型症状为月经过多与继发贫血，也有一些患者可无自觉症状。肌瘤的症状一般与肌瘤生长部位、大小有密切关系，主要有：月经增多，下腹部包块，压迫症状，疼痛，对妊娠及分娩的影响等。

子宫肌瘤属中医"癥瘕""石瘕"范畴，"癥瘕"病名最早见于《金匮要略》，《灵枢·水胀》将其记录为"石瘕"。《景岳全书·妇人规》云："瘀血留滞作癥，惟妇人有之。其证则或由经期，或由产后，凡内伤生冷，或外受风寒，或忿怒伤肝，气逆而血留；或忧思伤脾，气虚而血滞；或积劳积弱，气弱而不行，总由血动之时，余血未尽，而一有所逆，则留滞日积而渐以成癥矣。"故本病多因脏腑不和，气机阻滞，瘀血内停，气聚为癥，血结为瘕，以气滞、血瘀、痰湿等为多见。

海派中医蔡氏妇科认为子宫肌瘤的治疗主要以活血化瘀、消坚散结为原则。黄素英治疗子宫肌瘤多以活血化瘀、软坚散结为主，佐以行气化痰，兼调寒热。但又根据患者体质强弱，病之久暂，酌用攻补，或先攻后补，或先补后攻，或攻补兼施等法，随证施治。

二、诊治经验

（一）分期论治

育龄期患者，卵泡期（月经干净后）软坚散结，黄体期育肾培元，必要时可育肾安胎。更年期前后患有子宫肌瘤者，首要催断其经水，促使肌瘤自消，可用苦参、寒水石、夏枯草平肝清热，消瘤防癌。

（二）审因论治

《妇科心法要诀》中提到："治诸癥积，宜先审身形之壮弱，病势之缓急而论之，如人虚则气血衰弱，不任攻伐，病势虽盛，当先扶正；若形证俱实，当先攻病也。"体质强壮者,可加大黄、芒硝凉血化瘀,软坚散结,同时加白术以制约其烈性。体质虚弱者则加用党参、黄芪等以扶正。

(三) 擅用虫类药

通常选用水蛭、地鳖虫、全蝎、蜂房、地龙等虫类药,取其"飞者升,走者降,灵动迅速,追拔沉混气血之邪"之特性,增强散结消癥之力。水蛭善逐恶血,破血癥积聚,张锡纯认为此药"破瘀血而不伤新血,专入血分不损气分",盛赞水蛭"在破血药中功列第一"。

(四) 通因通用

经期以化瘀调经为主,常用四物调冲汤加减,如量多如注兼有大量瘀血血块,不建议单纯固涩止血,反擅长通因通用,以化瘀止血。常用药物炒当归、丹参、生蒲黄、花蕊石、益母草、仙鹤草等。

三、医案举隅

案 1

初诊(2016 年 12 月 27 日)

主诉:子宫肌瘤剥出术后复发 1 周。

病史:2006 年曾行子宫肌瘤剥出术,1 周前体检发现子宫肌瘤复发,B 超提示多发性子宫肌瘤,最大者 42 mm×37 mm。既往月经尚规则,月经量中,痛经(一),腰酸(＋),血块(一)。末次月经 12 月 16 日。既往史:2006 年曾行子宫肌瘤剥出术。体格检查:舌红苔薄,脉细滑。辅助检查:2016 年 12 月 B 超提示多发性子宫肌瘤,最大者 42 mm×37 mm。中医诊断:癥瘕,证属宿瘀内结证。西医诊断:子宫肌瘤。治法:化瘀消坚。

[处方]茯苓 12 g,桂枝 3 g,赤芍 10 g,牡丹皮 10 g,桃仁 10 g,皂角刺 30 g,醋鳖甲 10 g,石见穿 15 g,鬼箭羽 20 g,夏枯草 20 g,海藻 12 g,昆布 12 g,煅牡蛎 30 g,炒党参 12 g,川断 12 g,杜仲 12 g,14 剂。

二诊(2017 年 2 月 14 日)

末次月经 2 月 5 日,7 日净,量偏多,痛经(一),血块(＋),大便畅,胃纳可,睡眠可。舌红苔薄,脉细弦,拟化瘀消坚。

[处方]守上方,加生黄芪 20 g,山慈菇 10 g,木香 3 g,炒白术 10 g,玉米须 15 g,14 剂。

三诊(2017 年 3 月 2 日)

末次月经 3 月 2 日,未净,刻下月经第 1 日,月经量多,少量血块,乏力,腰酸,近 5 日体温 37.2℃,自觉身热,夜寐安,二便调。舌红苔薄,脉细滑,拟化瘀调冲。

[处方]生地 10 g,当归 10 g,白芍 10 g,制香附 10 g,怀牛膝 10 g,生蒲黄 30 g,花蕊石 15 g,天花粉 10 g,生黄芪 30 g,川断 12 g,青蒿 10 g,14 剂。如此按周期治疗半年。

八诊(2017 年 10 月 11 日)

末次月经 9 月 23 日,经行期准,量不多(不服经期药),口干,寐欠安,乳房结节,头痛经前作。舌红苔薄,脉细弦,拟从前法。自诉复查 B 超子宫肌瘤 40 mm×20$^+$mm。

[处方]茯苓 12 g,桂枝 3 g,赤芍 10 g,牡丹皮 10 g,桃仁 10 g,皂角刺 30 g,醋鳖甲 10 g,石见穿 15 g,鬼箭羽 20 g,橘叶 12 g,橘核 12 g,川石斛 15 g,地骨皮 12 g,合欢皮 30 g,远志 6 g,山慈菇 10 g,露蜂房 10 g,生龙骨 30 g,生牡蛎 30 g,丹参 10 g,佛手 10 g,炒谷芽 15 g,炒麦芽 15 g,14 剂。

【按】黄素英治疗子宫肌瘤采用化瘀消坚周期调治法,治疗上以化瘀消坚为治疗原则,根据月经的周期分两步,即非经期和经期的用药不同。非经期多主张活血消坚为主,采用桂枝茯苓丸加减以活血化瘀消坚,月经期以化瘀调经为主,药用炒当归、生地黄、川芎、白芍、制香附、牛膝,如月经量多,可去川芎。

案 2

陆某,女,30 岁。

初诊(2018 年 4 月 10 日)

主诉:子宫多发肌瘤伴内膜异位囊肿,结婚 2 年未孕。

病史:结婚 2 年未避孕一直未孕。末次月经 3 月 31 日,5 日净,量偏少,痛经明显,夹血块。二便正常,寐安。既往史:月经经期 5～7 日,周期 25～28 日,末次月经 3 月 31 日。已婚,0-0-0-0。既往有乳腺小叶增生病史。体格检查:舌红苔薄,脉细弦。辅助检查:2018 年 4 月 4 日外院 B 超:子宫 46 mm×

45 mm×41 mm，形态不规则，回声欠均匀，内膜厚 3.5 mm。子宫前壁肌层中低回声 29 mm×27 mm×26 mm，左侧壁肌层中低回声区 16 mm×16 mm×12 mm，内见无回声区 7 mm×7 mm×5 mm，宫底肌层中低回声区 7 mm，宫底两外突中低回声区 46 mm×33 mm×30 mm。ROV：弱回声 65 mm×55 mm×50 mm，LOV：弱回声 71 mm×51 mm×40 mm，双侧囊块，液稠，卵巢来源可能。中医诊断：癥瘕，不孕症，证属宿瘀内结证。西医诊断：多发性子宫肌瘤，卵巢内膜异位囊肿，原发性不孕。治法：化瘀消坚。

[处方]茯苓 12 g，桂枝 3 g，赤芍 10 g，牡丹皮 10 g，桃仁 10 g，皂角刺 30 g，醋鳖甲 10 g，石见穿 15 g，鬼箭羽 20 g，水蛭 6 g，煅牡蛎 30 g，夏枯草 20 g，14 剂。

二诊（2018 年 4 月 24 日）

末次月经 3 月 31 日，小腹隐痛，纳可，舌红苔薄，脉细数。拟育肾通络参化瘀散结。

[处方]白茯苓 12 g，生地 10 g，炒路路通 10 g，降香 3 g，皂角刺 30 g，黄精 12 g，淫羊藿 12 g，怀牛膝 10 g，石见穿 15 g，鬼箭羽 20 g，地龙 20 g，王不留行 10 g，车前子 15 g，7 剂。

三诊（2018 年 5 月 8 日）

末次月经 4 月 25 日，6 日净，量中，色红，痛经（＋），基础体温爬行上升，无不适。舌红苔薄，脉细弦。拟育肾培元。

[处方]白茯苓 12 g，生地 10 g，仙茅 10 g，淫羊藿 10 g，巴戟天 10 g，肉苁蓉 10 g，鹿角霜 10 g，紫石英 30 g，山茱萸 10 g，紫河车粉 6 g，知母 12 g，黄柏 12 g，苎麻根 12 g，12 剂。

四诊（2018 年 5 月 22 日）

末次月经 4 月 25 日，今尿 HCG 弱阳性，基础体温上升 14 日，纳可，舌红苔薄，脉细数。拟育肾安固。

[处方]党参 12 g，白术 10 g，淡黄芩 10 g，砂仁 3 g，桑寄生 10 g，菟丝子 10 g，川断 12 g，杜仲 12 g，南瓜蒂 15 g，苎麻根 10 g，白芍 12 g，生甘草 3 g，14 剂。

【按】黄素英治疗育龄期女性合并子宫肌瘤采用"化瘀散结周期调治法"。本案虽然子宫肌瘤、卵巢内膜异位囊肿的临床表现较为复杂，但在辨证施治中需紧扣"血瘀"这一病理特征，顺应女性月经周期，分期治疗。于非经期的治疗，采用具有化瘀散结之功的方药。在活血化瘀至一定阶段，适时加用补肾调周法进行治疗，使体内肾精、肾气充足，有利于提高受孕率。并嘱患者坚持测量基础体温,以便指导临床遣方用药,若患者时值经期,基础体温升而不降,嘱患者测量尿或血 HCG,如确诊为早孕,则进行育肾安胎治疗。

第十四节　妇人腹痛(盆腔炎)

一、病证概述

盆腔炎性疾病是指女性上生殖道及其周围组织常见的一种感染性疾病。主要包括子宫内膜炎、输卵管炎、输卵管卵巢脓肿、盆腔腹膜炎。炎症可局限于一个部位,也可同时累及几个部位。若未接受规范、及时有效的治疗,可导致一系列后遗症的发生,即盆腔炎性疾病后遗症,主要包括慢性盆腔痛、炎症反复发作、不孕症和异位妊娠,其发病时间长,病情较顽固,严重影响了生育年龄妇女的生殖健康和生活质量。本病主要病因如下。① 宫腔内手术操作后感染:如刮宫术、放置或取出宫内节育环、输卵管通液术、子宫输卵管造影术、宫腔镜检查、黏膜下子宫肌瘤摘除术等,由于手术所致生殖道黏膜损伤、出血、坏死,导致下生殖道内源性菌群的病原体上行感染。② 下生殖道感染:如细菌性阴道病、衣原体性宫颈炎、淋病奈瑟菌性宫颈炎等与盆腔炎性疾病的发生密切相关。③ 性卫生不良:有多个性伴侣、性生活过频及性伴侣有性传播疾病,或有经期性生活、不注意经期卫生、使用不洁的卫生巾和护垫等,使病原体侵入而引起炎症。④ 邻近器官的炎症直接蔓延:最常见的是阑尾炎、腹膜炎时直接蔓延,引起盆腔炎症;患慢性宫颈炎时,炎症也可通过淋巴循环,引起盆腔结缔组织炎。

中医文献虽无"盆腔炎性疾病"之病名,但对本病的记录散在见于"腹痛""妇人腹中痛""带下病""热入血室""不孕"等症状描述或疾病论述中。《金匮要略·妇人杂病脉证并治第二十二》曰:"妇人中风,七八日续来寒热,发作有时,经水适断,此为热入血室,其血必结,故使如疟状,发作有时。"似为有关盆腔炎相关的最早记载。《傅青主女科》又云:"妇人有带下而色黄者,宛如黄茶浓汁,其气腥秽,所谓黄带是也。夫黄带乃任脉之湿热也。"

蔡氏妇科流派认为本病多因"湿、热、瘀",处方用药宜审因论治,铲除病根,以绝复发。另本病后期,多见气滞血瘀阻络之症,故治以理气活血化瘀通络法,多选用穿山甲片、皂角刺、路路通、鬼箭羽、地龙等。

正如《济阴纲目·调经门》曰："经事来而腹痛者,经事不来而腹亦痛者,皆血之不调故也,欲调其血,先调其气。"黄素英认为此病若迁延日久,多瘀血阻滞胞脉、冲任不调、不通则痛,病理因素主要为:湿、热、瘀、虚,在清热化湿基础上,重视活血化瘀,又不忘扶正祛邪。针对此疾病辨证论治,特色鲜明。

二、诊治经验

(一) 扶正固本,标本兼治

张元素提出"养正积自除……令真气实,胃气强,积自消矣",主张扶正为主治疗内伤杂病。黄素英根据多年经验认为本病常由于正气不足,湿热之邪乘虚内侵,与气血相搏,瘀阻于胞宫,以致冲任失常,脉络受阻,病情缠绵难愈。故根据患者体质强弱,病程长短,在清热化瘀的基础上,注意兼养正气,以四君子汤加黄芪以补脾气、固肾气,达到补肾健脾、祛邪而不伤正的目的。

(二) 善用药对

红藤、败酱草:苦平无毒,红藤虽有清热解毒的作用,但仍着重在活血通络,败酱草能败脓利湿,两药同用,活血散瘀、清热通络效果更佳。湿热瘀结者常加红藤、败酱草。

川断、杜仲:归肝、肾两经。川断具有补肝肾、续筋骨、调血脉的作用。杜仲有补肝肾、强筋骨、安胎的功效。二药合用具有补肾强腰的作用,可治疗肾阳虚引起的腰腿痛或酸软无力等症。故肾虚血瘀者常加川断、杜仲。

乳香、没药:乳香辛温香润,能于血中行气,舒筋活络,消肿止痛。没药苦泄力强,功擅活血散瘀,消肿止痛。乳香行气活血为主,没药活血散瘀为要。二药参合,气血兼顾,取效尤捷,共奏宣通脏腑、流通经络、活血祛瘀、消肿止痛之功。血瘀痛甚者常加乳香、没药。

(三) 活用经方

经方药少力专,短小精悍,大道至简,是历代名医的经验结晶。《伤寒论》中小柴胡汤主治妇人伤寒,热入血室,经水适断,寒热发作有时。芍药甘草汤调和肝脾,缓急止痛。黄素英熟练掌握经方要义,于临床上灵活运用,治疗盆腔炎性疾病收效甚佳。

（四）审时用药

对育龄期有生育要求的女性，在治疗基础性疾病、缓解腹痛的基础上，在经净后至排卵前适时加用药物缓解输卵管粘连、促使卵泡排出，以利于及时受孕，减少不孕症的发生。对于更年期女性，考虑"久病多虚""久病及肾"，注意补肾气，调阴阳。

三、医案举隅

案1

廖某，女，41岁。

初诊（2019年3月30日）

主诉：反复下腹痛4年，加重1年。

病史：平素月经规则，4年前开始出现经期腹痛，伴腰痛、腿麻，曾外院治疗予口服活血化瘀药未见好转。1年前下腹痛加重，平时亦有腹痛，多次于三级妇产科医院就诊，予中成药口服未见好转。2月19日妇科检查右附件处触痛明显。阴超示子宫及双附件未见明显异常。末次月经3月13日，2日净，量少（口服屈螺酮炔雌醇片后）。前次月经2月10日，3日净，量较少。平素易烦躁，纳可，寐安，二便调。既往史：月经经期3～5日，周期25～26日，末次月经3月13日。已婚，1-0-0-1，2000年剖宫产，工具避孕。舌红苔薄，脉细。辅助检查：HPV（－），TCT（－）。中医诊断：妇人腹痛，证属正气不足，瘀热互结。西医诊断：盆腔炎。治法：扶正清瘀调理。

［处方］茯苓12 g，桂枝3 g，赤芍10 g，牡丹皮10 g，败酱草30 g，红藤15 g，鸭跖草15 g，炒川楝子10 g，炒延胡索12 g，炒党参12 g，川断12 g，杜仲12 g，制没药6 g，制乳香6 g，白芍15 g，生甘草3 g，徐长卿15 g，14剂。

二诊（2019年4月23日）

末次月经4月3日，2日净，量少，色红，有瘀，痛经（－）。药后腹痛消失，但目前月经将临，4月20日开始小腹阵痛，腰痛，乳胀，带下少。舌红苔薄，脉细，拟从前法。

［处方］守3月30日方，加丹参20 g、生蒲黄10 g、五灵脂10 g、益母草30 g、红花10 g、桃仁10 g，14剂。

随访：腹痛缓解，未再服药。

【按】本例患者腹痛反复发作，多次外院求诊未见好转，黄素英以自拟慢盆方治疗。方中桂枝、牡丹皮、赤芍、茯苓取自桂枝茯苓丸,其中桂枝温通经脉而行瘀滞,牡丹皮散血行瘀、清退瘀久所化之热,芍药养血和血,茯苓消痰利水、渗湿健脾,加败酱草、红藤、鸭跖草清热解毒,炒川楝子、炒延胡索疏泄肝热、行气止痛,共奏清热化瘀止痛之效。因腰痛明显,加川断、杜仲补肝肾、强筋骨、固肾气。加乳香、没药活血祛瘀止痛,芍药甘草汤缓急止痛。服药1次就收效甚佳,腹痛全消。后临近经期,腹痛又作,故予前方巩固治疗,腹痛缓解。

案 2

葛某,女,44 岁。

初诊(2019 年 3 月 2 日)

主诉:下腹痛伴腰痛 2 个月。

病史:平素月经规则,2019 年 1 月劳累后出现下腹痛,诊断为盆腔炎急性发作,曾予静脉抗炎治疗 2 周,之后症状好转,但下腹痛未完全缓解,牵扯至大腿根及腰椎等处。末次月经 2 月 18 日,9 日净,量中,痛经(－)。3 月 1 日起又出现少量阴道流血,护垫即可。前次月经 1 月 21 日,9 日净。既往史:月经经期 7 日,周期 25～26 日。已婚,1－0－0－1,2005 年剖宫产,工具避孕。舌红苔腻,脉细。中医诊断:妇人腹痛,证属正气不足,瘀热内蕴。西医诊断:盆腔炎。治法:扶正清瘀。

[处方]茯苓 12 g,桂枝 3 g,赤芍 10 g,牡丹皮 10 g,败酱草 30 g,红藤 15 g,鸭跖草 15 g,炒川楝子 10 g,炒延胡索 12 g,炒党参 12 g,苍术 10 g,川断 12 g,杜仲 12 g,生黄芪 30 g,补骨脂 12 g,墨旱莲 20 g,仙鹤草 20 g,14 剂。

二诊(2019 年 3 月 16 日)

末次月经 2 月 18 日,9 日净,3 月 1 日起少量阴道流血至今未止。腰痛及双下腹痛服药后较前好转,现双侧腰痛较明显。服上药后每日中午 11 至 12 点困倦明显,下午好转。烦躁,睡眠欠佳。3 月 9 日 B 超提示子宫质地不均,内膜厚 4 mm。舌红苔薄,脉细弦,治法:从前法。

[处方]生地 10 g,白芍 10 g,当归 10 g,川芎 10 g,制香附 10 g,怀牛膝 10 g,败酱草 30 g,红藤 15 g,鸭跖草 15 g,川断 12 g,杜仲 12 g,炒延胡索 12 g,生黄芪 30 g,炒党参 12 g,合欢皮 30 g,夜交藤 30 g,柴胡 6 g,淮小麦 30 g,生甘草 3 g,补骨脂 15 g,14 剂。

三诊(2019 年 3 月 30 日)

末次月经 3 月 28 日,未净,量中,腰酸痛,腹痛明显好转,易焦虑,寐欠安。

因外院白带培养:大肠杆菌,口服抗生素,具体不详。舌红苔薄白腻,脉细,治法:从前法。

[处方]党参 12 g,炒白术 10 g,茯苓 10 g,生甘草 3 g,生黄芪 30 g,川断 12 g,杜仲 12 g,桑寄生 15 g,败酱草 30 g,柴胡 6 g,炒当归 10 g,白芍 10 g,淮小麦 30 g,合欢皮 30 g,夜交藤 30 g,墨旱莲 20 g,仙鹤草 20 g,炒延胡索 12 g,14 剂。如此巩固治疗 2 个月。

四诊(2019 年 6 月 11 日)

末次月经 6 月 5 日,未净,量中,色红,瘀少,痛经(一),小腹坠胀好转,仍感腰酸、腰痛。盗汗改善。5 月 30 日 B 超子宫肌瘤 11 mm×15 mm×16 mm,右卵巢囊肿。纳寐可,二便调。舌红苔薄,脉细,治法:从前法。

[处方]党参 12 g,炒白术 10 g,茯苓 10 g,生甘草 3 g,生黄芪 30 g,败酱草 30 g,红藤 15 g,鸭跖草 15 g,川断 15 g,杜仲 15 g,狗脊 15 g,炒延胡索 15 g,熟附片 3 g,焦薏苡仁 20 g,桑叶 15 g,赤芍 12 g,升麻 5 g,柴胡 6 g,丹参 20 g,淫羊藿 12 g,14 剂。

【按】本例患者为盆腔炎急性发作后迁延未愈转为慢性盆腔炎。肾居下焦,为"元气之根、水火之宅",是人身之根本,也是冲任、胞宫之根本,肾气虚衰,表现为下腹痛及少腹两侧隐隐作痛,甚至牵及腰骶酸痛明显,精神困倦,因肾精亏虚,胞脉空虚,邪热入于胞宫,与血搏结,阻滞胞脉,致胞脉气血不畅,壅于下焦,血瘀又影响气机的升降,故病机以脾肾亏虚为本,湿热瘀滞为标,治宜健脾益肾,扶正祛瘀,在自拟慢盆方的基础上加四君子汤及生黄芪健脾益气,川断、杜仲、桑寄生、补骨脂等补肾助阳,意在扶正祛邪,标本兼顾。

案 3

杨某,女,42 岁。

初诊(2019 年 3 月 16 日)

主诉:经期腹痛半年余。

病史:平素月经规则,2018 年 7 月起出现经期下腹剧痛,伴发热至 39℃,2018 年 11 月盆腔 MRI:宫腔多发小息肉可能(直径 5 mm),右附件内膜囊肿(33 mm×37 mm),盆腔后凹陷积液伴包裹粘连。2019 年 2 月 21 日行宫腔镜下子宫内膜息肉切除术+诊刮术。末次月经 3 月 8 日,量中,伴小血块,无腹痛,无发热,无腰酸。偶左下腹隐痛。既往史:月经经期 7 日,周期 28 日。已婚,0—0—2—0,2003 年末次人工流产,工具避孕。舌红苔薄,脉细弦。中医诊断:妇人腹痛、痛经、癥瘕,证属瘀热互结。西医诊断:盆腔炎、痛经、右附件内膜异位囊肿。治法:化瘀消坚。

[处方]茯苓 12 g,桂枝 3 g,赤芍 10 g,牡丹皮 10 g,桃仁 10 g,皂角刺 30 g,醋鳖甲 10 g,石见穿 15 g,鬼箭羽 20 g,柴胡 10 g,黄芩 10 g,太子参 10 g,姜半夏10 g,大枣 12 g,生姜 3 g,生甘草 3 g,14 剂。

二诊(2019 年 3 月 28 日)

末次月经 3 月 8 日,基础体温已升,余无不适。舌红苔薄,脉弦紧,拟化瘀调冲兼和解。

[处方]柴胡 10 g,黄芩 10 g,太子参 10 g,大枣 15 g,生姜 3 g,生甘草 3 g,炒当归 10 g,炒延胡索 12 g,生蒲黄 10 g,五灵脂 10 g,川芎 10 g,熟地 10 g,槟榔15 g,青蒿 10 g,制没药 6 g,川断 12 g,白芍 10 g,10 剂。

三诊(2019 年 4 月 13 日)

末次月经 4 月 5 日~4 月 11 日,伴轻微下腹隐痛,无发热,第 1 日伴腰部酸胀感之后缓解,近期因家事影响入睡困难,舌红苔薄,脉细弦。拟化瘀散结。

[处方]茯苓 12 g,桂枝 3 g,赤芍 10 g,牡丹皮 10 g,桃仁 10 g,皂角刺 30 g,醋鳖甲 10 g,石见穿 15 g,鬼箭羽 20 g,柴胡 10 g,太子参 10 g,黄芩 10 g,大枣 15 g,生姜 3 g,生甘草 3 g,14 剂。

四诊(2019 年 4 月 27 日)

末次月经 4 月 5 日,7 日净,偶下腹胀伴烧灼感,二便正常。舌红苔薄,脉细滑,拟调冲任。

[处方]守 3 月 28 日方,加败酱草 30 g、红藤 15 g,14 剂。

五诊(2019 年 5 月 7 日)

末次月经 5 月 1 日,未净,量中少,色红,有瘀,痛经较前月明显,经行发热 38℃,腰酸。无腹胀烧灼感,纳可,二便调。舌红苔薄,脉细弦。拟化瘀散结。

[处方]茯苓 12 g,桂枝 3 g,赤芍 10 g,牡丹皮 10 g,桃仁 10 g,皂角刺 30 g,醋鳖甲 10 g,石见穿 15 g,鬼箭羽 20 g,败酱草 30 g,红藤 15 g,炒党参 12 g,水蛭6 g,丹参 20 g,14 剂。

六诊(2019 年 5 月 25 日)

末次月经 5 月 1 日,8 日净,刻下无不适,纳可,二便调。舌红苔薄,脉细滑数。拟从前法。

[处方]守 3 月 28 日方,加蚕沙 15 g、败酱草 30 g、红藤 15 g、川楝子 10 g,14 剂。

七诊(2019 年 6 月 6 日)

末次月经 5 月 31 日,未净,此次无痛经,无发热,伴腰酸痛,量色如常,夹大血块,经前略乳胀,带下无异常。刻下脐周感胀气,矢气后缓解,纳可,寐安,二便调。舌红苔薄,脉细滑。拟疏肝调理。

[处方]炒当归 10 g,白芍 10 g,柴胡 6 g,白茯苓 12 g,白术 10 g,甘草 3 g,败酱草 30 g,红藤 15 g,炒延胡索 12 g,黄芩 10 g,太子参 10 g,大枣 10 g,生姜 3 g,14 剂。

【按】本例患者盆腔 MRI 提示盆腔后凹陷积液伴包裹粘连及右附件内膜囊肿,平时偶下腹胀伴烧灼感,每于经行发热伴痛经,考虑为盆腔炎性痛经。发热有规律性,恰适小柴胡汤"寒热发作有时"之意。外感或内蕴湿热之邪,犯及下焦,盘踞冲任、胞宫,经前血海气血充盈,湿热与血胶结,故致下腹疼痛剧烈伴发热,湿热缠绵,故平时小腹亦痛。同时伴有内膜异位囊肿,故予小柴胡汤合桂枝茯苓丸加减,酌加红藤、败酱草、蒲公英、牡丹皮等清瘀热止痛之药,疗效满意。

案 4

刘某,女,35 岁。

初诊(2019 年 3 月 19 日)

主诉:反复下腹痛 2 年余。

病史:2017 年初起出现反复下腹痛,B 超及白带常规检查正常。2018 年底至今未避孕 1 年余一直未孕。平素月经规则,末次月经 2 月 24 日,7 日净,量中,痛经(一)。非经期偶下腹隐痛,带下色黄,无瘙痒。刻下:保暖后腹部不适感好转,偶腰酸。盗汗,睡眠欠佳,易醒,夜尿 1～2 次/晚。既往史:月经经期 7 日,周期 30 日。已婚,0-0-2-0,2016 年 9 月末次稽留流产行清宫术。舌尖红苔瘀斑,脉细。辅助检查:2019 年 3 月 6 日行宫腔镜检查＋双侧输卵管通液术＋宫腔粘连分解术＋子宫内膜活检术,提示左侧输卵管不通,右侧输卵管通畅。中医诊断:妇人腹痛,不孕症,证属正气不足,瘀热内蕴。西医诊断:盆腔炎,继发性不孕。治法:扶正清瘀。

[处方]茯苓 12 g,桂枝 3 g,赤芍 10 g,牡丹皮 10 g,败酱草 30 g,红藤 15 g,鸭跖草 15 g,炒川楝子 10 g,炒延胡索 12 g,炒党参 12 g,桑叶 30 g,川断 12 g,杜

仲 12 g,桑螵蛸 12 g,海螵蛸 12 g,制没药 6 g,14 剂。

二诊(2019 年 3 月 30 日)

末次月经 3 月 24 日,未净,第 3、4 日量中,痛经(一)。经前腹痛。盗汗仍有、胸口、后背、颈部明显,寐欠安,夜尿 1~2 次。平时下腹隐痛,腰酸时有。舌尖红苔薄,口气重,脉细,拟育肾通络。

[处方]茯苓 12 g,生地 10 g,炒路路通 10 g,降香 3 g,皂角刺 30 g,月季花 9 g,地龙 9 g,瞿麦 10 g,细辛 1 g,黄精 12 g,淫羊藿 12 g,怀牛膝 10 g,炒王不留行 10 g,车前子 15 g,败酱草 30 g,红藤 15 g,桑叶 30 g,川楝子 10 g,瘪桃干 10 g,10 剂。

三诊(2019 年 4 月 13 日)

末次月经 3 月 24 日,5 日净,仍有下腹隐痛,伴带下量多,色黄,无瘙痒,盗汗较前好转,偶腰酸,大便 1 日 1 次,解后直肠隐痛,入睡困难,多梦,基础体温上升。舌尖红苔薄有瘀斑,脉细软,拟育肾培元。

[处方]茯苓 12 g,地黄 10 g,仙茅 10 g,淫羊藿 10 g,巴戟天 10 g,肉苁蓉 10 g,鹿角霜 10 g,紫石英 30 g,山茱萸 10 g,知母 12 g,黄柏 12 g,椿根皮 12 g,红藤 15 g,败酱草 30 g,川楝子 10 g,桑叶 30 g,12 剂。

四诊(2019 年 4 月 30 日)

末次月经 3 月 24 日。4 月 22 日起有极少量阴道流血,4 月 23 日血止。右小腹隐痛。4 月 25 日血 HCG 1 849.89 mIU/mL,E_2 748 pg/mL,P 59.9 nmol/L。4 月 28 日血 HCG 7 992.62 mIU/mL,P 61.1 nmol/L。B 超提示宫内妊娠。舌尖红苔薄有瘀斑,脉细滑,拟育肾安固。

[处方]党参 12 g,白术 10 g,淡黄芩 10 g,砂仁 3 g,桑寄生 10 g,菟丝子 10 g,川断 12 g,杜仲 12 g,南瓜蒂 15 g,苎麻根 10 g,女贞子 10 g,墨旱莲 20 g,红藤 15 g,败酱草 30 g,白芍 12 g,甘草 3 g,14 剂。

【按】本例患者反复下腹痛多年引起一侧输卵管不通,继发不孕,先予自拟慢盆方治疗,待经净后至排卵前以育肾活血通络之品,祛瘀散结,分解输卵管粘连,促使卵泡排出。方中茯苓、生地黄二者合用取六味地黄丸之意,旨在平补肾中阴阳;皂角刺、车前子为促排卵之验药;月季花促进输卵管蠕动;路路通、王不留行等理气通络兼促排卵。黄体期以仙茅、淫羊藿、巴戟天、肉苁蓉、鹿角霜补肾气,助阳益精,健黄体助孕卵着床。全程佐加红藤、败酱草清热解毒,收效明显,一月即孕。

第四章
黄素英妇科医论医话

―――――――――――――⚬⚭⚬――――――――――――――

第一节　活用桂枝茯苓丸

桂枝茯苓丸是源自《金匮要略》的经典名方,一直在临床沿用。黄素英诊治妇科病证学验俱丰,对桂枝茯苓丸的临证应用亦有独到心得,现将其运用桂枝茯苓丸加减治疗妇科病证的经验浅析如下。

一、透古通今

桂枝茯苓丸,出自《金匮要略·妇人妊娠病脉证并治第二十》第2条,曰:"妇人宿有癥病,经断未及三月,而得漏下不止,胎动在脐上者,为癥痼害。妊娠六月动者,前三月经水利时,胎也。下血者,后断三月衃也。所以血不止者,其癥不去故也,当下其癥,桂枝茯苓丸主之。桂枝茯苓丸方:桂枝、茯苓、牡丹(去心)、芍药、桃仁(去皮尖,熬)各等分。上五味,末之,炼蜜和丸,如兔屎大,每日食前服一丸。不知,加至三丸。"

以"桂枝茯苓丸"为关键词搜索《中华医典》可检索到147条历代文献记载,条文内容主要包括引用《金匮要略》原文、《金匮要略》条文的注释和阐发、临床应用等几类。临证主要用于治疗妊娠癥瘕、胎死不下、催生、瘀血崩漏等。

一是桂枝茯苓丸治疗妊娠癥瘕。如《济阴纲目·胎漏下血妊娠经来》载:"桂枝茯苓丸仲景云:妇人宿有癥病,经断未及三月,而得漏下不止⋯⋯桂枝茯苓丸主之。娄氏曰:凡胎动多当脐,今动在脐上,故知是癥也。"在古籍文献中,众多妇科专著都引用了该条目,应用治疗妊娠癥病此种引用较为多见。二是桂枝茯苓丸治疗胎死不下。如《妇人大全良方·妊娠误服毒药伤动胎气方第十》载："（夺命丸）专治妇人小产，下血至多，子死腹中……牡丹皮、白茯苓、桂心、桃仁（制）、赤芍，上等分为末，以蜜丸如弹子大。每服一丸，细嚼淡醋汤送下。速进两丸，至胎腐烂腹中，危甚者立可取出。"《女科证治准绳·跌仆伤胎毒药伤胎》"夺命丸"条云："此即仲景桂枝茯苓丸，但用淡醋汤嚼下不同耳。"三是桂枝茯苓丸用于催生。如《济阴纲目·难产催生方》载："催生汤候产母腹痛腰痛，见胞浆下方服。桃仁（炒，去皮）、赤芍药、牡丹皮、官桂、白茯苓（去皮），各一钱。上锉，一剂水煎，热服。"四是桂枝茯苓丸用于瘀血崩漏。如《女科证治准绳·血崩》载："〔消污血〕〔仲〕桂枝茯苓丸，治妇人有癥在脐上动，下血不止（方见胎动下血）。"

黄素英透古通今，认为用桂枝茯苓丸下癥安胎，虽属《内经》"有故无殒"之义，但是方中桂枝辛散走窜，通十二经，桃仁活血祛瘀，赤芍、牡丹皮凉血活血，有胎用祛瘀活血药值得商榷，且又有记载用于胎死不下、催生等，因此在临证中对妊娠癥瘤一般不用此方，常将本方加减用于妇科瘀血崩漏、妇人腹痛、癥瘕等病证。

二、临证运用

（一）瘀血崩漏（子宫内膜简单型增生过长）

崩漏是指经血非时暴下不止或淋漓不尽，是妇科的疑难病、常见病。临床上部分崩漏患者经诊断性刮宫，病理检查明确为子宫内膜简单型增生过长。围绝经期的崩漏患者，属于子宫内膜简单型增生过长崩漏的情况临床上比较多见。大多数子宫内膜增生是可逆性病变，或保持一种持续的良性状态，甚至可随月经期内膜的剥脱而自然消退，但也可能经增生、不典型增生，最后发展为子宫内膜癌，因此应该积极加以治疗。

黄素英认为此类崩漏属于瘀血崩漏的范畴，是由于肾-天癸-冲任-胞宫轴功能失调所致。经间期阴阳不能转化，阴长之时不断持续，子宫内膜增生过长，形成瘀血，瘀血内阻，血不循经，冲任不固，不能制约经血，经血非时而下而成崩漏。治疗以中医分期疗法为主。出血期化瘀消膜、止血调摄以治标，非出血期化瘀消坚、促进绝经以治本，基本方为化瘀消坚方。此方为桂枝茯苓丸加味，药物组成如下：茯苓12 g，桂枝3 g，赤芍10 g，牡丹皮10 g，桃仁10 g，皂角刺30 g，鳖甲10 g，石见穿15 g，鬼箭羽20 g，寒水石10 g，苦参6 g等。

病案

王某，女，51岁。

初诊(2018 年 5 月 14 日)

主诉:月经淋漓未净 1 月余。

病史:月经初潮 13 岁,周期 30 日,经期 5 日,量中,色红,无痛经。近 2 年来时有月经淋漓月余不净,曾行诊刮示:子宫内膜简单型增生过长。末次月经 4 月 9 日,月经已淋漓 1 月余。B 超检查示子宫内膜 22 mm。舌红苔薄,舌下静脉瘀血,脉细滑数。中医诊断:崩漏,证属血瘀证。西医诊断:子宫内膜简单型增生过长。治法:化瘀消膜,止血调摄。

[处方]炒当归 10 g,白芍 10 g,生蒲黄 30 g,血竭 3 g,花蕊石 15 g,怀牛膝 10 g,乌药 10 g,陈皮 6 g,制香附 10 g,益母草 30 g,川断 12 g,杜仲 12 g,7 剂。

二诊(2018 年 5 月 21 日)

药后瘀下较多,昨日出血已止。复查 B 超示子宫内膜 6 mm。舌红苔薄,边有瘀点,脉细滑。拟化瘀消坚。

[处方]茯苓 12 g,桂枝 3 g,赤芍 10 g,牡丹皮 10 g,桃仁 10 g,皂角刺 30 g,鳖甲 10 g,石见穿 15 g,鬼箭羽 20 g,寒水石 10 g,紫草 30 g,苦参 6 g,14 剂。

药后末次月经 6 月 7 日,7 日净,量多,有小血块。续予此法中药分期治疗半年,崩漏未再发生,复查 B 超子宫内膜厚度维持在正常范围,1 年后随访已正常绝经。

(二)瘀血腹痛(慢性盆腔炎)

慢性盆腔炎以下腹隐痛,带下量多,缠绵日久为特征,严重影响女性身心健康,可归属于中医妇人腹痛范畴。本病多为邪热余毒残留,与冲任气血相搏结,日久耗伤气血,虚实错杂,缠绵难愈。

黄素英认为本病的治疗关键在于厘清湿、热、瘀的关系。急性盆腔炎多以湿热为主,治疗多以清利湿热、理气止痛为主。慢性盆腔炎病程日久,耗损正气,气血搏结日久成瘀,应重视血瘀,并宗"养正积自除"之意,治疗以扶正化瘀为主,兼顾清利湿热。基本方为慢盆清瘀方,此方为桂枝茯苓丸加减,药物组成如下:茯苓 12 g,桂枝 3 g,赤芍 10 g,牡丹皮 10 g,炒党参 15 g,黄芪 30 g,红藤 15 g,败酱草 30 g,鸭跖草 15 g,川楝子 10 g,延胡索 12 g 等。

病案

张某,女,36 岁。

初诊（2018 年 10 月 16 日）

主诉：小腹隐痛时作半年余。

病史：既往月经尚规则，经期 5 日，周期 25 日，量中，色红，无痛经。半年前出现小腹隐痛时作，B 超检查示盆腔积液 18 mm×13 mm。外院诊断为慢性盆腔炎。末次月经 10 月 2 日，5 日净，经量中等。带下量中，色稍黄，无异味。目前小腹疼痛，疲劳乏力，面部色斑散发。纳可，寐安，二便调。舌红，苔薄，脉细弦。既往有子宫肌瘤、乳腺小叶增生史。中医诊断：妇人腹痛，证属正气不足，湿热瘀结。西医诊断：慢性盆腔炎。治法：扶正清瘀，清利湿热。

［处方］茯苓 12 g，桂枝 3 g，赤芍 10 g，牡丹皮 10 g，败酱草 30 g，红藤 15 g，鸭跖草 15 g，川楝子 10 g，炒延胡索 12 g，炒党参 12 g，生黄芪 15 g，橘叶 12 g，橘核 12 g，郁金 10 g，鱼腥草 20 g，黑大豆 30 g，赤小豆 15 g，车前子 15 g，车前草 15 g。14 剂。

二诊（2018 年 11 月 11 日）

末次月经 10 月 25 日，量中，色红，有血块。小腹隐痛稍好转。舌质红，胖大，边有齿印，脉细数。拟从前法。

［处方］茯苓 12 g，桂枝 3 g，赤芍 10 g，牡丹皮 10 g，败酱草 30 g，红藤 15 g，鸭跖草 15 g，川楝子 10 g，炒延胡索 12 g，炒党参 15 g，生黄芪 30 g，炒白术 10 g，防风 10 g，红花 10 g，桃仁 10 g，三棱 15 g，莪术 15 g，丹参 15 g。14 剂。

三诊（2018 年 12 月 23 日）

药后小腹隐痛消失，复查 B 超盆腔积液消失。舌红苔薄脉细。拟从前法。续予上方加减，巩固 1 个月。3 个月后随访诉腹痛未作。

（三）妇人癥瘕（子宫内膜异位症）

子宫内膜异位症的临床表现主要有痛经、慢性盆腔痛、不孕、月经异常、盆腔包块等。黄素英认为子宫内膜异位症的关键病机在于瘀血。异位内膜的周期性出血，中医称之为离经之血，离经之血及脱落的异位子宫内膜不能排出体外或不能及时被吸收，即为瘀血。瘀血是产生本病一系列临床症状和体征的关键。瘀血阻滞下焦，导致气机不畅，"不通则痛"，则发为痛经、慢性盆腔痛；瘀阻胞宫、胞脉，阻碍精卵结合，则成不孕；瘀血不去，新血不得归经，则发为月经不调，出现月经过多、月经先期、经期延长等症；瘀积日久，结成包块，则成癥瘕。

该病的治疗原则为化瘀消癥，分期论治。经期急则治标，对以痛经为主要症状的,用内异 1 方(炒当归、生地、白芍、川芎、香附、牛膝、没药、延胡索、生蒲黄、五灵脂等)加减治疗,此方以化瘀止痛为主;对以月经过多为主要症状的,用内异 2 方(当归、生地、白芍、香附、生蒲黄、花蕊石、血竭、三七粉等)加减,此方以化瘀止血为主。平时(非经期)以内异 3 方化瘀消癥为主,此方为桂枝茯苓丸加味,基本方药物组成如下:茯苓 12 g,桂枝 3 g,赤芍 10 g,牡丹皮 10 g,桃仁 10 g,炒党参 12 g,生黄芪 30 g,皂角刺 30 g,石见穿 15 g,炙鳖甲 10 g,水蛭 6 g。

病案

龚某,女,26 岁,未婚。

初诊(2018 年 12 月 9 日)

主诉:继发性痛经 2 个月,检查发现右卵巢囊肿。

病史:月经初潮 13 岁,周期 28 日,经期 4~5 日,量中偏少,色红,无痛经。近 2 月出现痛经,痛出冷汗,恶心欲吐,腰酸,需卧床休息,VAS 评分 8 分。经前 3 日即开始疼痛,月经第 1 日痛甚,至月经第 3 日缓解。末次月经 11 月 20 日,量中,色暗,有小血块。2018 年 12 月 3 日 B 超检查示右卵巢囊肿 27 mm×25 mm×29 mm(内膜样囊肿可能)。平时面部痤疮多发,畏寒肢冷,偶有胃痛,食后嗳气频作。纳寐可,二便调。舌质红,舌体胖大,边有齿印,苔薄,脉细弦。中医诊断:癥瘕、痛经,证属宿瘀内结,西医诊断:子宫内膜异位症。时近经期,痛经堪虞,先拟化瘀止痛。

[处方]炒当归 10 g,生地 10 g,白芍 10 g,川芎 10 g,制香附 10 g,怀牛膝 10 g,艾叶 3 g,炒延胡索 12 g,制没药 6 g,益母草 15 g,川断 12 g,杜仲 12 g,乌药 10 g,桂枝 5 g,全蝎 3 g,蔓荆子 15 g,生蒲黄 10 g,五灵脂 10 g。14 剂。

二诊(2018 年 12 月 18 日)

时届经期,诉服药后至今腹痛未作,时有嗳气,脾气急躁,面瘰时发。上方尚有,嘱继续服。舌红苔薄,脉细,预拟化瘀消癥,嘱下次月经干净后开始服。

[处方]茯苓 12 g,桂枝 3 g,赤芍 10 g,牡丹皮 10 g,桃仁 10 g,皂角刺 30 g,鳖甲 10 g,石见穿 15 g,水蛭 6 g,姜半夏 6 g,苏梗 10 g,当归 10 g,柴胡 6 g,白芍 10 g,川断 12 g。14 剂。

三诊(2019 年 1 月 8 日)

末次月经 12 月 22 日,经行准期,经量较前稍增,色偏暗,此次痛经未作,面瘰仍发。舌红苔薄,边有齿印,脉细弦。

［处方］拟从前法，守 12 月 18 日方加炒党参 12 g，生黄芪 30 g，蒲公英 30 g，白鲜皮 15 g。14 剂。

如此平时予化瘀消癥法，经期予化瘀止痛法，中药分期治疗 3 个月，痛经已愈未复作，复查 B 超示右卵巢囊肿 18 mm×16 mm×20 mm，较前缩小。

黄素英在临床上除了将桂枝茯苓丸加减用于上述病证外，也常用桂枝茯苓丸加减治疗子宫肌瘤、卵巢囊肿等癥瘕病证，其运用的关键在于紧扣血瘀病机，并结合病证特点进行辨证加减，体现了异病同治、治病求本的学术特色。黄素英临证病证合参，结合临床经验，深入分析挖掘关键病机，灵活加减运用经典名方的学术经验值得我们进一步深入学习和体悟。

第二节　巧用滋肾通关丸

滋肾通关丸，首见于《兰室秘藏·小便淋闭门》，由黄柏、知母各一两，肉桂五分组成。本方药虽 3 味，但选药恰当，配伍精妙，寓意深刻，被后世医家誉为清热泻火、滋阴化气的代表方剂。

通关丸主治"不渴而小便闭，热在下焦血分也"。《兰室秘藏》指出："热闭于下焦者，肾也，膀胱也，乃阴中之阴，阴受热邪，闭塞其流。"可见，本方证病因乃热邪侵袭，病位在肾与膀胱。李东垣提出："热在下焦，填塞不便，须用感北方寒水之化，气味俱阴之药，以除其热，泄其闭塞。《内经》云：无阳则阴无以生，无阴则阳无以化。若服淡渗之药，其性乃阳中之阴，非纯阴之剂，阳无以化，何能补重阴之不足也？"因此，李东垣首创清热泻火、滋阴化气的通关丸一方治疗小便闭塞。

方中黄柏味苦性寒，入肾与膀胱经，其性沉降下行，为泻肾家之火、清下焦湿热的良品。《珍珠囊》云："黄柏之用有六：泻膀胱龙火，一也；利小便结，二也；除下焦湿肿，三也；痢疾先见血，四也；脐中痛，五也；补肾不足，壮骨髓，六也。"《药品化义》谓其"专泻肾与膀胱之火"。知母甘苦而寒，入肺、胃、肾经，亦具清热泻火之功，李杲谓其"泻无根之肾火"。两药合用，用量俱重，泻下焦邪火之力更著。诚如《医学发明》所云："上二味，气味俱阴，以同肾气，故能补肾而泻下焦火也。"又知母味甘，质地柔润，能滋阴润燥，既防热邪伤阴，又防苦燥伤阴，可使邪去而正安。

通关丸独特的配伍深得后世医家赞誉。如《医方考》云："知、柏苦寒，水之类也，故能滋益肾水；肉桂辛热，火之属也，故能假之以反佐。此《易》所谓水流湿、火就燥也。"《绛雪园古方选注》云:"膀胱享大寒之气,肾感寒水之运,气运窒塞,故受热而闭。治法仍须用气味俱阴之药,除其热,泄其闭……以黄柏泻膀胱之热,知母清金水之源,一燥一润,相须为用;佐以肉桂,寒因热用,伏其所主而先其所因,则郁热从小便而出,而关开矣。"《历代名医良方注释》亦云:"泄热以为益阴之本,以泄为滋,以滋为通。"

后世运用通关丸多主治泌尿道方面疾病,如尿路感染、前列腺炎、男子遗精、阳痿、尿毒症、产后尿潴留等,也有报道运用滋肾通关丸治疗肝硬化腹水取得疗效。

妇科方面各种疾患,临床上症状复杂,每每遇到寒热错杂、阴阳失调之患,黄素英推崇滋肾通关丸一方,常获奇效。

案 1

周某,女,46 岁,已婚。

初诊(2017 年 12 月 19 日)

主诉:子宫肌瘤剥除术后 7 年复发。

病史:月经周期提前,23 日一行,经期 9～10 日净,1 - 0 - 0 - 1,末次月经:12 月 6 日,10 日净,量多如注,色红,夹大血块,无痛经,腰酸,怕冷,手足凉,易上火,口腔溃疡反复,纳可,寐欠安,二便正常。舌红苔薄白,脉细。治法:活血化瘀,消坚散结。

[处方]化瘀消坚方合滋肾通关丸加味。茯苓 12 g,桂枝 3 g,赤芍 10 g,牡丹皮 10 g,桃仁 10 g,皂角刺 30 g,醋鳖甲 10 g,石见穿 15 g,鬼箭羽 20 g,知柏(各)12 g,肉桂 3 g,夏枯草 20 g,煅牡蛎 30 g,炒党参 15 g。7 剂。

二诊(2017 年 12 月 26 日)

药后,口腔溃疡明显好转。

案 2

王某,女,44 岁,已婚。

初诊(2018 年 9 月 27 日)

主诉:月经不规则。

病史:月经周期 28～60 日,1 - 0 - 1 - 1,末次月经 2018 年 8 月 22 日,4 日净,量中,色偏黯。患者平素巅顶发热持续。刻下:巅顶热感,两边鬓角发热,夜晚尤甚,头发枯如稻草,双手梳理后大量脱发,乏力困倦,胸闷烦躁,口腔溃疡反复发作,手足冷,大便 1 日多次,夜寐欠安。性激素检查(D3):FSH 15.9 mIU/mL,

LH 4.4 mIU/mL,E$_2$ 13.57 pmol/L。舌淡红苔白有齿印,脉细。治法:疏肝调冲,滋阴泻火。

[处方]逍遥丸合滋肾通关丸加味。柴胡 10 g,当归 10 g,白芍 10 g,炒白术 10 g,茯苓 10 g,炙甘草 5 g,薄荷 3 g,淮小麦 30 g,知柏(各)12 g,肉桂 3 g,制首乌 15 g,生龙牡(各)30 g,潼白蒺藜(各)15 g,侧柏叶 15 g,怀牛膝 10 g,郁金 10 g,泽兰 15 g,三棱 15 g,莪术 15 g。14 剂。

二诊(2018 年 10 月 11 日)

药后 3 日巅顶发热明显改善,2 周后消失。脱发明显改善,末次月经 10 月 9 日,量中,色偏黯,口腔溃疡未作,大便实,胸中仍感烦躁,肩背不舒,喉中有痰,夜寐欠安。舌淡红苔白有齿印,脉细滑。拟从前法。

[处方]守上方,去泽兰、三棱、莪术,加合欢皮 30 g,远志 6 g,墨旱莲 20 g,丹参 20 g,仙鹤草 20 g。14 剂。

三诊(2018 年 10 月 25 日)

巅顶发热未作,胸中烦躁、肩背不舒均消失,痰除寐安。

案 3

陈某,女,49 岁,已婚。

初诊(2019 年 3 月 7 日)

主诉:经行量少,色暗无瘀。经前乳胀,腹痛偶作。

病史:近 3 个月来自觉急躁易怒。鼻及鼻两侧红或肿 10 年余,遇夏季或食热则红甚,某医院皮肤科诊断为螨虫过敏,曾治疗 10 年无效。曾看中医,服药后自觉全身发冷。脉细数,舌红苔薄。证属:肝郁不疏,虚火上炎。方选丹栀逍遥丸合滋肾通关丸加味。

[处方]柴胡 10 g,当归 10 g,白芍 10 g,炒白术 10 g,茯苓 10 g,甘草 5 g,薄荷 3 g,淮小麦 30 g,牡丹皮 10 g,栀子 10 g,知柏(各)12 g,肉桂 3 g,煅牡蛎 15 g,苏梗 15 g,佛手 10 g,白鲜皮 15 g,地肤子 10 g,平地木 10 g,徐长卿 15 g,橘叶核(各)12 g。14 剂。

二诊(2019 年 3 月 21 日)

服药后自觉情绪好转,面部红色明显减退,瘙痒消失。

[处方]效不更方,续上方再服 14 剂。

【按】以上 3 则病案以妇科症状就诊,虽主诉不同,案 1 子宫肌瘤伴月经过多,案2月经不规则,案3经行量少、经前乳胀,但都用到了滋肾通关丸治疗兼症。发掘兼症共同点:一是虚火上炎。如口腔溃疡反复、巅顶发热、面赤升火。二是下焦必须有寒。如下身怕冷,大便溏或次多。符合上述特征运用滋肾通关丸,养阴泻火,引火归元,临床效果良好。

第三节 半夏秫米助寐安

半夏秫米汤为《内经》仅有十三方之一,专为不寐而设。本方药味虽简,意旨深厚,深得历代医家青睐。《灵枢·邪客》篇中曾有记载:"以流水千里以外者八升,扬之万遍,取其清五升,煮之,炊以苇薪火,沸置秫米一升,治半夏五合,徐炊,令竭为一升半,去其滓,饮汁一小杯,日三,稍益,以知为度,故其病新发者,覆杯则卧,汗出则已矣。久者,三饮而已也。"此处所记载的半夏汤即为半夏秫米汤。

半夏,生于夏至日前后。此时,一阴生,天地间不再是纯阳之气,夏天也过半,故名半夏。其性辛、温,有毒。归脾、胃、肺经。可以通阳降逆,通泄卫气,同时也能起到燥湿化痰、降逆止呕和胃、消痞散结的功效。《本草便读》曰:"半夏可消痰饮,通阴阳而和胃,散逆气。"张锡纯曰:"半夏生当夏半,乃阴阳交换之时,实为由阳入阴之候,故能通阴阳合表里,使心中之阳渐渐潜藏于阴,而入睡乡也。"现代药理学研究证实:法半夏对中枢神经有良好的镇静和安定作用。

秫米,性味甘寒,入肺、大肠经。具有安神和胃、除湿祛风之功效,主要用于脾胃虚弱,或胃失安和引起的夜寐不安。《灵枢》岐伯治阳盛阴虚,夜不得瞑,半夏汤中用之,取其益阴气而利大肠也,大肠利则阳不盛矣。《名医别录》载秫米"治胃不和,夜不得眠"。然半夏秫米汤之秫米究竟为何种米类,众医家所指也略有不同。张介宾等认为秫米是指"糯小米""黏粟""糯粟""黄糯",也就是黄黏米。清代吴鞠通及民国时期张锡纯均明确提及秫米就是高粱米。现代医家在秫米的选用上也是各有偏好,如黄小米、高粱米、薏苡仁,等等。

方中半夏、秫米合用,助以甘澜水,使本方有通有补、有升有降,阴阳调和,诸症自愈。半夏属温,得秫米之甘寒,相反相成;反之,秫米属寒,得半夏之辛温,亦相反相成。此药较贴合阴阳生化无穷之奥理。

《素问·逆调论》曰:"阳明者,胃脉也,胃者,六腑之海,其气亦下行。阳明逆,不得从其道,故不得卧也。"《下经》曰:"胃不和则卧不安,此之谓也。"指出阳明为胃经,胃是六腑之海,胃气也以下行为顺。如若阳明经气上逆,那么胃气就不能循常道向下而行,所以不能平卧。此文诠释了胃失和降可引发不寐的机制。张锡纯《医学衷中参西录》也提到:"半夏秫米汤原甚效验,诚以胃居中焦,胃中之气化若能息息下行,上焦之气化皆可因之下行。半夏善于降胃,秫米善于和胃,半夏与秫米并用,俾胃气调和顺适,不失下行之常,是以能令人瞑目安睡。"指出半夏秫米汤对于兼有胃气上逆、胃失和降的不寐患者有明显的疗效。

黄素英平素临诊时,每每遇到失眠的患者如伴有胃脘部不适感或舌苔厚腻者,往往在处方中酌加半夏秫米汤的配伍,取其祛痰和胃、化浊宁神之功效。原方半夏与秫米的用量比例为1∶2,半夏剂量为五合,折合成现代剂量约60 g;秫米当为高粱,原方用量为1升,折合现代剂量约合120 g。黄素英根据多年用药经验,将半夏秫米汤中药味用量调整为制半夏6 g、秫米30 g,秫米选用黄小米,常常收效显著。

病案

林某,女,33岁。

初诊(2016年12月13日)

主诉:因3次不良妊娠史求嗣。

病史:既往月经尚规律,经期6~7日,周期30~33日。0-0-4-0,现避孕中。末次月经12月10日,经量中偏少,无痛经,无腰酸。刻下:神疲乏力,经前双乳胀痛,大便溏,胃脘不适,睡眠浅,易醒。脉细滑,舌红苔腻。证属脾肾两虚,湿浊中阻。月经将净,拟育肾通络,健脾化湿。经净后服。

[处方]茯苓12 g,生地10 g,路路通10 g,淫羊藿12 g,降香3 g,皂角刺30 g,黄精12 g,细辛1 g,仙茅10 g,怀牛膝10 g,石楠15 g,炒党参12 g,炒白术10 g,姜半夏6 g,北秫米30 g。10剂。

二诊(2016年12月26日)

胃脘不适,夜寐易醒有减,仍便溏,日行1次。脉细,舌红苔中根腻。时值中期,拟育肾培元,健脾化湿。

[处方]茯苓12 g,生地黄10 g,仙茅10 g,淫羊藿10 g,巴戟天10 g,肉苁蓉10 g,鹿角霜10 g,紫石英30 g,山茱萸10 g,河车粉6 g,姜半夏6 g,北秫米30 g,炒党参12 g,苍术10 g,白术10 g。14剂。

三诊(2017年1月12日)

胃脘已无不适,寐已安。

【按】此例患者睡眠欠安,同时伴有舌苔厚腻、胃脘不适,黄素英并未处方其他安神类药物,而是直接选用半夏秫米汤进行治疗,二诊时睡眠已好转,胃部不适亦见缓解;三诊时患者已胃和寐安,疗效显著。

第四节 论"脏躁"之本意

"脏躁"首见于张仲景《金匮要略·妇人杂病篇》:"妇人脏躁,喜悲伤欲哭,象如神灵所作,数欠伸,甘麦大枣汤主之。"然而脏躁之脏为何脏,脏躁之躁为何意,历代医家各持己见,纷无定论,笔者就此略抒管见,以求证于同道。

一、脏

历代医家对"脏躁"之"脏"认识各异,可归纳为以下几种:① 认为是指子宫,持这种看法者居多,有沈宗明、李登师、唐容川、陆彭年等。如《类聚方广义》曰:"脏,子宫也。"沈宗明云:"子宫血虚,受风热所致。"② 认为是指心脏。如《医宗金鉴》:"脏,心脏也,心静则神藏。若为七情所伤,则心不得静,而神躁扰不宁也。"③ 认为是指肺脏,有肖赓六、阁纯玺。如《女科经纶》曰:"无故悲伤属肺病,脏躁者,肺之脏躁也。"④ 认为是心肾为病,如尤在泾曰:"所谓邪哭使魂不安者,血气少而属于心也。数欠伸者,《经》云:肾为欠,为嚏。又肾病者,喜数欠,颜黑,盖五志生火,动必关心脏,阴即伤矣,必及肾也。"⑤ 认为泛指五脏。近代大多数学者持这种观点。脏躁证主要表现于情志方面的异常,如郁郁寡欢,思虑过度,喜悲伤欲哭,有时精神失常,疲惫欠伸,烦躁易怒,失眠梦扰。由于五志均为五脏所主,所以情志之病责之五脏。

笔者认为,脏躁之脏,其本义并非指心、肝、脾、肺、肾之某脏,更非泛指五脏,而是指子脏。

(一) 从《金匮要略》命名规律看

《金匮要略》中,凡五脏所病均明确指出病在何脏,如"肺中寒""脾中风""肝著""心伤者""水在肾""肺饮"等,唯独在妇人杂病篇中列妇人脏躁,不指明何脏,笔者认为此"脏"即指"妇人脏","躁"则为其病因或症状,妇人与男子五脏均同,惟子脏妇人独有,此处提"妇人脏"以区别于男子,区别于五脏。

(二) 脏躁证妇人独有

张仲景将脏躁证列于妇人杂病篇中，即专论妇人病。同时强调指出"妇人脏躁"，以示妇人唯此与男子异。仲景在论述妇人病时，语首多加有"妇人"二字，如"妇人有漏下者""妇人妊娠"等，虽漏下、妊娠唯女子独有，但标有"妇人"二字以示专论妇人病，脏躁证好发于妇女月经期、妊娠期、产褥期、更年期，有时出现明显的周期性，这与女子的生理特点有密切的关系。古书中有不少把脏躁证列在胎前证中，如《医宗金鉴·妇科心法要诀》列在"胎前诸证门"中，《女科经纶》列在"胎前证"下，曰："脏躁，胎前气血壅养胎元，则津液不能充润。"专论胎产的《胎产心法》专列"脏躁悲伤论"。产科专书《产科心法》也论脏躁云："孕妇无故悲泣，为藏躁也，大枣汤治之妙。"由此可见脏躁与妊娠关系之密切，而胎儿所居之处胞宫也，子脏也。

至于现今认为男子也有患脏躁者，这是后人将"脏躁"之名冠于男子情志之病，并非仲景初意。

(三) 脏躁证与 Hysteria

脏躁证在《中文大辞典》中注为 Hysteria，即歇斯底里。据笔者考证，歇斯底里（Hysteria），系希腊语，其本意是子宫（原型 Hysteria），脏躁证类似于歇斯底里，同为一种发作性精神病，以女性患者为多，由于希腊人认为该病的病因是"子宫移位"，所以用子宫（Hysteria）来命名，这与我国古人所称的子脏不谋而合。无独有偶，不少妇女因为其他妇科疾病而施行子宫切除术，以致卵巢功能衰退，虽然年龄未到围绝经期，但也出现类似围绝经期的脏躁证，治以甘麦大枣汤可取良效，这与希腊人所认为的"子宫移位"如出一辙。

希腊医学大约同于《黄帝内经》时期，其代表医家希波克拉底（公元前 460—前 377 年），其理论四原素说和四体液说与中医学的阴阳五行、气血津液说有相似之处，所以对某一病的认识相似也是可能的。

二、躁

"脏躁"之"躁"为何意，历代医家均认为"躁"作"燥"解，如徐忠可、尤在泾、朱丹溪等。把燥解释为病因，因燥为阳邪，易耗精血，故又将脏躁之病机衍生为"脏阴不足""精血内亏"等。《辞海》：躁，不安静。笔者认为，"躁"在此仍是躁本意，即子脏不安静。其理由如下。

脏躁证易发于子脏不安静时。如经期、经血充盈、子宫内膜充血脱落；妊娠期间,胎儿渐长,子宫增大,子宫躁动不安;产后子宫收缩,由大变小;更年期子宫渐渐萎缩转衰。这些特殊时期均为子脏躁动,不安静之时,内环境易失去平衡,故产生脏躁之症。

妇人以血为用,子脏受到躁扰,阴血亏耗,复因情志受伤,或卒然受惊,致气机紊乱,或阴阳气血虚损。累及肾阴,水不济火,心肾不交;或水不涵木,肝阳上亢,故出现"悲伤欲哭,象如神灵所作,数欠伸"等症,并非有燥之因,也非完全为脏阴不足。况且脏躁证有虚有实,有阴有阳,并非全是虚证,脏阴不足,不能概括脏躁证之病机,更非确指某一脏之阴亏,有时涉及多脏,有时一派实证,故临床上常有各种分型,如分为心神不宁型、肝气郁结型、气郁痰阻型、肝风内动型等,可见燥并非其病因。

此外,张仲景所创甘麦大枣汤也不支持"脏阴不足"之说。甘草、小麦、大枣三药均为甘药,既非滋脏阴补精血之佳品,也非清解五志火之要药,可见其本意既不在补脏阴,益精血,也不在养心益肾,择三味甘药,意在甘缓,调紊乱之气机,和动乱之阴阳,平子脏之躁动。唐容川说:"三药平和,养胃生津化血,津水血液,下达子脏,则脏不燥,而悲伤太息诸症自失矣。"

综上所述,仲景所论脏躁,其"脏"为子脏,其"躁"当为躁动不安,此仲景之原意也。

第五节　详于问诊,巧治不孕

望、闻、问、切四诊,乃中医医家诊察疾病之规矩准绳。医者临诊必须四诊合参,尤以问诊为要。只有细问情由,方知病之来历,详问近况,才知病之浅深,再参合其他三诊所得,才能明辨病源,症药相当,而病之可愈也。在这四诊中,尤以问诊为重要。蔡氏四世砚香公说:"大抵病之呈于外者,显而易见。非问无以悉其源;病之伏于中者,隐而难知,非问无以明其理。惟于未诊之前,先为探听叩其由来,得之久暂,别其病之或深或浅,察其体之或安或危,问愈明而识愈精,胆欲大而心欲小。庶几胸有成见,药症相符矣。"一个具有深厚医学知识和丰富临床经验的医生,常常通过问诊就可能对某些患者提出准确的诊断。在实际的临床工作中,有些疾病的诊断仅通过问诊即可基本确定。如果忽视问诊,必定会使病史资料残缺不全,对病情了解不够详细准确,往往造成临床工作中的漏诊或误诊。尤其对那些病情复杂而又缺乏典型症状和体征的病例,深入、细致地问诊就显得更为重要。

一位长期苦于不孕的患者成为了一位孕妇，这全归功于问诊。

2011年1月30日，34岁的孙某是第三次来就诊，同时被确诊为早孕。她是一位已婚7年，未避孕5年的原发不孕患者，曾做人工授精3次未果，男方略有少弱精，左侧输卵管通而欠畅，伴有宫颈重糜。该患者多年来奔波于各大医院就诊，身心疲惫。经人介绍于2010年12月29日前来就诊。

初诊时经过仔细的望、闻、问、切四诊后，辨证为肝气郁结，肾气不足，络道受阻，下焦湿热。患者末次经期为12月7日，考虑经期将届，处以疏肝益肾通络之方药，嘱咐患者月经干净后服。药物有：炒当归10 g，白芍10 g，柴胡6 g，茯苓15 g，茯神15 g，炒白术10 g，淮小麦30 g，生甘草3 g，生地10 g，路路通10 g，皂角刺30 g，地龙10 g，王不留行10 g，瞿麦10 g，土茯苓30 g，生黄芪30 g，炮穿山甲片10 g，7剂。由于经净后期，此期胞宫气血由虚至盈，肾气渐复渐盛，阴生阳长，气血阴阳相对不足，是育肾、种子、消癥、通络的基础阶段，故以疏肝育肾填精，助阳通络的育肾通络方合逍遥散，以收疏通输卵管，促排卵之功。

2011年1月16日二诊：月经于1月4日来潮。经行量少，3日净，色鲜红，少血块，经前腹微痛，乳胀减。上月基础体温双相平稳，时值中期，基础体温暂未升，带下色黄有异味，伴瘙痒，脉细弦，舌红苔薄，拟育肾培元。药用：茯苓12 g，熟地10 g，仙茅10 g，淫羊藿12 g，鹿角霜10 g，紫石英30 g，巴戟天10 g，肉苁蓉10 g，河车粉6 g，龟甲10 g，知母10 g，黄柏10 g，炒蛇床子10 g，土茯苓30 g，苦参6 g，14剂。时值月经中期，即排卵期，予以育肾培元，填补肾精，益肾温煦，助其受孕。配以紫河车粉吞服，补肾益精，益气养血。加炒蛇床子10 g，土茯苓30 g，苦参6 g治疗带下异味瘙痒等症。

2011年1月30日三诊：基础体温爬坡状上升12日，今日基础体温更上一分，左小腹抽痛或刺痛感5日，带下少，乳头疼痛。根据其基础体温爬坡状上升12日，中期有行房事，今日基础体温更上一分，脉细数略滑，舌红苔薄，考虑到有怀孕的可能。当时正值春节前夕，下周停诊，因此再三交代，再过2日，体温仍不下来，保持高温，必须自测尿HCG，今日先予以保胎药，以防万一。并嘱咐孕后注意事项。在反复交代，嘱咐测尿HCG时，患者才说"我今日已测小便，没有怀孕，只是有根淡水印，以前也有过，过2日就会来月经"。根据这种情况立即判断她已经受孕，并有"一月堕胎"的历史。同时果断地为其开了保胎药：炒潞党12 g，炒白术10 g，条芩10 g，砂仁3 g，川断12 g，杜仲12 g，桑寄生15 g，菟丝子15 g，苎麻根12 g，南瓜蒂5枚，女贞子10 g，墨旱莲10 g，14剂。同时再三叮嘱了早孕的注意事项。

2011年2月13日四诊(春节过后):患者尿HCG阳性,孕39日,血中P、HCG均符合妊娠天数,基础体温高温尚平稳,在孕30～36日时少量出血3次,伴腹隐痛,腰酸,余无所苦。脉细滑,舌红苔薄,再拟育肾安固。以后坚持服药至孕90日方止。

就这样,苦苦求诊多年的不孕症患者竟然是一位习惯性流产患者,是一位"一月堕胎"患者,是一位反复"生化妊娠"患者。这位不孕症患者能够成为一位孕妇的事实,全归功于医者认真负责的态度,不厌其烦地问诊和交代。

临床上有些求医者自称不孕,实则并非,相反是有生育能力,而且是曾多次受孕,屡孕屡堕的习惯性流产患者,即所谓"一月堕胎",西医谓之"生化妊娠"。其主要原因是胚胎发育不好,西医认为常见原因是染色体异常、内分泌因素、免疫因素等。一些妇女在做试管婴儿时这种情况比较常见。但是大部分妇女因为没有去医院检查,自己也没在意,就会把它当作月经推迟忽略过去,其实已经是自然流产了。虽然生化妊娠的诊断时机难以掌握,但可以通过B超监测排卵的时间、测基础体温来推算。一般排卵后或基础体温上升后超过14日未行经就要高度怀疑有生化妊娠。

中医学《证治准绳·女科》云:"但知其不受孕,不知其受而坠也。"全国妇科名老中医蔡小荪提出了"一月堕胎"的概念,主张"预防为主,孕前调治和孕后早治至关重要"。中医认为主要原因在于脾肾虚损、气血不足、冲任失调,治疗以补肾健脾、调理冲任、巩固胎元为原则。所以"一月堕胎"的患者监测基础体温是必要的,如平素体温不够典型,近期明显双相,体温上升超过14日而经未行,即须加以注意。孕后须早治。首先要早期诊断,后用安胎之法,一般安胎到3个月为宜。《景岳全书·妇人规》云:"凡治堕胎者,必当察此养胎之源,而预培其损,保胎之法,无出于此。"又云:"凡胎孕不固,无非气血损伤之病,盖气虚则提摄不固,血虚则灌溉不周,所以多致小产。"治法以补肾健脾,养血安胎,方选寿胎丸加党参、白术、杜仲、菟丝子。

第六节 论通法在妇科病中的运用

通法为临床常用治法之一,是针对不通而设。通法有广义、狭义之分,狭义通法仅指下法,广义通法则包括理气、活血、解郁、散寒、通阳等多种治法。临床上凡属不通之证,均可以通法治疗。妇人以血为本,以血为用,其经、带、胎、产、乳均离不开血的源泉,无不与血的盛衰畅滞有关。血气和调,任通冲盛,胞宫藏泄适度,血脉流通,则百病不生。反之,则诸病生焉。故妇科表现出不通的最为常见的形式就是瘀。血液运行不畅,凝滞于脉道之中,或体内留有离经之血未能吸收消散者,均可形成瘀血。导致血瘀的原因很多,如寒凝致瘀、肝郁气滞、气虚血瘀、痰浊阻络等。瘀血形成以后,反过来更阻碍血脉之运行,脏腑缺血,导致功能失调,引起疾病。妇女由于有月经与产褥的关系,容易积血为病,出现月经失调、痛经、闭经、崩漏、经行吐衄、经行头痛、经行乳胀、不孕、癥瘕等病证。凡是以疏通气血、祛瘀通滞而令气血通畅的治法都可称通法。但治疗时必须根据瘀滞不通的不同属性,采用不同的具体治法,分而治之,有的放矢。

一、温宫逐瘀法

温宫逐瘀法为寒凝瘀滞证而设。《素问·举痛论》曰:"寒气入经而稽迟,泣而不行,客于脉外则血少;客于脉中则气不通。"寒邪客于胞中,影响脏腑、气血、经络、胞宫、胞脉的功能,导致宫寒不孕、癥瘕等证。凡此诸证,皆宜温而通之。黄素英常用此法治疗寒凝胞宫、气滞血瘀型痛经。药用:炒当归、川芎、白芍、制香附、怀牛膝、艾叶、桂枝、吴茱萸、小茴香、炒延胡索、川断、狗脊。随症加减。每次于月经来潮前 3 日开始服药,连服 7 剂,连续治疗 3 个月经周期。本方以四物汤为主,加温宫调经、理气化瘀之剂而成。寒得温则散,瘀得温则化,血得温则行,且同时理气,气行则血行。

[病案]

李某,女,16 岁,室女。

初诊(2002 年 3 月 26 日)

主诉:原发性痛经。

病史:每经行腹痛剧烈,腹部喜温喜按,伴恶心呕吐、腹泻,始则经行不畅,瘀下则痛缓。最近一次经期为 3 月 13 日,舌质淡,苔薄白,脉细弦,证属寒凝胞宫,治以温宫逐寒,化瘀调经。

[处方]炒当归 10 g,川芎 10 g,白芍 10 g,制香附 10 g,怀牛膝 10 g,艾叶 3 g,桂枝 3 g,吴茱萸 2.5 g,炒延胡索 12 g,乌药 10 g,川断 12 g,狗脊 12 g,7 剂。嘱经前 3 日始服。

4月17日月经来潮,经痛显减,但仍有恶心不舒,再从前方加减,连服3个月经周期,每服7剂。第3个月经周期为6月24日,经行腹痛消失。随访3月未见复发。

二、疏肝解郁法

疏肝解郁法为肝郁气滞者立。妇人以肝为先天。肝藏血而冲为血海,主疏泄而喜条达。疏者,疏发、升散;泄者,开泄、宣通。气以条达流畅为顺。由于女子性多忧郁,易伤肝气,致木郁不达而使气机郁滞,血行不畅,脉络受阻或蓄溢失常,导致血海冲任失调,如月经不调、经行乳胀、乳腺小叶增生、痛经、闭经等。

闭经者,月水不通,故必以通为治。如气血郁结者,当以行气活血为通。《素问·阴阳别论》云:"二阳之病发心脾,有不得隐曲,女子不月。"陈自明《妇人良方》云:"忧愁思虑则伤心,而血逆竭,神色先散,月水先闭。"由此可见,情志不舒、肝气郁结不通是引起闭经的重要原因之一,因此疏肝解郁,使肝气条达通畅,是治疗闭经的主要治法之一。常用逍遥散加香附、郁金、佛手之类疏肝解郁。笔者的临床经验是在疏通之时勿忘培补经源,如加生地黄、熟地黄、枸杞子、何首乌、紫河车、鹿角片等。如张景岳所云"欲以通之,无如充之"。所以健脾以资气血生化之源是通经的基础,而疏肝理气、活血化瘀、调畅气血也是通经的常法。即欲求调经,必当行气,而欲求行气,则必须从疏肝解郁为先,肝气得疏,气机条达,气血通畅,其病自愈。

临床还常用疏肝解郁法治疗乳腺增生病。中医藏象学说理论认为,足厥阴肝脉布胸胁,乳房为阳明所主,因此,肝气不舒或阳明气滞痰凝,均可导致乳腺增生病。根据"结者散之"原则,治疗则宜疏肝解郁、化痰散结为主。肿块较大者,则采用内服外敷法,临床疗效较佳。

病案

廖某,女,51岁。

初诊(1998年6月25日)

主诉:月经周期30日,经期5日。

病史:生育1胎,人工流产术1次。患者因乳房纤维腺瘤等待手术期间来就诊。患者每经行前乳房胀感,左乳外上象限可触及一花生大肿块,表面光滑,边界清,活动度好,无压痛,钼靶诊断:左乳房纤维腺瘤。最近一次经期6月18

日。余无所苦,脉细弦,舌红苔薄,证属肝气郁结,气滞血瘀。治以疏肝理气、软坚散结,用逍遥散加味。

[处方]炒当归 10 g,赤芍 10 g,柴胡 5 g,茯苓 12 g,炒白术 10 g,皂角刺 30 g,炙穿山甲片 9 g,山慈菇 10 g,夏枯草 20 g,象贝母 10 g,王不留行 10 g,全瓜蒌 12 g,海藻 12 g,昆布 12 g,7 剂。

皮硝 100 g、七厘散半支和匀入纱布袋外敷。

7 月 2 日、7 月 9 日 2 次复诊均自称肿块不断缩小。7 月 16 日四诊:经事将届,治用四物汤加味。7 月 25 日五诊:7 月 19 日经行,乳房胀感消失,经量畅,肿块消失。触诊未触及肿块,嘱赴外院作钼靶复查。检查结果:肿块消失。时过 5 年余,2002 年 6 月 11 日再次来诊,称经乱未绝,两乳房小叶增生,烘热汗出,夜寐欠安,脉细弦,舌红苔薄,再从前法调治 3 个月,小叶增生消失,但时有乳胀感。

乳房纤维腺瘤较难根除,此例用疏肝解郁、活血化瘀、软坚散结的内外合治法,取得临床疗效,体现中医中药的独特优势。

三、化瘀消癥法

化瘀消癥法为宿瘀内结、积而成癥者设。由于脏腑功能失调,正气虚弱,血气失调,邪气乘虚而入,滞留经络、胞宫,如经产余血,流注于胞脉脉络之中,泛溢于子宫之外,气血不畅,以致蕴结为瘀,形成癥瘕。如子宫肌瘤、卵巢囊肿、子宫内膜异位症、盆腔炎性包块等均属癥瘕范畴。瘀血是其直接原因,故治疗以活血化瘀为基本治法。临床上常用《金匮》桂枝茯苓丸加味,药用茯苓、桂枝、赤芍、牡丹皮、桃仁、皂角制、炙穿山甲片、石见穿、莪术、水蛭、地鳖虫、海藻、昆布、鬼箭羽等。在此基础上调治,可控制病灶生长,甚者缩小病灶乃至于消失。一般化瘀消癥时均需注意提高整体功能。古人云:壮盛无积,养正者积自消。故可在方中酌加补气行血之品,如当归、黄芪等,攻补兼施,以免邪去正伤。非经期以攻为主,寓补于攻之中,活血化瘀,软坚消癥着眼于治其本;经期当以活血化瘀、摄血止痛以治标为先,又要防其"离经之血"残留为患,常配生蒲黄、三七、花蕊石止血不留瘀之品。

病案

张某,女,27 岁,未婚。

初诊(2002 年 7 月 25 日)

主诉:经行左少腹胀痛。

病史：B超示左侧卵巢液性暗区 40 mm×37 mm×44 mm，诊断为子宫腺肌病待排。经行左少腹胀痛，舌质红苔腻，脉细。证属宿瘀内结，积而成癥。治以化瘀消癥。

[处方]茯苓 12 g，桂枝 3 g，赤芍 10 g，牡丹皮 10 g，皂角刺 30 g，炙穿山甲片 9 g，淫羊藿 12 g，石见穿 20 g，鬼箭羽 20 g，焦薏苡仁 20 g。

本方加减服用 3 个月，B超复查：左卵巢液性暗区 15 mm×23 mm×25 mm，较前缩小，方已应手，再守前方加减，并带药返加拿大服用。

2003 年 3 月家属来电告知，B超复查，液性暗区已消失，子宫、卵巢未见异常。

四、化瘀止崩法

化瘀止崩法为瘀血所致的崩漏而设。如子宫肌瘤、子宫内膜异位症引起的经量过多如注，伴见血色紫暗质稠，下瘀块较大较多。对此种崩漏不能单纯固涩止血，因这种出血均由宿瘀内结所致，瘀血不去，新血不生；血不归经，则出血不止。此非寓攻于止不为效，故当以通因通用，化瘀止崩。药物可用炒当归、白芍、生地黄、香附、怀牛膝、生蒲黄、血竭、三七末、丹参等加减。生蒲黄宜重用，量可用到 30～60 g。重用生蒲黄乃蔡小荪之经验，蔡氏认为生蒲黄的止血作用胜于蒲黄炭，且具有较强的祛瘀止血功效，取其活血化瘀，通利血脉，可起到化瘀而止血，通利而固涩的作用。如出血过多而兼气虚者，可加党参、黄芪补气固摄。崩漏属气滞血瘀者，自当活血化瘀，但在其他证型的出血阶段，也可适当增加活血化瘀之品，可起到化瘀生新的作用。因补不兼行则滞，涩不兼行则瘀，清不兼行则凝。

病案

方某，女，46 岁，已婚。

初诊(1999 年 11 月 9 日)

主诉：经行腹痛。

病史：月经 13 岁初潮，周期 23 日，经期 10 日。生育一胎。患子宫内膜异位症 6 年余，每经行腹痛，量多如注，伴大量血块，瘀下后常淋漓将旬方净，面色苍白，疲惫乏力。B超示：子宫腺肌病，盆腔轻度粘连。舌质淡胖边有齿印，苔薄白，脉细弱。证属宿瘀内结，积而成癥。治疗方法：非经期以桂枝茯苓丸加味活血化瘀,软坚消癥;经期以活血化瘀,益气调摄为主。

[处方]炒当归 10 g,赤芍、白芍各 10 g,生蒲黄 30 g,血竭 3 g,花蕊石 20 g,制香附 10 g,怀牛膝 10 g,延胡索 12 g,丹参 10 g,炒党参 12 g,川断 12 g,桑寄生 12 g,女贞子 10 g,墨旱莲 15 g。

药后经量明显减少,腹痛减轻,继而消失。坚持服药,时而间断,经量基本正常。

五、化痰通络法

化痰通络法专为痰浊阻络者立。一般来说,痰湿的产生多与脾胃有关,但就妇科而论主要在肾。肾阳不足,失之温煦,则水湿留聚,停注下焦,影响任脉、带脉,症见带下增多,经前泄泻,月经前后浮肿;或形体肥胖,脂膜壅积,出现闭经、不孕等。如多囊卵巢综合征,常表现有月经稀发、闭经、多毛、肥胖、不孕等症状。其病因病机多涉及肾虚及痰湿。《坤元是保》曰:“有妇人肥胖,经或二三月一行者,痰气盛而躯脂闭塞经脉也。”此多由于脾肾阳虚,运化失职,湿聚脂凝,脉络受阻,营卫不得宣通,血海空虚,经闭遂成。可用炒当归、川芎、苍术、制香附、茯苓、白芥子、石菖蒲、焦山楂、焦神曲、焦枳壳等。如肾阳不足,不能温煦,痰湿阻滞胞宫,气机不利,络道受阻不能摄精成孕,如朱丹溪谓“躯脂满溢,闭塞胞宫”可致不孕。治疗宜化脂消痰,育肾通络。可用茯苓、苍术、桂枝、路路通、公丁香、皂角刺、炙穿山甲片、白芥子、制天南星、瞿麦、地龙等。一般坚持服药数月,常可痰湿递减,体重下降,经水渐调,络道通而受孕成。

[病案]

赵某,女,22 岁,室女。

初诊(2002 年 3 月 14 日)

主诉:闭经。

病史:经素稀行,数月一行,渐至经闭。B 超示:多囊卵巢综合征。曾手术治疗,术后经行 4 月又闭,随即来我处就诊。形体肥胖,毛发粗,形寒畏冷,疲惫乏力。兹经阻 4 月未行,脉细弱,舌淡体胖边有齿印,苔薄白。证属脾肾阳虚,脂膜壅滞,络道受阻。治法:化痰消脂,育肾通络。嘱测基础体温。因经阻 4 月,姑先调经。

[处方]当归 10 g,川芎 10 g,白芍 10 g,制香附 10 g,怀牛膝 10 g,焦山楂、神

曲各 15 g,白芥子 6 g,制胆南星 10 g,泽兰叶 10 g,淫羊藿 12 g,巴戟天 10 g,川断 12 g,狗脊 12 g。

二诊

经仍未行,基础体温单相,改用育肾通络,消脂化痰。

[处方]茯苓 12 g,生地黄、熟地黄各 10 g,苍术 10 g,桂枝 3 g,路路通 10 g,公丁香 2.5 g,皂角刺 30 g,炙穿山甲片 9 g,白芥子 10 g,石菖蒲 15 g,淫羊藿 12 g,7剂。再改用育肾培元法,药用茯苓 12 g,生地黄、熟地黄各 10 g,仙茅 10 g,淫羊藿 12 g,巴戟天 10 g,蛇床子 10 g,鹿角霜 10 g,焦山楂、神曲各 15 g,制天南星10 g,川断 12 g,狗脊 12 g。

治疗调理后,基础体温略有上升,然后用四物汤加味育肾通经,2月余经方行,量极少。继用上法 8 个月,其间 2 月左右经行一次,经量渐增,继而 1 月左右一行,量正常,但基础体温双相欠佳,高温相极短,目前仍在治疗中。

综上所述,通法在妇科中应用广泛,其具体治法为虚者补而通之,实者污而通之,寒者温而通之,郁者行而通之,热者清而通之。正如《医学新传》云:“通之之法,各有不同,调气以和血,调血以和气,通也;上逆者使之下行,中结者使之旁达,亦通也;虚者助之使通,寒者温之使通”,但万变不离其宗——通,气血通畅,百病皆除。叶天士说:“奇经为病,通因一法,为古圣之定例”,大可借鉴。

第七节　柴胡疏肝散治乳疾

乳腺增生、乳腺纤维瘤在中医属“乳癖”“乳核”范畴,其病机在《备急千金要方》中有云:“女子嗜欲多于丈夫,感病倍于男子,加以慈恋、爱憎、嫉妒、忧恚,染者坚牢,情不自抑,所以为病根深,疗之难瘥。”指出较于男性,女性更易于因七情所累遂生他病。叶天士最重调肝,在其《临证指南医案》中有言:“女子以肝为先天”,因女性一生以血为用,经、带、胎、产使其“有余于气,不足于血”,故女子易于怫郁,郁则气滞,进而血瘀。黄素英认为乳腺疾病的病机多为气滞、痰凝、血瘀三方面。治疗当从疏肝解郁、化痰散结、行气活血三方面入手,同时黄素英认为乳腺疾病的病机发展有一定的过程,初始一般常以肝郁气滞为主,郁久克脾,可致脾虚失运,痰郁互结,阻滞局部,而成结节;气滞、痰凝阻滞经络,日久成瘀,导致乳腺肿瘤的发生。故治疗当以调气为先。同时根据疾病的不同发展进程采取理气-化痰-活血之法,分而治之。临床常以柴胡疏肝散加减治疗。

柴胡疏肝散出自明代《景岳全书》,是由四逆散加川芎、香附、陈皮组成,为遵《内经》"木郁达之"之旨而成,为疏肝理气之法。方中用柴胡入肝胆经,升发阳气,疏肝透邪为君药,白芍敛阴养血柔肝为臣,与柴胡合用避免其升散耗伤阴血之弊,佐枳壳理气行滞,与柴胡一升一降,共同调畅气机。香附味辛,性温,入肝、脾、三焦经,为气中之血药,李时珍曰:"香附之气平而不寒,香而能窜,乃足厥阴肝、手少阳三焦气分主药,而兼通十二经气分",可疏肝解郁,理气止痛;川芎辛温香燥,走而不守,能行能散,为"血中之气药",二药相合,增强柴胡、枳壳疏肝行滞之功,陈皮理气健脾,舒畅肝脾之气,甘草缓之。诸药合用,共奏疏肝解郁、行气活血之功。

黄素英以柴胡疏肝散为主方治疗乳腺疾病时强调,临证需注意气滞之主证。或曰乳房胀痛、刺痛;或曰急躁易怒;或曰胸胁胀满等肝气阻滞之证见。而脾虚之证不甚显。舌质红,苔黄或白,脉细或细弦、细数。加减治疗时需根据病情发展程度分而治之:如初起气滞为主,以经前乳房胀痛、刺痛为主症者,以柴胡疏肝散加郁金、合欢皮、丹参增强其活血行气解郁之功;伴烦躁易怒及兼有脾虚症状者,常合丹栀逍遥散加味;伴导管扩张者,可加入路路通、王不留行等行气通络之品;如出现虚火上炎,上热下寒症状者,合以滋肾通关丸(知母、黄柏、肉桂),滋肾通关,降火燥湿;继之气滞痰凝发展为乳腺结节、纤维瘤者,多在柴胡疏肝散基础上加入橘叶、橘核、荔枝核、石见穿、浙贝母、皂角刺、煅牡蛎、鳖甲等理气化痰,软坚散结之药,其中皂角刺一味黄素英常用至 30 g 以消肿排脓、利气散结;肿瘤患者加入山慈菇、蛇六谷、半枝莲、夏枯草、猫爪草、水蛭等软坚散结,清热化瘀通络以祛邪,同时辅以生黄芪、炒党参益气,培元固本。

第八节　理血消斑治疗黄褐斑

黄褐斑是临床较常见的一种面部色素代谢障碍性皮肤病,也称蝴蝶斑、妊娠斑,多发于面颊和前额部位,日晒后加重。本病相当于中医的"肝斑",亦称"黧黑斑"。

临床上来诊治黄褐斑的患者常常伴有妇科疾病,这是因为妇科疾病大多为内分泌失调,导致面部色素代谢障碍,因此黄素英认为,妇科病与黄褐斑关系密切,可以说妇科病是黄褐斑之源。

从生理上讲,妇人以气血为本。《难经·二十四难》曰:"手少阴气绝,则脉不通;脉不通,则血不充;血不充,则色泽去,故面黑如黧,此血先去。"女子经、带、胎、产的生理均是气血与脏腑经络作用于胞宫而产生的,气血失调、气血瘀滞、经络不通,面部脉络瘀阻则黄褐斑生。有人对黄褐斑患者进行了血液流变学观察,发现其血液黏度、血浆黏度、红细胞压积、纤维蛋白原等均有明显的改变,可见黄褐斑其病在表,根在气血。

从发病特点看,黄褐斑以妊娠期及绝经前后之妇女为常见,盖由此期生理变化较大,肾气易受损伤,肾气不足,五脏失充,血脉瘀滞,内分泌功能失调,所以,不少女性黄褐斑患者常伴有月经不调、痛经、子宫肌瘤、子宫内膜异位症等。

从病机上讲,黄褐斑的发生与肝、脾、肾三脏功能失调有密切关系。其一,肝主疏泄,性喜条达,如因七情内伤,肝气不顺,肝郁气结,肝失疏泄,血气失和,气滞血瘀,面失营养而生褐斑。《医宗金鉴》曰:"由忧思抑郁,血弱不华,火燥结滞而生于面上妇女多有之。"且肝气郁,痰瘀内生,血脉瘀滞,精气不能上荣于面,亦可导致褐斑的产生。其二,隋代巢元方指出:"五脏六腑十二经血,皆上于面,夫血之行俱荣表里。人或痰饮渍藏,或腠理受风,致血气不和,或涩或浊,不荣于皮肤,故发生黑皯。"脾胃乃气血生化之源,脾胃虚弱则气血生化乏源,颜面失养;或脾气虚弱,血行无力,血流不畅,必滞而为瘀;又脾气虚弱既不能统血,又不能摄血,则血妄行而溢于脉外,积于颜面而致褐斑;或脾失健运,不能升清降浊,痰湿内阻中焦,晦浊之气循经络而上熏于面,蕴结肌肤,均可充酿成褐斑。其三,肝肾不足,阴虚火旺。《外科正宗》曰:"黧黑斑者,水亏不能制火,血弱不能华肉,以致火燥结成斑黑。"肝主调畅情志,肝郁化火上冲,日久消灼精血,阴精不足,精不化血,血不养肝,肌肤失养;或如王清任所说:"血受热则斑煎熬成块"而为瘀滞;或房事过度,肾精亏损,阴虚水亏,虚火上扰,燥热内生,熏蒸肌肤。肾虚必致元气不足,人体功能活动趋于衰减,气血运行不畅而致瘀滞形成褐斑。

因此,黄素英认为,气滞血瘀、脉络不通是产生黄褐斑的主要机制,活血化瘀是主要治法。宗《江湾蔡氏妇科述要》:"顺阴阳之序,适四气之和",调和脏腑,或疏肝解郁,或健脾化痰,或滋阴益肾,平衡阴阳,以达到化瘀消癥、祛斑调经的目的。

特色用药如下。

经验方:自拟理血消斑汤。

组成：生熟地,赤白芍,当归,川芎,桃仁,红花,牡丹皮,丹参,绿豆,赤小豆,黑大豆,生甘草,白僵蚕,白及,白附子,党参,柴胡,五味子,枸杞子。

功效：活血化瘀,通络消斑。

方解：唐容川《血证论》云："旧血不去,则新血断然不生,而新血不生,则旧血也不能自去也。"故活血化瘀当寓温养之用,而慎用攻逐。本方取桃红四物汤养血活血,熟地、白芍、当归养血和营,桃仁、红花、川芎活血化瘀,通补相兼,使补血而不留瘀,活血而不伤正,其中桃仁、红花为活血药中首选美容药品,对此李杲曾曰："治皮肤凝聚之血",兼疏肤腠之瘀;又以扁鹊三豆饮(绿豆、黑大豆、赤小豆、生甘草)清热凉血,加生地"内专凉血滋阴,外润皮肤荣泽"(《本经逢原》);赤芍清肝热,通脉络,消除面部色素沉着;白僵蚕、白及、白附子,取色白之药悦色,增白祛斑;又据张景岳"气血不虚则不滞,虚则无有不滞者",故加党参健脾益气,柴胡疏肝理气,二者相配,升举托上,推陈致新,益气行血布津;牡丹皮能"悦色"(《白华子本草》),丹参凉血活血,二者相配,既能养血,又能通脉,清血中之热,祛血中之瘀;再加枸杞子,取其色红性甘,能温润营血之功,如《药性论》谓："能补益精诸不足,易颜色,变白",配以酸温之五味子酸甘化阴,标本兼顾。全方集疏肝、健脾、益肾、活血诸法于一身,以达阴生火降、益气荣血、血生瘀去、消斑增白的功效。

临证时当根据不同的证型选加他药,如：肝郁气滞者加服逍遥丸;虚弱者加服补中益气丸或归脾丸;肾阴不足,肝火偏旺者加服知柏地黄丸。

病案

王某,女,45岁。

初诊(2019年10月24日)

主诉：面部黄褐斑10余年,停经2月余。

病史：既往月经周期尚规则,月经量少11年,色黯红,痛经(＋),血块(＋)。已婚,1-0-1-1。此次停经2月余,否认怀孕。两侧面部见大片褐色斑片状色素沉着,蔓延至嘴角和眉毛下,诉面部黄褐斑已10余年,且有逐渐加深,扩大范围趋势。末次月经8月20日,1日净。刻下无明显潮热汗出,带下少,腰酸,大便2~3日一行,纳可,夜寐欠安。舌偏红苔薄,舌下络脉紫瘀,脉细。中医诊断：月经后期,黧黑斑,证属肾虚肝郁。西医诊断：月经不规则,黄褐斑。治法：疏肝补肾,活血化瘀。

[处方]当归 10 g,赤芍 10 g,生地 10 g,川芎 10 g,香附 10 g,牛膝 15 g,黑大豆 30 g,赤小豆 15 g,丹参 20 g,仙茅 10 g,淫羊藿 12 g,火麻仁 20 g,巴戟天 10 g,肉苁蓉 10 g,泽兰 15 g,三棱 15 g,莪术 15 g,知母 12 g,黄柏 12 g。14 剂。

二诊(2019 年 11 月 14 日)

末次月经 8 月 20 日。自觉黄褐斑明显改善,腰酸仍有,易怒,夜寐易醒,二便尚调,纳可。2019 年 10 月 24 日性激素:LH 40.68 mIU/mL ↑,FSH 70.78 mIU/mL ↑,E_2 39 pg/mL,P 0.7 ng/mL,PRL 8.39 ng/mL,T 36.82 ng/dL。(2019 年 10 月 24 日)阴超:子宫肌瘤不除外 18 mm×16 mm×16 mm,内膜 3.5 mm,左侧卵巢 24 mm×18 mm×17 mm,内无回声 19 mm×16 mm×11 mm,右侧卵巢 19 mm×18 mm×10 mm。舌红苔薄,舌下紫瘀,脉细弦。拟滋阴补肾,活血化瘀。

[处方]当归 10 g,赤芍 10 g,生地 10 g,川芎 10 g,香附 10 g,牛膝 15 g,益母草 20 g,鸡血藤 15 g,黑大豆 30 g,赤小豆 15 g,丹参 20 g,火麻仁 20 g。14 剂。

西药:① 戊酸雌二醇片 1 mg×20 片,2 片,每日 1 次,口服。② 地屈孕酮片 10 mg×20 片,每次 1 片,每日 2 次,口服。

三诊(2019 年 12 月 12 日)

末次月经 12 月 1 日,3 日净,量中,瘀块多,无痛经。面部褐斑较前明显减淡,面积较前亦有减小,肤色较前明显提亮,腰酸仍有,夜寐尚可,二便调。舌红苔薄,脉细。拟疏肝理气,补肾填精,活血化瘀。

[处方]当归 10 g,白芍 10 g,柴胡 10 g,茯苓 12 g,炒白术 10 g,甘草 3 g,薄荷 3 g,仙茅 10 g,淫羊藿 12 g,巴戟天 10 g,肉苁蓉 10 g,黑大豆 30 g,赤小豆 15 g,丹参 20 g,火麻仁 20 g,桃仁 10 g,红花 10 g,茯神 30 g,川断 12 g。14 剂。

随访:经调治近半年,患者月经每月来潮,经量较前增多,黄褐斑明显消退。

【按】本案患者两侧面颊的色斑十分明显,月经逾二月未行,结合患者的年龄、性激素及B超检查,考虑患者肝肾亏虚进入围绝经期,且气血瘀滞,瘀血阻络,引起长期的月经量少,出现大面积的黄褐斑。二诊月经逾三月未行,仅用中医活血通经则不能速效,应让患者先行经,故而加用西药戊酸雌二醇片和地屈孕酮片,使子宫内膜转为分泌期,加上中药治疗,先通经治其标,经行后再治本。方药中以二仙汤补肾养阴,调理冲任,加上川芎、丹参、桃仁、红花、泽兰、三棱、莪术等活血化瘀,祛瘀消癥,再加上三豆饮化裁,加强活血祛斑的功效。经治疗,该患者的月经规则,黄褐斑明显消退。

第九节 妙用生蒲黄,临证显奇效

蒲黄味甘性平,入肝心包经,《神农本草经》曰:"利小便,止血,散瘀血。"专入血分,以其清香之气兼行气血。生用性滑,活血化瘀,行血消肿;炒黑性涩,散瘀止血,止血而不留瘀,宋《日华子本草》曰:"破血清肿生用,补血止血炒用。"《本草纲目》曰:"凉血活血,止心腹诸痛。"

生蒲黄作为黄素英特色用药之一,在临床运用中用量灵活多变,每获奇效。黄素英认为生蒲黄的止血作用胜于蒲黄炭,而动物实验也证实生蒲黄对不同动物的离体子宫平滑肌有使其收缩或增强其紧张的作用,因而具有较强的祛瘀止血功效。临证时,黄素英用生蒲黄少则 10 g,多则可达 60 g,如治疗月经量少或痛经,生蒲黄用量在 10 g;痛经较明显者或经血瘀多者,用量可增加到 15 g;量多如注,夹大血块者用量可达 30～60 g,常用于月经过多、膜样痛经、子宫腺肌病、子宫内膜增厚等。服用时间也有所讲究,一般在经前 3 日预先服用,使得瘀块不易形成而排出通畅,从而达到预期效果。

常用药对组合如下。

生蒲黄、五灵脂:蒲黄辛香行散,性凉而利,功善凉血止血,活血消瘀;五灵脂气味俱厚,专走血分,活血祛瘀,行气止痛。二药伍用,名"失笑散",源自《太平惠民和剂局方》,通利血脉,活血祛瘀,消肿止痛。常用于月经不调、痛经、产后恶露不绝、子宫收缩不全等。

生蒲黄、花蕊石:化瘀下膜。《本草纲目》曰:花蕊石"治一切失血伤损,内漏目翳""其功专于止血,能使血化为水,又能下死胎,落胞衣,去恶血"。常用于月经过多、膜样痛经、子宫腺肌病、子宫内膜增厚等,谨防残瘀滞留,而贻后患。

生蒲黄、阿胶:祛瘀生新,补血止血。生蒲黄缩宫止血,祛瘀生新,止血定痛;阿胶甘平,质润不燥,补肝血、滋肾水、润肺燥,凝固血络而止血,两者相配,相互促进,止血而不留瘀,补血而不滋腻。常用于月经过多、产后恶露不绝、崩漏等。

案 1

邱某,女,44 岁。

初诊(2021 年 6 月 15 日)

主诉：经期疼痛进行性加剧 3 年。

病史：已婚 10 余年，0-0-3-0，2006 年右侧输卵管妊娠，切除。5 月 21 日～5 月 28 日。痛剧影响正常生活，血块多，经前 3 日开始痛。末次月经 6 月 15 日，前次月经：2021 年 5 月 17 日。6 月 13 日起腹痛至今，全身冷，足部及下腹部明显，量过多如注，瘀块多，出汗多。失眠严重，纳一般，小便多，大便可。脉细，舌红苔薄，边有齿印。2021 年 5 月 27 日阴超：子宫 73 mm×74 mm×71 mm，内膜 8 mm，回声不均，子宫见 14 mm×14 mm×16 mm 低回声，左卵巢见 40 mm×25 mm×40 mm 的低回声，内见分隔。提示：子宫肌瘤合并腺肌病，宫腔粘连可能，左卵巢囊块。西医诊断：子宫肌瘤合并腺肌病，左卵巢囊肿。中医诊断：癥瘕，经行腹痛(宿瘀内结)。治法：温宫化瘀调冲。

[处方]炒当归 10 g，赤芍 10 g，艾叶 3 g，延胡索 15 g，生蒲黄 30 g，花蕊石 20 g，槟榔 15 g，桂枝 3 g，川断 12 g，杜仲 12 g，徐长卿 15 g，制没药 6 g，苏木 10 g，五灵脂 10 g。7 剂。早晚煎服，立即服用。

二诊(2021 年 6 月 22 日)

末次月经 6 月 15 日，4 日净。药后痛经缓解 1/2，可正常作息，经量、血块明显减少，腹部隐痛至昨日。胃纳较前好转，寐可安，二便尚可，脉细数，舌红苔薄边有齿印。拟化瘀散结。

[处方]化瘀消坚方加味。茯苓 12 g，桂枝 3 g，赤芍 10 g，牡丹皮 10 g，桃仁 10 g，皂角刺 30 g，鳖甲 10 g，石见穿 15 g，鬼箭羽 20 g，水蛭 6 g，地鳖虫 10 g，生黄芪 30 g，合欢皮 15 g，远志 6 g，茯苓 30 g，炒延胡索 12 g，败酱草 30 g，川断 12 g。14 剂，每日 1 剂，水煎服，分早晚 2 次。

随访：周期服用上方，后数月痛经不显，经量减少，可正常作息。

案 2

刘某，女，46 岁。

初诊(2018 年 12 月 4 日)

主诉：经行腹痛剧烈 6 年。

病史：14 岁初潮，已婚育，1-0-1-1，既往月经周期不规则，先后不定期，22～70 日一行，量多，色黯红，多血块，痛经明显，经行时痛甚伴恶心欲吐，需口服止痛药，VAS：8 分。曾行人工流产清宫术 1 次，子宫腺肌病史 6 年。末次月经 11 月 12 日,7 日净,痛经剧烈,自服止痛药,前次月经 10 月 15 日,经净后时感小腹、肛门坠胀,腰酸,带下中,色黄。纳呆,夜寐欠安,大便 2 日一行。舌红苔腻,舌下静脉瘀血,脉细弦。中医诊断:癥瘕,经行腹痛(宿瘀内结)。西医诊断:子宫腺肌病,痛经。治法:清瘀止痛,清瘀止痛方加减。

[处方]炒当归 10 g,赤芍 10 g,生蒲黄 30 g,花蕊石 20 g,艾叶 5 g,炒延胡索 12 g,制没药 6 g,败酱草 30 g,红藤 15 g,川楝子 10 g,续断 12 g,杜仲 12 g,火麻仁 20 g,槟榔 15 g,姜半夏 10 g,北秫米 30 g,生山楂 15 g,苍术 10 g,吴茱萸 2.5 g,佛手 10 g。14 剂,每日 1 剂,水煎服,分早晚 2 次。

二诊(2018 年 12 月 25 日)

末次月经 12 月 11 日,经行准期,5 日净,经量明显减少,色红,痛经明显好转,稍感恶心,未服用止痛药,腹胀及肛门坠胀改善,腰酸,纳可,寐转安,二便正常。舌红苔薄白,脉细。拟清瘀止痛,处方守 12 月 4 日方加川牛膝 10 g 逐瘀通经、引药下行。14 剂,每日 1 剂,水煎服,分早晚 2 次。医嘱:经前 3~5 日及经期服用。

三诊(2019 年 1 月 24 日)

末次月经 1 月 7 日,7 日净,量多,稍痛经,夹小血块,平时腹部冷,腰酸,纳可,寐尚安,大便稍干。舌红苔薄白,脉细弦。拟清瘀止痛,处方守 12 月 4 日方加生黄芪 30 g、防风 6 g、炒白术 10 g 健脾益气,加川石斛 15 g、北沙参 15 g 益气养阴。14 剂,每日 1 剂,水煎服,分早晚 2 次。

四诊(2019 年 3 月 26 日)

末次月经 3 月 4 日,5 日净,量多(但较以前减少),痛经不明显,夹小血块,腹部冷好转,自诉平素怕冷,易感外邪,纳可,寐尚安,二便正常。舌红苔薄白,脉细弦。拟清瘀止痛,处方守 12 月 4 日方加生黄芪 30 g、防风 6 g、炒白术 10 g、三七末 2 g、苏木 10 g、乌药 10 g、丹参 10 g 活血调冲。14 剂,每日 1 剂,水煎服,分早晚 2 次。

随访:患者中药调治半年,痛经愈,经量也减,故停药,间隔半年余痛经又剧,予服此方后痛经改善,故每逢月事前投上方加减,效佳。

案 3

张某,女,25 岁。

初诊(2019 年 4 月 16 日)

主诉:月经淋漓不净 6 月余。

病史:未婚室女,患者既往月经周期规则,自 2016 年起因找工作压力大出现月经稀发,3～4 个月一行,时有月经淋漓不净,服用止血中成药后出血停止,末次月经 2018 年 10 月中旬至今未净,曾使用激素治疗效果不满意,出血量时多时少,4 月 13 日起量转多,色鲜红,夹血块,无痛经,腰酸。2017 年 11 月 3 日胰岛素抵抗,C 肽(高)。2019 年 1 月 25 日 B 超:内膜 6 mm。血色素报告(未带),自诉正常范围。前次月经:2018 年 4 月,量多,色红,痛经。平素体毛较长,头发油腻,自 2016 年起体重增加近 10 kg。刻下:面色稍白,乏力,纳可,寐欠安,二便正常。舌尖红苔薄白,脉细。西医诊断:功能失调性子宫出血。中医诊断:崩漏(肝郁血瘀)。治法:化瘀调冲。

[处方]化瘀定崩方加减。炒当归 10 g,赤芍 10 g,生蒲黄 30 g,花蕊石 20 g,川芎 10 g,天花粉 30 g,土牛膝 10 g,续断 12 g,合欢皮 30 g,败酱草 30 g,远志 6 g。7 剂,每日 1 剂,水煎服,分早晚 2 次。

二诊(2019 年 4 月 25 日)

4 月 20 日起量多,血块多,4 月 22 日经净,无痛经,无腰酸,纳可,大便稍干,寐欠安。舌红苔薄白,脉细。治法:育肾通络,化痰消脂。

[处方]多囊方加味。黄芪 30 g,皂角刺 30 g,白芥子 10 g,制天南星 6 g,当归 10 g,炒白芍 10 g,川芎 10 g,仙茅 10 g,淫羊藿 10 g,巴戟天 10 g,肉苁蓉 10 g,醋鳖甲 10 g,龟甲 10 g,车前子 10 g,合欢皮 30 g,荷叶 30 g,火麻仁 15 g。14 剂,每日 1 剂,水煎服,分早晚 2 次。

三诊(2019 年 5 月 9 日)

末次月经 4 月 13 日～4 月 22 日,刻下有极少量血丝,纳可,二便正常,寐欠安。舌红苔薄白,脉细弱。治法:育肾培元。

[处方]培元方加味。茯苓 12 g,地黄 10 g,仙茅 10 g,淫羊藿 10 g,巴戟天 10 g,肉苁蓉 10 g,鹿角胶霜 10 g,紫石英 30 g,山茱萸 10 g,紫河车粉 6 g,女贞子 10 g,墨旱莲 20 g,仙鹤草 20 g,续断 12 g,杜仲 12 g,火麻仁 12 g,夜交藤 30 g,炒酸枣仁 12 g,生铁落 20 g,车前子 15 g,知柏(各)12 g。14 剂,每日 1 剂,水煎服,分早晚 2 次。

随访 3 个月,基础体温双相,月经周期规律,40～50 日一行,7 日净,无异常阴道出血。

【按】蔡氏妇科认为:"瘀之为病,总是气与血胶结而成,须破血行气以推除之。"黄素英临床,结合月经生理不同时期的阴阳转化,气血消长,冲任虚实,月经期化瘀下膜,经净后消除病灶,消癥治本,通因通用,祛瘀生新,使癥瘕内融,功用力专,直中肯綮,收效甚佳。

第十节　HPV 感染的临证体会

宫颈人乳头瘤病毒(HPV),属于乳多空病毒科乳头瘤空泡病毒 A 属,能引起人体皮肤黏膜鳞状上皮增殖,有研究证明高危型 HPV 持续感染是宫颈上皮内瘤变(CIN)和宫颈癌的主要病因。宫颈癌是女性恶性肿瘤中发病率排第二位的肿瘤,仅次于乳腺癌。据 WHO 统计,每年约有 53 万宫颈癌新增病例,约有 25 万女性死于该病,其中发展中国家占 80%。在中国每年约有 15 万新增病例,死亡约 4 万。近年来,HPV 感染越来越引起人们的关注。本病与中医"带下病""五色带下"相似,对高危型 HPV 感染所致的宫颈病变,临床以"带下病"论治。

本病临床上以虚实夹杂多见,以扶正清瘀、标本兼顾为治则。

一、肾气不足,湿浊蕴结

《诸病源候论》载:"带下病者,由劳伤血气,损伤冲脉、任脉,致令其血与秽液兼带而下也。"带下之病有虚有实,虚者多为肾气不足,封藏失职,带脉失约,阴液滑脱,延绵不绝;实者多为湿热之气,蕴蒸脾湿,下注胞宫,黏稠气秽,外阴瘙痒。本病多由劳倦早婚,房事不洁,七情内伤,血虚营亏,外邪湿毒乘虚而入,蕴结于胞宫子门,任脉失司,带脉失固,"津液溢而为带下也"(刘河间)。湿为阴邪,其性黏滞,下虚邪恋,"败精湿热留滞为患",且 HPV 感染后引起宫颈局部免疫微环境改变,故反复发作,缠绵难治。

二、正虚标实,辨证求因

《女科指南》载:"带下原由气分为湿热受伤而致……湿热之气渗于带脉之间,客而不散则为秽物。"《傅青主女科》载:"湿盛而火衰,肝郁而气弱,脾土受伤,湿土之气下陷,是以脾精不升,不能化荣血以为经水,反变成白滑之物,由阴门直下,欲自禁而不可得。"故湿盛、肝郁、脾虚是本病病机关键所在。湿邪化热,瘀毒互结,虚中有实,实中有虚,HPV 由是感染,且正气虚一分,毒气进一步,本虚标实,交替发作,迁延时久,患者深为所苦。

三、扶正化瘀,祛邪生新

治疗 HPV 感染,当益气扶正,清补兼施,通过整体调节机体免疫功能,善为摄养,清热解毒,才能避免宫颈癌的发生。黄素英根据多年临床经验自拟经验方,其组成:生黄芪、半枝莲、黑大豆、贯众。方中黄芪固本健运,以资化源,使阳生阴长,营阴得复,益气扶正,托毒外出。半枝莲性寒味酸,清热解毒,活血祛瘀,消肿利湿,治热毒痈肿。黑大豆味甘性平,滋阴补虚,活血解毒,治水消肿,《本草经解》载其"生研涂痈肿,煮汁杀鬼毒"。贯众味苦微寒,清热解毒,凉血止血,清泄与收敛并举,《神农本草经》载其"主腹中邪,热气,诸毒,杀三虫"。纵观全方,通涩相用,标本同治,有清有补,药专力宏,故而药到病瘥。

四、灵活机动,随症应变

临床上 HPV 感染患者大多诉有宫颈炎、慢性盆腔炎、子宫肌瘤、子宫内膜异位症等多种疾病。多种病理机制相互影响,相互转化,互为因果。临证必须寻根求源,防微杜渐。如主症为慢性盆腔炎者以慢盆方(茯苓、桂枝、赤芍、牡丹皮、败酱草、红藤、延胡索、川楝子、鸭跖草)合 HPV 感染经验方(生黄芪、半枝莲、黑大豆、贯众);如伴有癥瘕,如子宫肌瘤、卵巢囊肿等,用化瘀消坚方(桃仁、赤芍、茯苓、桂枝、牡丹皮、皂角刺、鬼箭羽、石见穿、鳖甲)合 HPV 感染经验方;如月经失调、不孕症者,用蔡氏妇科"育肾调周法(经期化瘀调经,经净后消除病灶)"合 HPV 感染经验方。并根据患者素体强弱,病邪轻重,"先审身形之壮弱,病势之缓急而论之,如人虚则气血衰弱,不耐攻伐,病势虽盛,当先扶正,若形证俱实,当先攻病"(《妇科心法要诀》)。体质较盛者宜攻为主;气血两亏者常配伍四君子汤补气健脾,疏理冲任;面部色斑者加黑大豆、赤小豆、丹参活血消斑;肾虚者加女贞子、墨旱莲、川断益肾健腰,直补冲任;肝郁者加柴胡、橘叶、橘核疏肝理气,平肝缓急;内热者加泽泻、防己、车前草渗湿泄热,平调水火;屎燥者加火麻仁、芦荟润肠通便;痛经者加益母草、生蒲黄化瘀止痛。总而言之,热者凉之,瘀者通之,滞者疏之,虚者补之,顺应脏腑运行规律,以肾为本,肝脾为要,冲任为径,天癸为用,调和阴阳,达到"毒去正安",气畅血和,月事如信的治疗目的。

五、医案举隅

案 1

吴某,女,37 岁,已婚。

初诊(2020 年 8 月 9 日)

主诉:宫颈高危 HPV 持续感染 1 年。

病史:13 岁初潮,已婚未育,0-0-0-0,月经周期 25~26 日,10 日净,月经第 1~3 日褐色分泌物,第 4~5 日稍多,夹血块,稍痛经。末次月经 7 月 23 日,10 日净,量中,血块多,前次月经 6 月 25 日。平素带下稠厚,色淡黄。寐欠乏力,胃亦违和。2019 年 8 月 23 日妇科检查示其他 12 型高危 HPV 阳性,(颈管内膜)颈管黏液腺上皮及游离鳞状上皮。(宫颈 1 点、5 点、12 点)宫颈局灶低级别鳞状上皮内病变。2020 年 1 月 13 日液基细胞检测(LCT)示低度鳞状上皮内病变。2020 年 1 月 14 日其他 12 型高危 HPV 阳性。2020 年 3 月 20 日阴超示子宫肌瘤 12 mm×13 mm×13 mm,内膜欠均匀。舌红苔薄白,脉细数。西医诊断:宫颈高危 HPV 感染,宫颈低级别病变,盆腔炎。中医诊断:带下病(瘀热内蕴)。病机:血虚营亏,瘀热内蕴。治则:扶正祛邪,清热化瘀。

[处方]慢盆方合 HPV 经验方加味。茯苓 12 g,桂枝 3 g,赤芍 10 g,牡丹皮 10 g,败酱草 30 g,红藤 15 g,延胡索 12 g,川楝子 10 g,鸭跖草 15 g,生黄芪 30 g,半枝莲 20 g,黑大豆 30 g,贯众 9 g,火麻仁 20 g,炒白术 10 g,生地榆 15 g,淫羊藿 15 g,茯神 30 g,姜半夏15 g,合欢皮 15 g,五味子 10 g。14 剂,每日 1 剂,水煎服,分早晚 2 次。

二诊(2020 年 8 月 23 日)

末次月经 8 月 17 日,6 日净(原 10 日净),量中,色暗,有血块,经前乳胀较前好转,仍有腰酸,带下中,稍稠色淡黄。刻下:易疲乏,汗多,纳可,偶有腹胀,大便 2~3 日一行,偏干,夜寐欠安,入睡难。脉细,舌红苔薄。拟从前法。

[处方]8 月 9 日方加酸枣仁 12 g、石菖蒲 10 g、炒白术 30 g、枳壳 10 g、枳实 10 g。14 剂,每日 1 剂,水煎服,分早晚 2 次。

三诊(2020 年 10 月 11 日)

末次月经 10 月 6 日至今,第 3 日量中,色暗,有血块,前次月经 9 月 10 日,9 日净。刻下:神疲乏力,眉间疼痛,夜寐欠安,大便 3~4 日一行,质干欠畅,腰酸痛,带下中,色淡黄。舌偏红苔薄,脉弦。拟扶正清利。

[处方]四君子汤合 HPV 经验方加味。党参 12 g,炒白术 10 g,茯苓 12 g,炙甘草 3 g,生黄芪 30 g,土茯苓 30 g,半枝莲 20 g,贯众 9 g,黑大豆 30 g,女贞子 10 g,墨旱莲 20 g,败酱草 30 g,玄参 30 g,郁李仁 20 g,枳壳 15 g,枳实 15 g,合欢皮 15 g,百合 30 g,生地 10 g,白芷 10 g。14 剂,每日 1 剂,水煎服,分早晚 2 次。

四诊(2020 年 11 月 29 日)

末次月经 11 月 26 日至今,量少色红,夹血块,略有痛经,腰酸,乳胀,胃胀,带下中,质清色淡黄,纳可,二便调,夜寐安,易怒。舌红苔薄,脉细弦。2020 年 11 月 18 日外院检查示 HPV 阴性。LCT 示无上皮内病变或恶性肿瘤细胞。拟健脾益气,清热利湿。

[处方]四君子汤加味。炒党参 12 g,炒白术 10 g,茯苓 12 g,甘草 3 g,姜半夏 6 g,陈皮 6 g,炒谷芽 15 g,炒麦芽 15 g,椿根皮 12 g,鸡冠花 12 g,败酱草 30 g,郁李仁 20 g,橘叶 12 g,橘核 12 g,鱼腥草 20 g。14 剂,每日 1 剂,水煎服,分早晚 2 次。

医嘱:6 个月复查 HPV、LCT,随访。

案 2

蔡某,女,42 岁,已婚。

初诊(2018 年 8 月 9 日)

主诉:宫颈高危 HPV 持续感染 1 年余。

病史:14 岁初潮,月经周期 30 日,量少色暗,3 日净,伴痛经。已婚已育,1-0-2-1,有子宫腺肌病史。迄逾四旬,面黄少华,色素沉着,纳食差减,情绪沉闷,带下色黄,大便欠爽。末次月经 7 月 30 日,3 日净,量少色暗,经行腹痛。舌红苔薄,脉细。西医诊断:宫颈高危 HPV 感染,子宫腺肌病。中医诊断:带下病,痛经。病机:瘀热内蕴,瘀滞胞宫。治法:活血化瘀,消坚散结。

[处方]拟化瘀消坚方加味。桃仁 10 g,赤芍 10 g,茯苓 12 g,桂枝 3 g,牡丹皮 10 g,皂角刺 30 g,鬼箭羽 30 g,石见穿 15 g,地鳖虫 10 g,炒当归 10 g,柴胡 6 g,夏枯草 20 g,水蛭 6 g,海藻 12 g,昆布 12 g,煅牡蛎 30 g。14 剂,每日 1 剂,水煎服,分早晚 2 次。

二诊(2018 年 8 月 27 日)

8 月 12 日阴超示子宫肌层 13 mm×12 mm 实质性肿块,子宫腺肌瘤可能。8 月 19 日复检 HPV 33/52/58/67(+),LCT 示无上皮内病变或恶性肿瘤细胞。末次月经 7 月 30 日,3 日净,月经将届,烦躁易怒,腰节酸痛,两颊色斑,带下黄,纳可,寐安,便欠爽,舌红舌下静脉瘀血,苔薄,脉细,拟活血调冲。

[处方]四物调冲汤加味。当归 10 g,川芎 6 g,白芍 10 g,生地 10 g,制香附 10 g,怀牛膝 10 g,柴胡 5 g,益母草 20 g,鸡血藤 15 g,炒延胡索 12 g,生蒲黄 10 g,五灵脂 10 g,制没药 6 g,丹参 20 g,黑大豆 30 g,赤小豆 15 g。7 剂,每日 1 剂,水煎服,分早晚 2 次。

三诊(2018 年 10 月 4 日)

末次月经 9 月 29 日,3 日净,量少,色暗红,有瘀,痛经较前好转,带下色味改善,经前乳胀,腰酸。无口干,纳可,大便调,夜寐多梦。舌红苔薄,脉细。治法:消坚散结,扶正清利。

[处方]化瘀消坚方合 HPV 经验方加味。桃仁 10 g,赤芍 10 g,茯苓 12 g,桂枝 3 g,牡丹皮 10 g,皂角刺 30 g,鬼箭羽 30 g,石见穿 15 g,地鳖虫 10 g,黑大豆 30 g,赤小豆 15 g,丹参 20 g,生黄芪 30 g,半枝莲 20 g,贯众 9 g,炒党参 12 g,大青叶 15 g,潼白蒺藜(各)15 g,川断 12 g,益母草 20 g,生蒲黄 10 g。14 剂,每日 1 剂,水煎服,分早晚 2 次。

依上列方药出入,治疗至 2019 年 3 月,B 超复检示子宫肌层低回声区 8 mm×10 mm,HPV 转阴。

【按】吴崑《医方考》载:"下焦虚损,督任有亏,则中焦气血乘虚而袭之,陷于带脉之下……名曰赤白带下。"《傅青主女科》载:"带下俱是湿症。"HPV 持续感染,乃因机体正气不足,湿浊邪毒侵犯子门,治疗以扶正清瘀、标本兼顾为原则,补不足,损有余,磨削累赘,扶养正气,消而寓补,补而不滞,"潜移默化,积渐邀功"。案 1 患者经期 10 日净,伴带下异常,黄素英认为此是盆腔炎之症,以慢盆方合 HPV 经验方加减周期治疗,清利下焦瘀热。治疗过程中运用四君子汤加味,健脾益气,燥湿止带,"以平为期"。治疗 3 个月后,宫颈高危 HPV 感染转阴,低级别病变转为正常,同时经期延长也得以改善。案 2 患者罹患子宫腺肌病 10 余年,病程日久,瘀结内蕴,黄素英以化瘀消坚方合 HPV 经验方加减周期治疗,并以虫类药水蛭、地鳖虫破瘀消癥,海藻、昆布、牡蛎软坚散结,益母草、没药、生蒲黄、鸡血藤活血化瘀,药后痛经好转,半年后子宫腺肌瘤缩小,HPV 转阴。纵观方药配伍,活血药与祛湿药同用,瘀血、痰湿兼顾,以活血为主;活血中寓有养血益气之功,消补并行,寓补于消。总以扶正与祛邪并进,调和机体气血阴阳,达到缓解症状、治愈疾病的目的。

第五章
黄素英关于名医学术传承的研究

第一节　名医学术传承研究新思路

名老中医代表了一个时期中医药学术和临床发展的最高水平。他们的学术思想和临证经验是名老中医一生或几代人的智慧结晶。他们鲜活生动、理论与实践紧密结合的学术思想，易于我们原汁原味地学习和继承。中医药学术只有不断积累、整理、总结、升华和传承，才能向前发展，而传承和创新是中医学不断提高深化、完善、发展的根本。

上海市中医文献馆近年来主持完成的上海市科委 2007 年度"创新行动计划"——"名老中医学术思想及临证经验传承研究"，以上海市 11 位名老中医学术经验的传承为切入点，通过整合创新的科研手段，分别从名老中医个体研究和群体研究角度，对他们的成才之路、学术思想、临证思辨特色、临床成就、从医感悟等方面进行个性与共性规律的整理总结、归纳研究，同时对其个性化数据进行深入地挖掘分析。力求从他们的成才轨迹、学术思想、思辨特点等多个角度来探索和揭示中医药传承发展的有效途径，探讨中医传承创新的思路、方法和规律。我们通过创新传承研究方法的研究与实践，系统、立体、全面地探索和构建名老中医学术经验传承体系，以此提高名老中医学术传承的系统性、覆盖面和可重复、可推广性，为中医药传承工作的深入研究提供借鉴。

一、地域文化为背景

课题立足凸显地域性中医文化特征，探讨"海派中医"具有共性的学术特点的传承。全国开展的名老中医学术经验研究工作立足范围比较广泛，以各省(市)地域性研究对象较少。我们认为，地域文化有它的特异性，各地名老中医是在特定的文化背景下形成和成长的。只有对这些名老中医成长、行医的具有特色的文化背景进行研究，这样的传承才具有生命力，传承才能久远。继承名老中医学术经验不仅要学习、研究他们具体的临证经验、一方一药，更重要的是从这些经验形成的深处洞悉名老中医的学术底蕴、思维特点、习惯、灵感来源等。如果单纯地传承一个方、一个药、一个技术，而缺少文化内涵的传承，是没有生命力的。各地区应发挥各地域之特色，对当地名老中医资源善加利用，积极开展群体性的相关传承研究。在中国近代史上，上海名医汇集，医家们在"兼容并蓄、海纳百川、追求卓越、开放创新"的"海派文化"影响下形成了具有海派文化特征的"海派中医"。他们善于学习，衷中参西，扬长避短，敢于创新，就我们研究的 11 位专家中有 4 位是西学中的专家，1 位是中学西的专家，其余 6 位老中医专家均对西医学有深入的研究，知识渊博，科研能力强，思维活跃。正是他们这样的知识结构，形成了他们认识方法、思维模式上的独特性，从而导致了他们多视角、多维度、多模式地认识、研究中医，敢于挑剔和扬弃前人认识中的不足和错误，并进行补充和修正，有机地将西医的理论"洋为中用"，使传统的中医辨证论治内涵得以进一步发展，从而创新中医理论，推动中医学术的创新和发展。我们希望通过研究和挖掘，体现上海及其周边地域内的中医学特色与风格，凸显中医药文化内涵与特色，探索中医药学术、诊疗技术与地域文化之间的关系，构建海派中医传承的思路与方法。既提升上海中医人对中医事业的自豪感和自信心、开展群体性相关传承研究的积极性，又能切实指导理论创新与临床应用。为此课题组紧密结合"海派中医"特色，以这些受海派文化精神影响下的具有代表性的上海名中医为研究对象，力图通过对他们学术思想、临证思辨特色、成才之路的高度凝炼和分析，提出这一群体在学术思想形成轨迹、基本特征、理论精髓、发展动力等方面的共性特征和规律，同时揭示在名医成才过程中地域文化、地域经济、地理环境等诸多因素对他们的影响，提高研究者对"海派中医"学术思想共性规律研究的重视。

二、系统化传承为内容

传承内容立足系统化。课题对部分当代名老中医的成才过程、临床经验、学术思想、临证思辨特色开展系统化传承研究。名老中医学术思想，是他们经过自己一生的实践、传承前人并不断验证总结、提炼升华、同时用于指导自己临床实践的思想理论。每位名老中医的诊疗风格与临证特色是他们学术思想的体现。以前的传承研究大多局限在医案医话和学术思想研究两个方面。学,是理论;术,是经验。学和术是不能分开的。但是如何把理论转化为实践,理论与实践之间是怎样联系起来的,那就是通过临证思辨,也就是说临证思辨是学和术连接的桥梁。在研究中,我们强调学术继承人在跟随名老中医临证时要特别注重观察老师在诊疗的第一时间最关注的是什么,必须问的是什么,必须望的是什么。也就是老师诊疗疾病的切入点,重点关注的症、证、辨证依据、治疗的着眼点、立法组方的思路、遣方用药的特色和心得等。由此力争通过观察名老中医辨证论治时的思维演绎过程和处理策略,来总结老中医临床思辨的特点。另外,如何积累临证经验? 临证经验的积累是一个长期的过程,其中有成功的经验,也有失败的教训。我们组织继承人通过跟师襄诊、切磋思考、提要钩玄等方式,研究名老中医学习工作经历,分析其成为名医的要素,总结其成功的经验及临床经验积累的坎坷过程。通过研究我们发现:名医成才的要素是早期立志,献身医学;扬长避短,发挥优势;善于思考,勇于创新;熟读经典,博采众长;早期临床,反复实践;名师指点,快速成才;坚持科研,创新思维;重视修养,德技双馨等。这些要素是名医形成其学和术的关键。也就是人们常说的先做人,后做事;先做人,后行医。本课题在创新学术思想指导下,凸显其临床诊疗的特色优势,临床思辨特点和规律,通过系统整理研究提炼,重新梳理和构建其学术思想体系。研究发现名老中医学术思想的创新分别表现在基础理论、病因病机、辨证思路、诊疗技术、处方用药五个方面。通过整理分析其回顾性医案和前瞻性医案、成才之路、养生经验、从医心得、医德医风等,初步构建了系统化、立体化研究名医学术传承的体系。

三、构建个性化平台为手段

本课题构建了个性化诊疗平台和数据挖掘平台,突出名老中医经验的个性化研究。以往的名医传承类课题也曾通过信息化平台的建设整合课题组资源进行研究,但一般使用的都是通用模板,针对性不强,难以针对每一位名中医的诊疗特色和思辨规律进行数据挖掘,同时也难以对每一个名老中医的诊疗规律进行智能化开发,难以充分发挥其使用价值。针对这些问题,课题组充分发挥上海市名老中医资源聚集、沟通便利的优势,希望通过开发,包括实时综合管理模块、数据采集模块、数据分析模块、数据管理模块、数据查询模块、标准术语模块 6 个模块的名老中医资源信息平台和计算机智能辅助专家系统,为 11 位名医建立 26 个个性化诊疗模板,有效地、原汁原味地保存了名老中医个性化信息,同时探索建立名老中医智能化辅助诊疗系统,对其中 34 位名医擅长的优势病种进行用药规律的初步挖掘,既尊重名医个性,又能挖掘其诊疗规律,促进名老中医所擅长的优势病种规范化、信息化建设。课题组策划以这 11 位名老中医群体为"海派中医"的部分代表,系统提炼汇集 11 位名老中医学术思想、临床经验、成才之路等相关资料,纵横交错,构建既体现个性又兼顾群体特征的学术体系,出版《名医之树常青——上海名老中医学术经验精粹》和《上海名老中医典型医案》,凝聚学术精华,整合学术资源,引导后学博采众家之长,通过比较汇通,各取所长,各取所需,对名老中医的医学人生、诊疗风采、从医感悟、医学专长进行摄录介绍,制作《上海名医风采录》光盘,附在出版的《名医之树常青——上海名老中医学术经验精粹》书后,使后学深切感受名老中医的医德医风、从医经历、人生感悟、成才之路,提升对中医药事业的情感和信念。

四、综合性传承为方法

传承方式立足于综合性学术传承研究,探索和构建了层次梯队健全、资源共享、群体传承、立体交叉的综合性传承模式。多年的摸索实践证明,师承教育和名中医工作室建设都是名医学术传承的有效模式,但其传承人范围比较有限。师承教育一般是 1 名导师带教 2 名传承人,传承人通过跟师抄方以及四大经典、名老中医经验、医古文、科研思路与方法等内容的集中学习,撰写跟师心得和有效病案。但据一己之力,很难对导师的学术思想、临证思辨特色等进行系统、深入的归纳与提炼;名中医工作室建设可以适当扩展传承范围,但工作室之间的交流非常有限,横向资源整合力度还远远不够,难以体现地域性医学中名医学术的整体特色,共享学术资源。通过分析目前学术传承中存在的这些问题,课题组设计了广泛开展"联合研究"的传承模式。即:多学科联合——课题组有 70 余位研究人员,其中临床研究人员 50 余位,文献研究人员 10 余位,信息与计算机研究人员 10 余位,统计人员 3 位,高级行政管理人员 3 位。通过多学科交叉融合,做好顶层设计,开拓研究思路,确保研究质量。多机构联合——课题组由上海市中医文献馆、上海中医药大学附属龙华医院、上海中医药大学附属曙光医院、上海中医药大学附属市中医医院、复旦大学附属华山医院、复旦大学附属儿科医院、上海交通大学医学院附属瑞金医院、上海中医药大学附属上海市中西医结合医院、复旦大学附属妇产科医院、上海中医药大学及同济大学等机构组成,整合汇聚了强大的机构学术力量,同时可促进各机构之间沟通协作。多层次联合——课题组成员由名老中医、代表性传承人、主要继承人、青年传承人员组成,分梯队、多层次,立体构建了名老中医的学术传承队伍。多病种联合——纵向课题组研究的病种包括内科的呼吸系统疾病、肝病、心脑血管病、失眠、脉管病、肿瘤及外科、妇科、儿科、骨伤科等多种优势病种。多手段联合——课题组通过文献研究、跟师抄方、摄像录音拍照、医案搜集、经典研读、信息挖掘、学术交流研讨、集中培训、临床研究等多种手段联合,确保既原汁原味保存整理名医学术资料,又系统深入地提炼学术思想与临证思辨特色。通过五大联合研究模式,从一对一的传承上升为从名医到代表性传承人再到主要传承人的群体传承;从单一跟师上升为医教研一体化传承;从零星临证经验的学习到系统化的学术体系构建研究和传承;从一个导师的学术传承到资源整合、横向比较学习型的传承。从课题管理上,我们围绕综合性研究,通过建立名老中医资源信息平台的 6 个模块,如实时综合管理模块、数据采集模块、数据分析模块、数据管理模块、数据查询模块、标准术语模块等发挥了五方面的功能:课题组实施动态管理、沟通、培训和监控;对前瞻病例、回顾病例、典型病例、学术思想、临证思辨、成才之路、治学特点、医德医风、传道授业、养生之道等内容进行动态录入和更新维护;通过为每一位名老中医根据其诊疗思辨特点及擅长诊疗病种设计个性化诊疗模板,便于资料输入和个性体现;通过输入数千份回顾性和前瞻性医案,对名老中医处方用药等进行智能化数据挖掘,探讨辨证论治的共性规律;将资源数据库作为课题组内的网络培训学习平台,供广大中医工作者参考学习。

第二节 名医学术思想形成发展规律探析

上海市科委 2007 年度"创新行动计划"项目——"名老中医学术思想及临床经验传承研究"课题,选择上海市 11 名内、外、妇、儿、骨伤等各科名老中医进行学术思想的传承研究,通过回顾性和前瞻性研究相结合,系统总结提炼各位名老中医的学术思想,探寻学术思想的形成轨迹,并对学术思想传承的共性规律进行初步探索。

一、学术传承是名医学术思想形成的基础

(一)读经典,汲精华

中医药学理论博大精深,经典著作是经过时间检验的中医学术之精华,有着极其丰富的内涵。名老中医均十分重视研读经典,从中汲取理论精华,古为今用。研读经典不论是在他们学习中医之初还是在学术思想逐步完备的过程中均发挥了相当重要的作用。

上海中医药大学附属龙华医院骨伤病专家施杞幼时研习《三字经》《百家姓》《千字文》《千家诗》《弟子规》和《增广贤文》,奠定了深厚文学修养。投身中医后,精研中医典籍,博采众长,在颈椎病诊疗中常根据不同治则施用名方古方。如风寒盛者用桂枝汤或葛根汤;风热盛者用银翘散或桑菊饮;风湿盛者用羌活胜湿汤;湿热盛者用当归拈痛汤。同时推崇王清任祛瘀诸方。临证还擅用圣愈汤以益气养血、行气活血,该方以四物汤加人参、黄芪大补元气,既能气血双补,又有固元摄血之功;而后添入柴胡,更切理伤续断之要,能司升降,通达上、中、下三部,疏解瘀滞,化瘀散结。

(二)拜名师,采众长

师承学习历来是中医人才培养的重要途径,正是千百年来的师徒相承,才使中医学术生生不息,繁荣发展。跟师学习,能够耳濡目染,聆听秘要,在临证环境中学习掌握老师的临证思维和诊疗经验,迅速提升自身的医学水平。

沈自尹师从姜春华,看到姜师在治一哮喘患者时,不仅考虑发病环境、季节、体质,还根据诱发因素不同,先后采取四种不同处方诊治;又看到姜师治疗疟疾、痢疾、哮喘、乳糜尿等患者,当病程某阶段出现"气虚"症状时采用同一补气处方,收到很好效果。这种"同病异治,异病同治"辨证论治原则的应用,对沈自尹产生深远影响。其后在姜师引荐下,沈自尹又跟其他名老中医随诊,如已故夏仲方老中医对《伤寒论》《金匮要略》经方实质领悟颇深,又能在临床上运用自如,张跃卿老中医对医理分析精辟,这些使沈自尹掌握了不同流派的特色,提高了思辨能力。

(三)重实践,融新知

名老中医的造就离不开长期的临床实践,实践是临证经验积累和学术思想

形成的土壤。如果说学习经典和跟师临床是为医学之路打下了坚实的基础,那么只有经过临床实践的反复检验,才能使学术水平得到不断升华。

陆德铭注重临床实践,汲取现代科学技术成果,善于推陈出新。年轻时就十分注重加强基层的临床实践锻炼。1965年,他积极响应党的号召,深入农村医疗第一线,到奉贤县齐贤公社卫生院任院长,在基层工作13年,用"一根针,一把草",因陋就简,因地制宜,克服困难,竭尽全力为农民们解除病痛,在实践中提高中医药理论和诊疗水平。20世纪70年代他总结顾伯华治疗慢性复发性伴有乳头内缩的乳晕部瘘管的经验,在诊治浆细胞性乳腺炎百余例的实践中,提出以切开扩创、拖线、垫棉压迫为主的治疗方法和切开所有脓腔尤其是通向乳头孔的瘘管、充分刮除坏死组织,使创面从基底部长起等手术要点;在辨证论治基础上选用丹参、白花蛇舌草、赤芍、虎杖等药,取得损伤小、复发少的良好疗效。陆德铭还在顾师"二仙汤"治疗乳腺增生病基础上结合临床实践,以调摄冲任、疏肝活血法组方研制医院制剂"乳宁冲剂"、协定方"小叶增生方",治疗乳腺增生有效率达93%。

二、学术创新是名医学术思想发展的动力

传承是学术思想发展的基础,创新是发展的动力。名老中医在前人的基础上,结合自身的知识结构、实践经验和科学研究努力创新,在病因病机、治则治法、处方用药、诊疗手法等各方面进行了创新,将学术思想进一步完善发扬,同时形成自己独具特色的学术思想。

(一) 病因病机创新

奚九一从20世纪80年代开始对糖尿病足进行重点关注,通过艰苦探索和长期实践,在糖尿病足病因病理和治疗方法上取得重大突破和创新,发现肌腱特异性改变与糖尿病足发病关系密切,提出"高血糖致足部肌腱变性坏死是糖尿病足的又一主要发病因素"的假说,认为"糖尿病足筋疽是糖尿病足的一个最常见的病理类型","湿郁筋损"是其主要病机,采用清热祛湿解毒法和祛腐清筋术治疗,有效率达96%,截肢率降至4%以下,突破了传统的"痈为阳""疽为阴"之说。

黄吉赓突破长期以来"病痰饮者,当以温药和之"的大法,创造性提出"阴虚痰饮证"病脉证治。认为,痰饮病早期多为"阳虚阴盛",但由于长期大量痰液排出,日久津液耗损;或由于反复感受风热、燥热之邪,损耗阴津;或由于经常使用

激素及平喘药物,而产生阴虚火旺之象。所以痰饮病日久,可出现气阴两虚,或阴阳两虚,并有痰饮内阻之候,这类证候可称之为"阴虚痰饮证",故治疗上兼以养阴。

(二) 治则治法创新

陆德铭在国内首次将乳癖分成肝气郁滞型、冲任失调型。认为冲任失调和肝气郁结在乳癖的发病过程中是两个互为因果的方面,两者最终皆可影响以肾为中心的肾-天癸-冲任性腺轴的功能而导致乳癖的发生。创造性提出以调摄冲任、疏肝活血法辨证论治,拟订"乳宁冲剂""小叶增生方""乳块消",临床应用取得显著疗效。同时他在国内首先提出"冲任失调"是乳腺癌不同于其他肿瘤的病机关键,率先开展中医药抑制乳腺癌复发转移、提高乳腺癌患者生命质量的研究。

夏翔通过临床和科研,提出"从外风论治变应性疾病"。如变应性鼻炎属中医"鼻鼽"范畴,其发作与风邪有密切关系。夏翔立益气固表祛风法治疗,重用黄芪配白术,取玉屏风散之意;另重用补骨脂,共奏治"本"功效。地参祛风合剂是夏翔以祛风、养血、清热为大法拟订的治疗变应性疾病协定方,主要由干地黄、苦参、苍耳子、辛夷等 6 味中药组成。

(三) 处方用药创新

曹玲仙临证善于突破禁忌,运用"有故无殒,亦无殒也"的原则,治疗妊娠患者大胆使用活血通利药。如抗磷脂抗体(APA)所致流产,西医尚无良策,单用补肾安胎中药疗效亦不佳,根据西医病因研究采用活血化瘀中药治疗 40 余例,保胎成功率达 88%。又如临床治疗早孕合并卵巢过度刺激征患者,由于患者存在大量腹水、胸水,往往出现小便短少,胃脘痞满,大便秘结等症状,治疗常用车前子、泽泻、通草、生大黄、芒硝等滑利攻下药物,确能有效改善患者症状,又无损害母体及胎儿之弊。

三、几点思考

名老中医学术思想的形成与发展有其一定的规律,为我们如何更好、更高效地进行传承提供了路径。在传承的方法上,11 位名老中医均通过经典研读、跟师学习、临床实践进行学术思想传承。经典研读是基础,跟师学习是承前启后的关键环节,临床实践是实际运用和再提高。在学术思想传承的过程中,这三个环节相互融合,难以截然分开。通过学习、跟师、实践的不断循环,逐步传承或创新学术思想。虽然这一传承模式确实有效,但名老中医是稀缺资源,能够亲身跟师学习毕竟是少数人。时代在发展,我们应充分利用信息技术发展的成果,寻找学术思想传承的新的有效途径,实现学术思想快捷有效、广泛地传播。例如将老师的临床诊疗过程制成多媒体影像用于跟师学习等,将大大提高名老中医学术思想传承的广度。在传承的内涵上,要着力传承老师的主要学术经验特色,通过不断学习、临证领悟,努力掌握其临证思辨规律。长期以来,中医临证强调"悟性",也就是说,掌握名老中医学术思想是要通过学生的悟性不断总结、凝练体会的,每位继承人在这一方面一定得付出艰辛的劳动和大量的精力。如果能够利用数据库网络技术等,将老师的学术思想、临证经验分层解析;再按一定的关联规则加以组合联系,逐步开发出名老中医个性化诊疗系统,学生就可以通过系统进行大量的模拟演练,必将有效提升名老中医学术思想传承的效率。传承是基础,创新促发展。深入挖掘名老中医的学术精华是创新的不竭源泉。我们将利用当前科技进步、学科交叉融合的良好契机,传承创新,继往开来,不懈开拓,与时俱进,为推进中医药事业的繁荣昌盛而努力。

第三节　名老中医临证思辨特点初探

临证思辨特点是指名老中医在长期临证过程中形成的各具特色的思辨过程与诊疗特点。名老中医临证思辨特点,可以体现在其临床诊疗过程中的任何一个环节上。因此,思辨特点的研究,主要关注名老中医的诊察思辨特点、辨证思辨特点、论治思辨特点等。具体到每位名老中医个体上,可以因人而异,各有侧重,或数者兼备。本文以上海市科委"创新行动计划"项目"名老中医学术思想及临床经验传承研究"课题中 11 位名老中医为研究对象,初步研究与探索了名老中医的临证思辨共性规律,现总结如下。

一、四诊合参,各有侧重

临证时,各位名老中医通过望、闻、问、切收集临床病情资料,虽为四诊合参,但在具体诊治某类疾病时,个人特色不同,各有侧重。

陆德铭重视四诊合参,尤重舌诊。陆老认为外科疾病大多在体表有形可征,如体表疮疡等皮肤病,医生通过望诊就能了解局部病情,望诊在外科四诊中居于首位,如果说在外科中望局部病变可以辨病的话,望舌象即可辨证。舌象能比较客观地反映人体内在的正气盛衰,病邪性质及深浅,在辨证分型、遣方用药等方面起着关键的作用。当出现证候与舌象不相符时,应四诊合参,全面分析,确定从舍,才能作出正确的诊断。

施杞在颈椎病治疗中必究望诊。通过流行病学调查,施老发现急慢性咽喉炎是颈椎病发病的危险因素之一。因此,在颈椎病诊治中,施老重视咽喉部的望诊。如在诊治咽型颈椎病中,望患者咽喉红肿程度,通过观察咽喉部的红肿炎症情况,从其色、肿的状态和程度,了解其属虚属实及炎症程度,推测病变的程度、预后,制定相应的治疗方案。

二、辨病辨证,灵活运用

辨病与辨证,是从不同角度对疾病本质进行认识的方法。各位老中医在临证时各有经验与诀窍,往往注重辨病与辨证相结合,并且视情况不同,灵活运用,其目的在于使辨证论治最切合病情,追求最佳疗效。

陆德铭在临床诊治中首先辨病,在辨病基础上辨证。临床上一旦确诊疾病,就可以对其整个发展过程、治疗要点、预后有明确的认识。在辨病之后,在基本了解疾病演变趋势的基础上进一步辨证,把辨证与辨病紧密联系起来,可使治疗方法进一步个体化,并可对疾病的预后进行准确判断。如治疗浆细胞性乳腺炎,需与乳腺癌、急性乳腺炎、乳房结核等相鉴别,首先辨病。在明确诊断的基础上再辨证,辨证大致有肝气郁结型、肝郁化热型等,内治以疏肝活血、清热解毒等中药配伍治疗,外治以清热消肿为主。辨病之后可知本病属良性病变,病程较长,可反复发作。

三、宏观微观,结合辨证

微观辨证,就是通过各种先进的现代科学(包括西医学)技术检测的微观化的指标来认识与辨证。宏观辨证,历来是中医的优势所在。各位名老中医在临证中,将宏观辨证和微观辨证相结合,使辨证内容更丰富精确,并进一步拓展了立法处方思路,从而提高临床疗效。

沈自尹在治疗系膜增生性肾病、膜性肾病时,认为此类肾病是由于长期炎症浸润免疫复合物沉积基膜或毛细血管壁上,导致肾小球血管内皮细胞增殖以致管腔狭窄,肾局部组织增生纤维化,瘢痕形成,使机体内清除废物能力下降,有害毒素不能有效排出,进一步损害肾组织等变化。虽然其临床并无明显瘀证的现象,但从病理机制来分析其有血瘀证本质,因此在补肾的基础上侧重于活血化瘀的治疗,通过改善肾局部组织血液供应,促进炎症及瘀血的吸收,增加肾小球滤过膜通透性,使代谢产物及时排出体外,防止毒素对肾脏进一步损害,从而改善肾功能。沈老临证善用六味地黄丸合桃红四物汤或益肾汤调治,并加大益母草用量。

曹玲仙注重运用西医检测进行自然流产的病因学检查,并将微观检测结果和中医宏观辨证相结合,进行自然流产辨证论治。根据临床所见,同时结合对患者病因学检查的结果,曹老常将流产分为五型:肾气亏虚型(封闭抗体异常、内分泌异常等)、气血亏虚型(封闭抗体异常、内分泌异常等)、肾虚夹血瘀型(磷脂抗体异常等)、肾虚夹湿热型(ABO 血型不合等)、肾虚夹热毒型(支原体、衣原体、细菌、病毒感染等)。

四、各有专攻,诊疗风格独特

各位名老中医在长期临床实践中不断探索,总结经验,各自均有特别擅治的病证,对该类病证进行了深入研究,归纳总结该病辨证分型、治法处方要领,从而形成独特的诊疗风格。

王翘楚将中医传统方法和现代科学方法相结合,多年来对失眠症的诊治规律进行了探讨。发现当今失眠症主要有五大发病因素,临床上存在"六多六少"的现象。在临床辨证中提出"五脏皆有不寐"的观点,立"从肝论治"法,形成以肝为中心而波及其他脏腑引起不寐的病因病机和五脏不寐证候分型论治方案。

五、拟定基本方,用药独有心得

名老中医经多年临床实践和研究,对某类病证往往有独到认识,会拟定一些验方或基本方,同时对药物的应用亦积累了独特丰富的经验,在临证中对某些用药颇具特色,独有心得。

夏翔临证以益气活血、燮理阴阳、疏理气机、从风论治等法治疗疑难杂症,拟定了鼻炎方、过敏性皮肤病方、高血压病、肝胆病、慢性肾炎、疲劳综合征等多个验方,临证善用黄芪,常用生地黄、黄芪、白术、枳壳、香附、白芍、杜仲、杜衡、苍耳子、辛夷等药对。

王翘楚从肝论治失眠症，并拟定基本处方"柴胡龙牡合欢汤"。通过多年临床实践和实验研究，将花生叶用于治疗失眠。

曹玲仙将小柴胡汤拓展用于妇科临床，借"寒热往来"，认为小柴胡汤证特点是疾病呈周期性发作，而妇女的生理特点是月经按周期来潮，病理表现多伴随月经周期出现，一月一作，循环往来，呈周期性发作。取小柴胡汤和解之义，治气机之升降不利，阴阳之左右相悖，荣卫之内外失守。常用于治疗妇人腹痛，包括慢性盆腔炎、郁热型痛经、围绝经期综合征寒热兼见型、经行发热、产后发热、月经病诸热证等。

综上所述，我们对11位名老中医临证思辨特点进行了初步分析，总结出一些共性规律，但是由于研究对象有限，又分别擅长内、外、妇、儿、骨伤等不同病种，因此客观上限制了横向比较研究的深入进行。今后我们会在逐步纳入更多的名老中医相关资料后，更加深入挖掘名老中医临证思辨共性规律，以培养中医临床医生思维模式，提高中医临床疗效。

第四节 中医药创新需要发散性思维
——名老中医成才的启示

通过研究，我们发现中医的思维不是一种线性思维，而是一种发散性思维。中医药的创新需要培养发散性思维。

发散性思维，又称扩散性思维、辐射性思维、求异思维。它是指对同一个问题，从不同的方向、途径和角度去设想，探求多种答案，最终使问题获得圆满解决的思维方法。从中医学的产生来讲，就充分吸纳了我国古代的哲学、易学、文学、军事、天文、地理、气象、历法等多种学科的优秀理论；历数中医药的发展史，就会发现它是建立在对新时代先进文化、对外来优秀文化和先进技术的兼容并蓄的基础上的，直到现在的衷中参西、西为中用。从中医的思维方式来说，天人合一的整体论是把人放在了一个开放的系统里去研究，是以整体、动态和辩证的思维方式认识生命与疾病的复杂现象；从中医的诊疗方式来说，治病过程是从不同角度、不同途径搜集大量症状，进行辨别、分析、归类，然后再根据标本轻重缓急，制定治疗方案的过程。

在我们研究名老中医的成才经历、创新思维的产生和学术思想的形成等过程中,无处不体现出中医发散性思维的痕迹。

一、敏锐的观察力是发散性思维的首要条件

人们在观察对象时,不是盲目地感知对象所展现出来的一切,而是有选择地区分出其中对自己最直接有关、最重要或最有兴趣的东西。观察力就是善于看出对象和现象的那些典型的、但却并不很显著的特征的能力。对于同一事物,观察力敏锐者,能比他人看得更多些,理解得更深刻些,因而能较快地看出事物的虽不大明显却具典型意义的特征,亦即抓住事物的本质。有的心理学家认为,具有敏锐的观察力比拥有大量的学术知识更为重要。此话并不过分。例如,当有人要求巴甫洛夫为苏联生理研究所题词时,他写下了"观察、观察、再观察"的字样。古语说:"智者见智,仁者见仁。"对于同一对象,不同的人会根据自己的兴趣,注意到它的不同方面。有了兴趣,就会津津有味地进行细微的观察;反之,不感兴趣,"走马观花",必然只能获得肤浅的印象。

20世纪70年代初,奚九一门诊时遇到一例血栓闭塞性脉管炎,患者家境困难,门诊时续时断,病情迁延。一次复诊时,奚老发现患者皮肤黏膜黄染,经检查为病毒性肝炎,奚老遂开了些清热解毒保肝的中药,并嘱患者先去肝炎专科就诊。2个月过去了,患者未来复诊。奚老惦念不已,遂按地址前去随访,结果发现患者黄染已退,更意外的是脉管炎足部溃疡也已愈合。奚老追问患者治疗用药经过。患者道来,由于家境困难,无钱住院治疗肝炎,就躲在家中,按奚老所开的中药,抓药服用,病情渐渐好转。奚老大呼侥幸,并摘录下处方,细细推敲,并与自己平日里常用的脉管炎处方反复对比,结果发现先前未曾用过的一味中药:垂盆草。他查阅药典医籍,发现垂盆草不仅能利胆退黄,同时还有清热解毒、消肿利尿、排脓生肌的功效。奚老遂在此后的处方中重用此药,临床疗效十分理想。遂将垂盆草、甘草二味中药制成颗粒,命名为:清脉791-1冲剂,用于血栓闭塞性脉管炎的临床治疗。该课题荣获卫生部乙级科技进步奖。"差之毫厘,失之千里",如果不是奚老对这位患者疗效的观察和用药细节的反复比较,他后来一系列的研究成果就可能与他失之交臂。

时毓民在从事西医临床16年后,再开始拜顾文华为师学习中医。20世纪70年代末,由于西医对性早熟还认识不够,西医大夫碰到有乳房肿块的小女孩就诊,常常推荐到中医科就诊。时老在跟师抄方时,敏锐地感觉到性早熟的中

医辨证诊疗是前无古人的事，于是帮助顾师收集观察病例，总结提炼了顾老采用中医辨证"滋肾阴泻相火"法则治疗儿童性早熟的临床经验，并在当时的《辽宁中医杂志》发表了论著，使全国中西医结合同仁了解了儿童性早熟的中医辨证诊疗经验。相关论文和临床总结还获得了当年上海市中医、中西医结合成果奖。后来，时老和中医科其他医生一起成立了性早熟中西医结合专科研究小组，先后研制出早熟 1 号、早熟 2 号、儿早丸等一系列治疗儿童性早熟的有效院内制剂，并且规范总结了儿童性早熟的中西医结合诊疗方案，最早提出性早熟阴虚火旺证的八大证候特点，为中医诊疗性早熟开辟了新途径。1987 年开始开设性早熟专科门诊，目前已成为全国性早熟中西医结合诊疗中心之一。

二、丰富的想象力是发散性思维的必要条件

爱因斯坦曾经说过："想象力比知识更重要，因为知识是有限的，而想象力概括着世界上的一切，推动着进步，并且是知识进化的源泉。严格地说，想象力是科学研究中的实在因素。"在细心观察的基础上，充分发挥人的想象力，突破原有的知识圈，从一点向四面八方想开去，并通过知识、观念的重新组合，寻找更新更多的设想、答案或方法，相信创新离你就不远了。

早在《名医别录》中有记载，黄芪有生肌托表的作用，外科多用于收口。那么黄芪对内脏组织是否也有类似的作用呢？夏翔在长期的医疗实践中，通过微观观察及临床总结，认识到内脏组织也可以用黄芪生肌收口。他发现慢性支气管炎、慢性肝炎、慢性肾炎等可以用黄芪从内部生肌托表，使组织得到修复。由此引申出黄芪能改善微循环，可以广泛应用于心脑血管疾病的结论，并在临床中得到了验证。夏老通过研习古医籍和临床观察与实践，形成了善用黄芪、重用黄芪，扩大黄芪临床应用的用药特色。

科技创新中确有灵感突然出现，它像黑夜迷茫中的一缕闪电瞬间照亮了前进的方向，灵感青睐那些勤于联想、思索的人，抓住稍纵即逝的灵感，反复琢磨，才能提炼出那些富有哲理的方法论原则。沈自尹从中医传统肾到现代肾本质的飞跃，从八纲辨证到"证"本质的触摸，从四气五味到以药测证的升华，从运用基因组学、信号通路调控和代谢组学三位一体的方法研究肾虚和衰老的独创，从单基因线性研究到多基因系统生物学的转变……都可谓在中西医结合研究领域首开先河，展示出他"见人之未见，想人之未想，行人之未行"的创新精神。发散性思维是一种重要的创造性思维，大凡具有杰出成就的科学家、艺术家和政治家，

无不具有敏锐的观察力和丰富的想象力。对于中医亦是如此。名老中医们长期从事中医临床与科研,对中医有强烈的事业心、好奇心和求知欲,这是观察的原动力。他们在观察疾病的发生发展过程中发现问题、提出问题,展开丰富的想象力,提出假设的解决方案,并努力去求证、去解决问题。

三、丰厚的学术素养是奠定发散性思维的基础

中医的发散性思维体现在中医的临床和科研中,我们从不同的角度观察和思考就能够得出不同的结论。要在不同的结论中,分析出主次、因果、先后等关系,然后再判断出正确的方案,没有一定的中医理论基础和临床实践基础,没有一定的知识量的积累和知识面的覆盖,没有一定的悟性是做不到的。从名老中医的成才经历中可以看出,要培养中医的发散性思维,厚积薄发是基础。每位名老中医都有丰厚的学术素养,他们不但熟读经典,有深厚的中西医学术造诣,而且在临床和科研的过程中,还不断地学习、累积相关的知识和技能,为中医药创新打下了坚实的学术基础。

(一)中医学习面要广

除了熟读经典以外,还要学习各家学说。只有博览群书,博采众长,不断汲取来自各方的丰富的实践经验与理论,才能比较完整地掌握中医学博大精深的学术内涵与宝贵知识,为临床实践打下坚实的基础。奚九一有一个随时记笔记的习惯,或有疗效的病例处方,即以记录,并在日后再验证总结;或有疑难病症、疗效不明,也予以记录,下班后查找资料,寻找更好的治疗方法。下班空闲时间,奚老嗜于书卷,各类医籍无论生理病理,药理病案还是学术论著等多有涉猎,家中每年订阅的医学杂志近 50 余种,对于经典医著更是反复研读,每次研读都有新的收获。他以临床实践为基础,勤于学习,善于思考,触类旁通,每每获益良多。

"他山之石,可以攻玉"。施杞一直认为中医不能拘泥于传统,要向西医学的先进理念和技术学习。他曾先后于 1972 年去上海市瑞金医院骨科进修 1年,1978 年去上海华山医院神经外科进修 1 年,同时还在参加上海市郊区农村及贵州山区医疗队的过程中通过大批手术治疗小儿麻痹症、血吸虫病巨脾症等,进一步提升了自己的医疗技术水平,拓展了中医诊疗的适应范围,把握了继承创新的主动权。学习中医还要拓宽视野,对中医药学及相关学科的研

究进展都要学习了解,尤其是与生命科学相关的知识都应努力涉猎,以供借鉴,甚至可以开展跨学科合作。2003 年国际上涌现出系统生物学的研究热潮,沈自尹敏锐地将其创造性引入到中医的研究,因为从观念上来看,系统生物学和中医十分吻合。刚开始做基因芯片实验,他的学生对大量基因表达谱数据的分析处理还十分茫然。有一日,沈老突然说:这么多的数据,我看请教一下学数学的人怎么样? 于是就有了数学人才的加入。后来才有了脏象研究室和复旦数学系几位教授愉快的合作和讨论,合作的范围也远远超过了简单分析基因表达谱数据的初衷。

(二) 临床实践中疗效是关键,不宜过早分科

　　名医之所以成名,必须通过临床实践得到患者和社会的广泛认同。实践—认识—再实践—再认识是中医药理论创立与发展的基本形式,也是名中医的成长历程。通过丰富的临床实践,不断地总结提高,从个性找出共性,再以共性指导个性,在实践中理解、检验、丰富和发展中医药理论,这是成为名中医的必由之路。

　　黄吉赓在学校学习期间虽已将《黄帝内经》《伤寒论》《金匮要略》等经典背诵得很熟,但在自己开业时却未能很好地联系实际应用。直到后来得到了多位前辈师长的精心指点,又在医教研第一线反复实践总结时才达到对经典论点的理解,并继续不断在实践中加以应用检验。所以尽早深入临床,尽早在多位前辈的指点下学会应用经典理论,汲取临床经验,这才是提高医术的重要方法,也是一个循环往复、永无止境的过程。

　　还要强调一点,就是要打好基础,不要过早分科,中医药学者不能囿于自己的专科,不仅要熟练掌握与本人专业领域相关的知识,而且要向西医学的先进理念和技术学习,这样才能把握继承创新的主动权。陆德铭对这一点的体会颇深。他 13 岁时因患病休学,初中未毕业就拜浙江平湖中医外科名医顾德培为师,很早就接触临床。后来考上中医学院,早先的临床实践为他的学习增加了感性认识,增强了学习的主动性。20 世纪 70 年代,他报名参加了医疗队,下到基层,又广泛接触临床,内、外、妇、儿各科样样都做,当了 13 年的全科医生;其后回到中医学院附属医院,师承中医外科大家顾伯华,全面继承顾老的学术经验,并在实践中不断创新,临床疗效卓著,尤以治疗良性乳房肿块见长。陆德铭早期临床、全科实践、学校加师承的成长经历,使他成为一名全国著名的中医外科学专家。

（三）多向他人请教是中医成才的捷径

中医学是一门实践性很强的科学，以经验医学著称，没有名师指点、没有广泛的临床是很难体会到中医理论的深奥微妙的。这里要强调的是不但要跟名师学习，还要利用一切机会多跟不同的老师学习。能者为师，每位老师有不同的经历、不同的经验，治病有不同的思路、不同的观点、不同的方法，也形成了其独特的学术思想。我们就要尽可能地去学习，去融会贯通，这对培养发散性思维有很大帮助。

张云鹏曾师从多位名医：启蒙老师为江苏启东董祯亮，又拜上海市纺织工业局第二医院吴安庆为师，曾向陈大年学习妇科，向章次公学内科，还曾拜姚揖君、曹惕寅为师，称张镜人为师。除此之外，张老还常利用名医会诊的机会学习。顾渭川擅治内科杂病，山东名医刘惠民善用酸枣仁治不寐，厦门名医康良石诊脉实行三部九候，上海姜春华指出早期肝硬化应先化瘀后行滞，这些均对张老有莫大的启迪。

除了跟名师之外，我们还要学会向患者学习。久病成良医，医生的治疗方案实施后，哪些症状有改善，哪些症状没改善，甚至加重了，或者出现了新的症状，患者是最有发言权的。曹玲仙对治疗后的患者经常进行随访，尤其是那些效果不佳的病例，对照经典，同时请老师指导，再分析思考，以不断提高疗效。

四、勇于探求新知是激发发散性思维的关键

我们对问题的认识是由模糊逐渐走向清晰的，问题的解决也都是从量变到质变的。创新不可能一蹴而就，想要取得成效，我们首先需要时间来观察，勇于提出问题；然后需要打破常规思维方式，发挥充分的想象力来假设，来探求研究的方向；最后要持之以恒、从不同角度来反复思考，以验证这个假设。因此，勇于质疑、持续努力可以使我们对这些常规的趋势和倾向有一个超越，正是这样一种超越，让我们有可能获得新的突破。

（一）勇于质疑，确定研究目标

中医人，首先是一名科学工作者，就必须明白任何事物都要经历螺旋式上升的不断发展的过程。中医也是如此。

邵长荣认为学习理论的目的就在于学以致用，通过经典著作的熟读与深入研究，并在实践中反复体悟。他强调对于经典，在当时环境和以当时对疾病的认

识来讲是切中要害的,有其经典之处。但是随着时代的发展,某些论点可能也存在其不足之处,所以需取其精华,去其糟粕,不能盲从。

沈自尹在继承和汲取传统中医学精粹的同时,本着对中医负责的态度,又对传统中医学敏于生疑,敢于存疑,勇于质疑。由于对中医的深厚感情,他对科技前沿中与中医有关的或者可能与中医有关的研究,有着敏锐感觉及杰出的批判思维能力。这造就了他的新颖的、多彩的、多元的创造性、发展性和突破性的新思想、新思维、新灵感,犹如不竭之清泉源源不断地涌现出来。他说捕捉科技前沿并不是盲目追逐热点领域,而是在那些最新和最为活跃的地方寻找解决当前问题的突破口。

(二) 执着求证

在认准目标后,就要大胆假设,小心求证,不怕失败,执着探索,全身心地投入到研究的过程中去。沈自尹认为有一项品质比所有的品质都重要,那就是:"永远抓住最重要的东西。"沈老在他的文章中写道:"人人推崇刻苦,然而刻苦必须是认准目标的刻苦,才会有所发现和创造,认准目标比刻苦更难。"沈老正是认准肾虚证为目标,持之以恒,积数十载之光阴,孜孜追求,不断探究,这种执着追求的精神和"登山不畏艰险必臻乎峻岭矣"的境界是他成才的重要因素。

王翘楚以中医"天人相应"理论为指导,研究发现《本草纲目》中的合欢树叶有顺应自然界阴阳消长规律而昼开夜合的特性,与人体"入夜则寐,入昼则寤"的规律相一致,故能治疗人体"不寐"。王老横向思维,由此及彼,触类旁通,联想到在农村中随处可见的花生叶亦有"昼开夜合"的现象,是否也能治疗失眠症? 从而提出"人与花生叶之间可能有共同物质基础(促睡眠物质)"的假说,坚持临床与实验相结合,开展了药理、药化、毒理、生药、临床和文献等系统研究。经过20年的反复实验,终于取得了成功。用花生枝叶研制的新药制剂,不仅临床治疗失眠疗效好,而且带动了临床以失眠为主症的相关诊治经验的不断总结,逐步创建了一门临床新学科,即"中医睡眠疾病学"。2005年在全国率先成立了中医睡眠疾病研究所。其研究成果,先后获得上海市卫生局科研成果奖2项,上海市中医药科技进步奖1项,上海市人民政府科技进步奖1项。研制的"落花安神合剂"获国家知识产权局发明专利证书。发散性思维的过程是指对同一个问题,沿着不同的方向去思考,从不同角度、不同侧面对所给信息或条件加以重新组合,横向拓展思路、纵向深入探索研究、逆向反复比较,从而找出多种合乎条件的可能的答案、结论或假说的思维过程。名老中医在学医的过程中,多学、多看、多听、多想、多做,厚积薄发,为形成发散性思维打下一个良好的知识和技能的基础;在跟师和临床中,仔细观察,深入思考,大胆想象,勇于探索;确定一个研究方向或提出假设后,长期坚持不懈地去研究、去求证,最终在学术上有所突破。这些名老中医在临床或学术上有所突破,都突出了中医有发散性思维的特色,他们都善于寻找西医薄弱环节和空白领域进行研究。事实证明:扬长避短,选定目标,锲而不舍,定能成功。这就是名老中医成才给我们的启示。

第五节　和而不同,存异求同
——关于名老中医学术思想研究的思考

学术思想以其源于临床,高于临床,并指导临床的特殊性,成为中医学术之核心,同时也是临床发展的内在灵魂与动力。名老中医学术思想作为中医学的重要组成部分,凝结了名老中医心血的智慧结晶,在其发展形成过程中也同时被赋予了灵动的个性,是传承与创新的完美结合。作为中医药学术传承的重要内容,做好当代名老中医学术思想的传承工作,功在当代,利在千秋。

本课题不仅对他们各具特色、和而不同的学术观点进行全面总结、整理、研究,而且寻找挖掘在众多个体背后存在的共性规律,以期存异求同,更好地发挥名医的优势与特色,使名医的学术思想与临床经验得到更好的传承和推广。

一、和而不同

和,即具有巨大包容性的、统一的中医学术体系;不同,即指在同一个学术体系中呈现的不同形式的学派、流派和医派,他们之间既百家争鸣又和谐共存。中医学的发展壮大就是由历代各大医家及各种学说不断汇集,不断薪传,并经过后人对历代各家各派学术思想综合、提炼、升华而形成的。如著名的金元四大家在当时著书立说,各树一帜,形成了河间学派、易水学派、攻邪学派、丹溪学派。到了明代,张景岳等医家在易水学派的基础上发展、演变而形成温补学派,他们重视对脾肾及命门水火的探讨。然而,即使是同一流派的医家也是各有创新,各有侧重。如薛立斋脾肾并重,赵献可重视肾命水火之说,孙一奎倡肾间动气说,张景岳重视真阴真阳,李中梓立先后天根本论。他们立论有同有异,但大抵都重视脾肾,善于温补。正是这些医家不同的学说,对中医学的肾命学说、脾肾学说、温阳补虚大法的运用作出了重大贡献,对后世医家产生了深远的影响。以后在我国南方,温病学派崛起,与原有的伤寒学派相对峙,促进了温病学说的形成和发展。

我们以每位名医为单位,进行个体的全方位的学术思想总结,综合 11 位名老中医的学术思想研究发现：名老中医学术思想同根同源,均源自《黄帝内经》奠基的中医学术体系,"不同"的是名医们各具特色的个性化理解与运用。

在中医理论的指导下,名医们结合临床实践加以融会贯通,并从不同方面加以发挥运用,使得基本理论得到完善、拓展与创新。这些独具特色、富有创新的学术思想融入了名医的智慧、心血、经验、感悟与创新。如王翘楚在"天人相应"理论指导下,立"从肝论治"法治疗失眠病证以及以失眠为主症的其他相关疾病,并在失眠病证的相关科研方面有所斩获。陆德铭在国内首次将乳癖分成肝气郁滞型和冲任失调型,认为冲任失调和肝气郁结在乳癖的发病过程中是两个互为因果的方面,创造性地提出以调摄冲任、疏肝活血法为治疗乳癖的大法,在临床应用中取得显著疗效。夏翔重要的学术思想之一是以元气为本,从脾肾论治,注重瘀血理论,以益气活血为大法治疗内科疑难杂症。邵长荣提出"止咳不独治肺,重在治肝"的学术观点。奚九一创立了"因邪致瘀、祛邪为先,分期辨证、扶正善后"脉管病新诊疗法的学术思想。黄吉赓创造性提出"阴虚痰饮证"的病脉证治并制定相应方药,等等。

诸如上述思想、观点,都是名医在数十年临证经验基础上的创新与发展,是每位名老中医所特有的。这些思想、观点、治疗经验充分展现了中医的理论特色和治疗方法与技术特色,代表了中医学的先进思想和先进方法,是中医学长盛不衰、不断前进的内在活力,这是中医学的精华,是值得我们整理、深研、完善并传承的重要内容。有效提炼诸位名医之学术精髓,不仅是学术思想一次升华的过程,而且有利于中医的传承与发扬。

纵观中医学术发展的历史,从古至今,就是一幅秉持不同学术思想的医家不断产生、争鸣、完善的画卷。可见"和而不同"是中医学术思想发展过程中的必然。

二、存异求同

存异就是保持中医个性化特色,求同则是探求共性规律。中医学与其他科学的发展一样,必须经历实践—理论—新实践—新理论的不断重构与发展的过程。本课题所研究的 11 位名老中医,他们知识渊博,思维活跃,善于发现、敢于扬弃前人认识中的不足和错误,并进行补充和修正,形成了独具特色的思想观点、治法与技术,从而推动中医学术的创新和发展。但是面对中医现代化,我们必须要对众多名老中医富有创新的观点、思想、经验等进行深入地挖掘,探寻其中的规律,并将其上升到一种新的理论,从而更好地指导临床实践并传承于后人。然而,由于"中医理论是在中国传统哲学指导下形成的,缺乏现代科学水平上的客观说明,只能宏观地、形象地刻画,而不能客观地、抽象地表达",使得对中医学规律形成的具体机制缺乏客观的说明。"对中医规律进行深入研究,就是要不仅知道前进的方向,还要把'必经之路'清楚地描绘出来。这样我们才能对中医规律既知其然又知其所以然,才能在遵循规律的同时又能很好地运用规律。"因此,对名老中医学术思想的研究,必须本着存异求同的原则,即存个体优势特色之异,求辨证规律之同,使千姿百态的名医特色,上升到理论的高度,使之能够反映事物内在本质的规律,能够指导临床实践,从而达到有规可循,有可重复性,可被全面传承推广。本着求同的原则,我们做了一定的尝试。

(一) 应用现代技术手段"求同"

在研究中,我们采用了现代信息技术与传统研究方法相结合的手段,运用现代信息和数据处理技术,开展潜在规律的挖掘和知识发现研究。通过建立名老中医资源信息平台,不仅原汁原味保存了名老中医的个性化信息,保存了不同的特色技术,而且在遵循中医药规律原则下,开发合适挖掘算法,对诊疗数据进行深度挖掘,寻找出了有意义的规律和新的知识,并基于名中医经验和挖掘规则初步开发了计算机智能诊疗辅助系统。经过研究实践提示,运用数据挖掘方法分析海量的中医诊疗信息,有助于发现名老中医辨证施治、处方用药等环节中隐含着的关键关联和规律。使那些有着鲜明个人特色、具有独特思路和视角、关注不同关键症状、临证思辨的思路和用药习惯均不同的名老中医各种信息,通过利用现代数据技术,是可以寻找出共同点,是可以获得共同规律的。利用现代数据技术开展名老中医学术经验的研究不仅在现阶段是可行的,在未来的中医整理与医家研究中也有着良好的应用前景。

在充分理解和把握中医药数据特征,有效采集名老中医特色诊疗数据的基础上,开发新的适应性算法对于开展名老中医学术经验的知识发现研究是必要的。

（二）从内容中求同

1. 从群体学术特质中"求同"　通过研究，发现海派名老中医学术思想的形成和发展特色有一定的规律。其一是特色鲜明的学术思想形成轨迹——研读经典，跟师名医，勤于临床；其二是贯穿始终的学术思想基本原则——衷中参西，古今结合，中西医汇通，为我所用；其三是灵活纯正的学术思想理论精髓——四诊合参，顾护脾肾，调和气血，燮理阴阳，脏腑辨证，三因制宜，未病先防，动态辨识阴阳邪正标本缓急；其四是源源不断的学术思想发展动力——医教研互相促进，与时俱进，勇于创新，敢为人先；其五是共同的文化特质——创新，包括学术理论创新、思路方法创新、诊治技术创新、选方用药创新。

2. 从个体学术思想中求同　就名老中医个人而言，他们在其学术思想形成过程中，也在求同，也在寻求规律。如王翘楚在研究花生叶治疗失眠症时，由花生枝叶昼开夜合的特性联想到自然界阴阳消长规律（天）—人体睡眠与醒寤（人）—"昼开夜合"之植物三者具有相似物质基础。由此及彼，联想到自然界具有"昼开夜合"特性的萱草花、合欢树叶，以上均被证实也有较好的镇静催眠作用。又如沈自尹在科研中注意到一个问题：即在西医学是全然不同的疾病，如功能失调性子宫出血、支气管哮喘、红斑狼疮、冠心病等，在某个阶段都有相同的肾虚症状，都可以用补肾调整阴阳的方法来提高疗效，而且所用的方法亦都类同。这分明是"异病同治"，"异病"既然可以"同治"，这些不同疾病之间一定有其共同的物质基础。这就产生了"肾本质研究"。经过系列研究，说明了"证"是有物质基础的，实现了科学研究中的可测量性（定量）和可重复性（定性）。

由此可见，名老中医们把传统理论和现代知识结合起来，从思路、方法、技术上求同，求规律，在求规律中不断创新，不断发展。和而不同，存异求同。即在中医学理论指导下，保持中医特色，探求中医学规律。存异是个性的发挥，个体的创造，是鲜活特色的体现，是名医学术之精髓。求同则是探求共性规律，是创造中医新理论的前提，是中医学术发展的必需，是传承与推广的必要条件。为了促进名老中医学术思想和临床经验研究的深化，使中医学术理论得到进一步创新，更好地发挥中医优势特色，更好地推广和传承名老中医的学术思想和临床经验，我们应该创造和保护"和而不同"的学术环境，努力做好"存异求同"的萃取研究，把中医理论研究推向新的高度。

参考文献

［1］张玉珍.中医妇科学［M］.北京：中国中医药出版社，2007：169.

［2］谢梅青，陈蓉，任慕兰.中国绝经管理与绝经激素治疗指南（2018）［J］.协和医学杂志，2018，9（6）：512-525.

［3］丰有吉，沈铿.妇产科学［M］.北京：人民卫生出版社，2011：264.

［4］张玉珍.中医妇科学［M］.北京：中国中医药出版社，2007：184.

［5］马宝璋，齐聪.中医妇科学［M］.北京：中国中医药出版社，2012：127.

［6］罗颂平，谈勇.中医妇科学［M］.北京：人民卫生出版社，2012：128.

［7］谢幸，孔北华，段涛.妇产科学［M］.北京：人民卫生出版社，2018：402.

［8］刘洁.宫颈人乳头瘤病毒感染的中医证型分布及用药规律分析［D］.北京：北京中医药大学，2011.

［9］张根荣.黄芪的现代药理研究及其临床应用［J］.中国中医药现代远程教育，2010，8（23）：68.

［10］邹箴蕾.中药半枝莲的药学研究［D］.南京：南京中医药大学，2005.

［11］刘秀玉，王利丽.药用黑豆的研究进展［J］.亚太传统医药，2017，13（20）：84.

［12］罗颂平.中医妇科学［M］.北京：高等教育出版社，2008：134-135.

［13］杜惠兰，罗颂平.中医临床诊疗指南释义妇科疾病分册［M］.北京：中国中医药出版社，2015：51-52.

［14］谢幸，苟文丽.妇产科学［M］.北京：人民卫生出版社，2013：50.

［15］黄素英.蔡氏妇科临证精粹［M］.上海：上海科学技术出版社，2010：83.

［16］黄兆胜.中药学［M］.北京：人民卫生出版社，2002：426-427,453.

［17］徐彦，顾振鹏，刘志慧，等.子宫内膜异位症治疗的研究进展［J］.现代妇产科进展，2020，29（8）：638-640.

[18] 田苑.子宫内膜异位症的病因病理的临床研究进展[J].黑龙江医学,2021,45(3)：332－333.

[19] 范晓玲,陈芳红.子宫内膜异位症腹腔镜术后辅助应用孕三烯酮与米非司酮的疗效比较[J].临床医学研究与实践,2019,4(34)：111－112.

[20] 吴兰芬,杨玉秀.子宫内膜异位症治疗进展[J].吉林医学,2012,33(3)：614－615.

[21] 齐玉歌.生蒲黄与炒蒲黄止血作用的药理实验研究[J].山西职工医学院学报,2000,10(2)：7－8.

[22] 田淑霄.田淑霄中医妇科五十六年求索录[M].北京：中国中医药出版社,2012：49.

[23] 郎景和,张晓东.妇产科临床解剖学[M].济南：山东科学技术出版社,2020：214－215.

[24] 薛洪喜.实用妇科内分泌临床诊疗[M].北京：科学技术文献出版社,2019：122－123.

[25] 张利,黄素英.蔡氏妇科流派治疗崩漏历代学术特色探析[J].浙江中医药大学学报,2015(7)：531－533.

[26] 黄兆胜.中药学[M].北京：人民卫生出版社,2002：69－70.

[27] 张艳,刘西建.疗失眠第一方半夏秫米汤探析[J].山东中医杂志,2017,36(11)：935－937.